Health Program
Development & Evaluation

제6판

보건프로그램 개발 및 평가

이 주 열 저

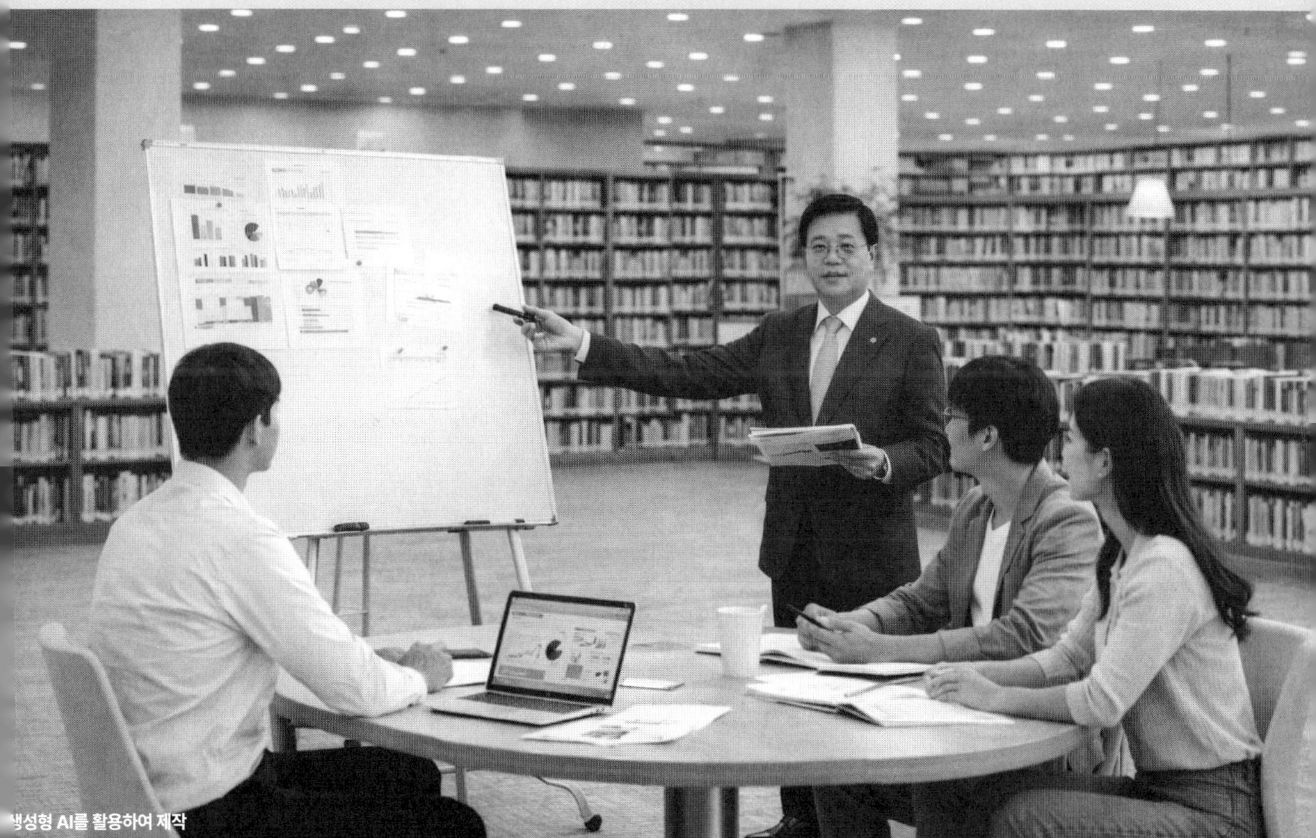

계축문화사

제6판을 내면서

PREFACE

2009년 10월 30일, 우리나라에서 처음으로 『보건프로그램 개발 및 평가』가 출판되었다. 이것이 이 책의 시작이었다. 그로부터 16년이 지났다. 독자들의 따뜻한 격려 덕분에 여러 차례의 개정판을 거치며 이 책은 보건프로그램 분야의 이론 교재로 꾸준히 발전해 올 수 있었다. 특히 2021년 1월 10일에 발간된 제5판은 기존의 편집 체계와 내용을 전반적으로 보완하여 교재로서의 완성도를 크게 높였다.

이후 특별히 수정 · 보완할 내용이 많지 않을 것이라는 다소 안이한 판단으로 개정판 준비에 소홀하였고, 그 결과 제6판 발간이 상당히 지연되었다. 이에 독자 여러분께 송구한 마음을 전한다.

제6판은 제5판의 구성과 편집 틀을 유지하되, 전반적인 오탈자를 수정하고 설명이 충분하지 못했던 일부 내용을 보완하는 데 중점을 두었다. 주요 보완 내용은 제3장 SWOT 분석방법, 제5장 목적의 이해와 목표 설정 방법, 제8장 평가지표 및 평가과정, 제9장 질적 평가(정성평가)이다. 원고를 마친 후 다시 살펴보니 수정 · 보완의 흔적이 크게 드러나지는 않는 듯하다. 이는 본서가 기본 이론을 중심으로 구성되어 있어 내용의 큰 변화가 필요하지 않았기 때문일 것이다.

독자들이 이 책에서 기대하는 바는 이론을 보다 쉽게 이해할 수 있도록 다양한 사례가 제시되는 것일 텐데, 이 부분은 여전히 저자에게 남은 중요한 과제이다. 이론 설명 과정에서 일부 사례를 포함하고 있으나, 독자의 기대를 충분히 충족시키지 못한 점도 있다고 생각한다. 부족한 부분은 앞으로도 지속적으로 보완해 나갈 것을 약속드린다. 또한 이 책에 수록된 이론을 보다 정확히 이해하기 위해서는 시 · 군 · 구 보건소에서 작성한 지역보건의료계획서나 개별 사업계획서를 함께 참고하기를 권한다.

이 책이 우리나라 보건프로그램 개발 및 평가 분야의 발전에 조금이나마 기여할 수 있다면 저자에게 더없는 기쁨이 될 것이다. 아울러 보건프로그램 개발 및 평가를 처음 접하는 학생들과 보건교육사 국가자격증 시험을 준비하는 수험생들에게도 실질적인 도움이 되기를 기대한다. 끝으로 이 책을 정성껏 만들어 주신 계축문화사 편집부 직원 여러분께 깊은 감사의 마음을 전한다.

2026년 1월 10일

공덕동 자택에서 저자

머리말

PREFACE

보건 분야에서는 보건프로그램 보다는 보건사업이라는 용어가 더 많이 사용되고 있어 '보건프로그램 개발 및 평가'라는 교과목 명칭부터 익숙하지 않다. 그러나 '보건프로그램 개발 및 평가'는 완전히 새로운 영역이라기보다는 그 동안 '보건사업 기획'으로 통칭되던 내용들을 좀 더 구체적이고 세부적으로 다룬 것으로 볼 수 있다. 저자도 학생들과 보건소 공무원들을 대상으로 보건사업 기획과 관련된 강의를 10여년 이상 담당하고 있는데, 분명히 두 영역은 구분된다. 학문적으로 보건프로그램 개발은 보건행정 특히, 보건기획의 영역으로 볼 수 있다. 한편, 보건프로그램 개발과 평가 과정에는 보건조사방법에 관한 지식과 기술이 폭 넓게 적용된다.

'보건프로그램 개발 및 평가'와 관련된 체계적인 교과서가 국내에는 아직 없는 실정이다. 다만, 여러 분야의 교과서에 관련 내용이 부분적으로 수록되어 있을 뿐이다. 이런 현실의 문제점을 고려하여 저자는 흩어져 있는 여러 자료를 한권의 책으로 묶는 작업을 시도하였다. 이런 이유로 이 책의 상당부분은 다른 학문 분야의 내용을 보건 분야에 적용한 것이다. 특히, 사회복지 분야의 내용을 많이 참고하였음을 밝혀둔다. 보건 분야의 독창성을 확보하기까지는 더 많은 시간과 노력이 필요할 것으로 생각되며, 앞으로 저자가 학문적으로 계속 정진해야 하는 이유가 될 것이다.

이 책은 '보건프로그램 개발 및 평가'를 처음 배우는 학생들이 그 내용을 쉽게 이해할 수 있도록 총 10장으로 구성하였다. 1장 보건프로그램의 이해, 2장 기획과 보건프로그램, 3장 문제분석, 4장 요구조사, 5장 목표설정, 6장 보건프로그램 설계, 7장 보건프로그램 실행, 8장 보건프로그램 평가이론, 9장 보건프로그램 평가방법, 10장 결과보고 등으로 이루어져 있다. 저자의 능력 부족으로 미흡한 부분이 많아 학계의 비평이 두려울 뿐이다. 그러나 위안으로 삼는 것은 이 책의 부족한 부분은 앞으로 여러 학자들께서 채워주실 것이라는 확신한다. 사랑하는 아내의 배려와 계축문화사 편집부 직원들의 노고 덕분으로 이 책이 좀 더 빨리 출간될 수 있었다. 깊은 감사의 마음을 전한다.

2009년 10월 16일
공덕동 자택에서 저자

차례
CONTENTS

제1장 보건프로그램의 이해

제5장 목표설정

제6장 보건프로그램 설계

제7장 보건프로그램 실행

제8장 보건프로그램 평가이론

제9장 보건프로그램 평가방법

제10장 보고서 작성

제 1 장

Health Program

보건프로그램의 이해

1. 보건프로그램의 개념
2. 보건프로그램의 요건
3. 보건프로그램의 유형
4. 보건프로그램 개발

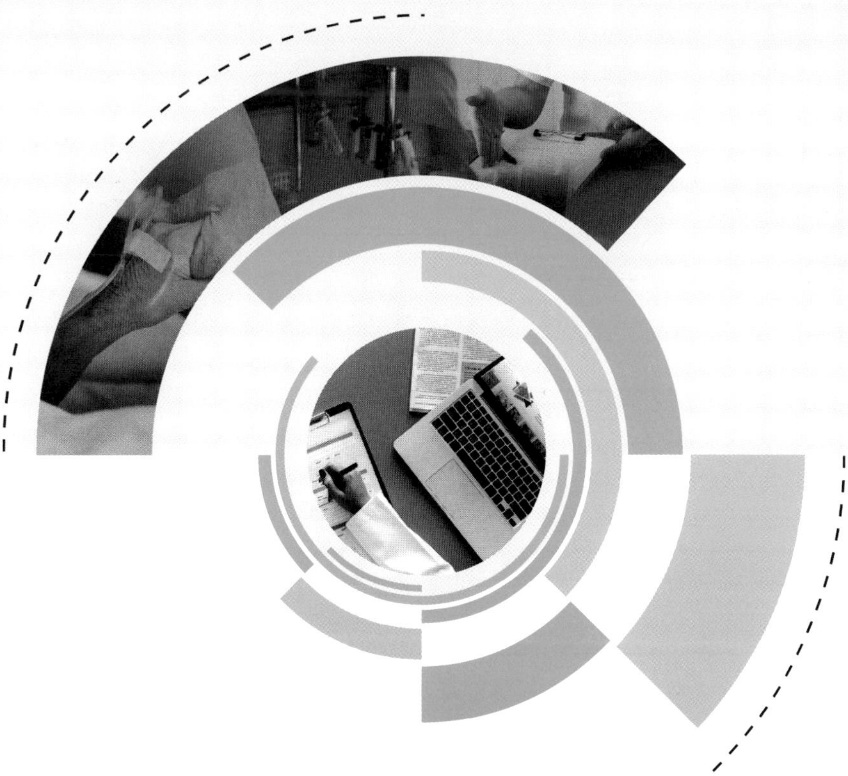

제 1 장

보건프로그램의 이해

목 차

1 | 보건프로그램의 개념

1) 프로그램의 의미

프로그램(program)이라는 용어는 우리 일상생활에서 흔히 접할 수 있다. 오늘날 매우 광범위하게 사용되고 있지만, 분야에 따라 의미가 서로 달라 그 개념을 명확히 정의하기는 쉽지 않다. 일상생활에서 사용되는 프로그램의 의미를 정리해 보면, 첫째 교육과정 · 시간표 · 수업을 의미하고, 둘째 각종 행사의 활동 계획을 가리킨다. 셋째로는 조직이나 부서에서 수행해야 할 업무의 개요를 뜻하며, 넷째는 추진 절차에 관한 사전 계획을 의미한다. 또한 다섯째는 라디오나 TV의 방송 내용이나 순서를 말하고, 여섯째는 조직에서 계획한 모든 종류의 활동을 포함한다. 마지막으로 일곱째는 컴퓨터 자료를 처리하기 위해 수행해야 할 조작들의 논리적 계열을 의미한다. 이처럼 하나의 용어가 여러 분야에서 각기 다른 의미로 사용되는 경우는 흔하지 않다.

약간의 개념적 차이는 있으나, 프로그램이 지니는 공통적인 의미는 어떤 활동의 진행과정을 순서에 따라 구체적으로 제시한 계획표라고 할 수 있다. 그러나 프로그램은 단순히 활동 내용이나 순서만을 의미하는 것이 아니라, 특정한 활동을 구체적으로 실행하기 위해 필요한 총체적인 내용을 포괄하는 개념이다. 즉, 프로그램은 활동의 목적과 목표를 비롯하여 활동 내용, 주체, 대상, 방법, 장소 등 모든 요소를 포함한다.

프로그램 용어를 개념적으로 분석해 보면, 체제(system)의 의미, 기획(planning)의 의미, 기획의 최종 결과로서 계획(plan)의 의미, 문서(document)의 의미, 수행(performance)이나 활동(activity)의 의미로 사용되고 있다. 이러한 속성은 프로그램이 하나의 활동(activity)이며, 동시에 순서(order)와 계속성(continuity)을 가지고 있으며, 한 개 이상의 사건(event)으로 구성되고, 모든 사건들은 목표를 가지며, 활동과정에서 각 사건들이 상호 관련되어 있다는 것을 의미한다.

보건 분야에서도 여러 형태의 프로그램이 활용되고, 최근에 보건프로그램이라는 용어가 많이 사용되지만 전통적으로 보건 현장에서는 프로그램보다는 사업이라는 용어에 더 익숙하다. 사업이 활동에 초점을 둔 개념이라면, 프로그램은 활동과 관련된 포괄적인 내용을 포함한다고 보아야 한다. 그러나 현장에서는 두 개념이 혼용되어서 사용되기 때문에 이론적으로 차이를 설명할 수는 있지만 현장의 실제 활동에서 그 차이를 구분하기는 쉽지 않다. 따라서 보건프로그램에서 프로그램의 의미는 조직에서 계획한 모든 종류의 활동이라고 할 수 있다.

2) 프로그램과 프로젝트

프로그램과 유사한 개념으로 프로젝트(project)가 있다. 일반적으로 프로그램은 활동계획으로 번역되며, 건강증진 등 비교적 대단위의 복합적인 계획을 가리키는 것으로 사용된다. 이와 달리 프로젝트는 세부계획 또는 단위 사업계획을 의미한다. 건강증진 프로그램의 세부활동으로 금연사업, 절주사업 등이 프로젝트에 해당된다. 그러나 두 용어의 차이를 엄밀하게 구분하는 것이 쉽지 않기 때문에 일반적으로 두 개념은 혼용되고 있다.

3) 프로그램과 조직

조직은 프로그램을 개발하는 주체이며 제공자이다. 프로그램을 개발하는 조직에는 중앙정부, 지방정부, 특정 기관 및 단체 등이 포함된다. 일반적으로 조직에 소속되거나 조직과 관련된 활동을 하는 개인 또는 집단이 프로그램을 개발하기 때문에 조직을 통해 프로그램이 개발된다고 본다. 최근에는 어떤 조직에도 소속되지 않은 개인이 프로그램을 개발하기도 하지만, 이 경우에도 프로그램은 조직과 관련되어 활용되게 된다. 그런데 조직은 다양한 목적을 가지고 있는데, 이러한 목적을 달성하기 위한 활동은 구체적인 프로그램을 통해 실행되게 된다. 이와 같이 프로그램은 조직의 활동요소로 볼 수 있다.

대부분의 프로그램은 추상적인 수준의 논의가 아니라 구체적으로 현실에 적용된다는 특성을 갖는다. 따라서 프로그램은 조직화된 노력을 어떻게 구조화하고, 이 노력이 어떻게 목적을 달성할 수 있는지를 객관적이고 과학적인 방법으로 설명할 수 있어야 한다. 이런 이유로 프로그램 개발에서 이론적 검토 과정이 중요하게 고려된다. 이론적 근거가 부족하면 프로그램을 지속하거나 확대하기 어렵기 때문이다. 최근에 근거 중심(evidence based)의 프로그램이 강조되고 있다.

4) 보건프로그램의 정의

일반적으로 프로그램은 목적을 달성하기 위한 활동 계획의 집합체로 정책이 의도하는 방향에 따라 실천에 옮기는 역할을 담당한다. 정책이 목적 지향적 개념이라고 한다면 프로그램은 방법론적 도구에 해당되는 개념이라고 할 수 있다. 따라서 보건프로그램은 추상적인 수준의 보건정책을 구체적인 서비스로 실천하는 수단이며 매개체라고 할 수 있다. 보건프로그램은 특정한 조직에서 설정한 목적을 달성하기 위하여 필요한 활동 내용의 선정, 조직, 자원관리, 실행, 평가 등에 관한 전체적인 계획이라고 할 수 있다. 이와 같이 조직의 목적을 달성하는데 필요한 구체적인 활동을 설계하는 과정이 보건프로그램 개발이다. 개발된 보건프로그램은 계획적으로 개입하여 개인 또는 인구집단에 필요한 변화를 유도하게 된다.

2 | 보건프로그램의 요건

유치원생들에게 집을 그려보라고 하면, 대부분의 아이들은 지붕과 창문을 포함해서 여러 형태로 표현한다. 다시 말하면, 유치원생들은 집이 되기 위해서는 최소한 지붕과 창문이 있어야 한다고 생각하는 것이다. 이처럼, 어떤 상태가 되기 위해서 최소한으로 갖추어야 할 전제조건을 요건이라고 한다. 예를 들어, 의료급여 혜택을 받기 위해서는 의료급여수급권자의 요건을 갖추어야 한다. 법률에 규정된 요건을 충족하지 못하면 의료급여수급권자가 될 수 없다. 이와 같이 모든 보건 활동이 보건프로그램이 될 수는 없다. 보건프로그램이 되기 위해서는 필요한 요건을 충족하여야 하며, 이 요건들이 충족되지 않으면 보건프로그램이라고 할 수 없게 된다. 따라서 보건프로그램을 개발할 때에는 이들 요건을 충분히 고려하여야 한다.

보건프로그램의 목적은 클라이언트의 건강요구를 충족시켜 문제를 해결하는 것이다. 이 목적을 달성하기 위해서 보건프로그램은 최소한으로 목적성, 조직성, 계획성, 통제성, 공인성, 접근성, 통합성, 지속성 등의 요건을 갖추어야 한다. 보건프로그램이 갖추어야 할 요건을 구체적으로 살펴보면 다음과 같다.

1) 목적성

보건프로그램은 목적이 분명해야 하며, 누구나 쉽게 이해할 수 있도록 자세히 설명되어야 한다. 목적은 보건프로그램이 질병예방 및 건강증진과 관련되는지 또는 질병치료와 관련되는지 개발 방향을 결정하게 된다. 보건프로그램 목적이 먼저 결정되고, 이를 근거로 내용, 활동방법, 추진 절차가 적합하도록 구성된다. 따라서 보건프로그램에는 분명한 목적이 있고 목적과 일치되는 내용, 방법, 절차 등이 있어야 한다. 이런 이유로 모든 보건프로그램 계획서에는 그 목적을 명확히 기술하도록 하고 있다.

2) 조직성

조직성은 보건프로그램의 전체적인 짜임새라고 할 수 있다. 조직성은 보건프로그램의 목적을 달성하기 위하여 선정한 내용, 활동방법, 추진 절차 등이 순서적으로 체계에 맞추어 배열되어 있는 상태를 말한다. 내용과 절차에서 먼저 추진할 것과 나중에 진행할 것을 차례로 배열하는 것을 위계화라고 하고, 내용과 절차의 위계를 체계적으로 묶어 전체적으로 정리하는 것을 구조화 또는 체계화라고 한다. 조직성은 위계화와 체계화가 충분히 갖추어진 상태를 말한다. 조직성이 우수한 보건프로그램 계획서는 목적, 내용, 활동방법, 추진 절차가 서로 연계되어 있을 뿐만 아니라 전체 보건프로그램의 흐름을 쉽게 파악할 수 있도록 구성되어 있다.

3) 계획성

보건프로그램은 계획된 변화를 유도하기 위한 활동이기 때문에 준비단계에서부터 모든 진행이 계획적이어야 한다. 보건프로그램의 내용을 선정할 때 사전에 철저히 계획해야 하지만 그것을 실행하는 방법과 절차도 충분히 검토하고 준비해야 한다. 보건프로그램이 체계적으로 조직되면 계획성이 높아질 수는 있지만, 조직성이 높다고 반드시 잘 계획되었다고 할 수는 없다. 조직성이 보건프로그램의 작성 틀에 관한 것이라면, 계획성은 조직성을 포함하여 전체적인 보건프로그램의 구성 및 실행과 관련된다고 할 수 있다. 조직화된 보건프로그램이라고 하더라도 충분한 준비와 계획이 없는 상태로 실행될 경우에는 기대한 효과를 얻기 어렵다.

4) 통제성

통제성은 보건프로그램의 목적과 관련성이 낮은 내용들을 배제시키고 실행될 수 있도록 실용성을 높이는 것이다. 통제성은 앞에서 설명한 조직성과 일정 부분 관련된다. 통제성은 보건프로그램의 목적 달성에 불필요한 요소들을 제거하고 실용성을 높이는 과정이라고 할 수 있다. 예를 들어, 성인흡연율 감소를 목적으로 하는 보건프로그램의 세부내용에 청소년 흡연예방교육이 포함되어 있을 경우에 이를 프로그램에서 제거하는 것이다.

그런데, 통제성이 지나치게 강조되면 프로그램 내용이나 활동방법이 매우 제한되어 사업목적 달성에 장애요인이 될 수도 있다. 왜냐하면, 다소 불필요할 것 같은 내용이나 활동방법도 보건프로그램의 여건에 따라 실행과정에서 목적 달성에 효과적으로 영향을 미치는 경우가 있기 때문이다. 앞에서 사례로 설명한 청소년 흡연예방교육의 경우, 당장은 성인흡연율과 직접적 관련성은 낮지만 흡연하는 부모가 있을 경우에 가정으로 교육효과가 전달될 수도 있고, 성인이 된 이후에 흡연이 감소하는 효과를 가져올 수도 있다. 따라서 통제성을 적용하여 프로그램을 제거할 때에는 신중해야 한다.

보건프로그램의 내용에 따라 다소 비구조화될 수도 있지만 원칙적으로 보건프로그램은 최대한 구조화되어야 한다. 비구조화된 보건프로그램은 상대적으로 계열화, 구조화, 체계화가 결여되어 조직성이 떨어지기 때문에 보건프로그램의 구조성과 체계성을 높이기 위하여 프로그램의 내용 구성과 추진 절차를 통제하게 된다.

5) 공인성

공인성은 효과가 검증된 내용으로 보건프로그램이 구성되는 것이다. 여기서 효과가 입증되었다는 의미는 보건프로그램의 개입이 대상집단의 건강요구를 충족시켜 주고, 건강상태를 향상시킬 수 있다는 것을 말한다. 따라서 처음 보건프로그램을 개발할 때에는 가능한 이미 검증된 내용으로 구성하고, 보건프로그램을 실행한 후에는 평가를 실시하여 그 효과를 검증하여야 한다. 불가피하게 효과가 검증된 보건프로그램이 전혀 없는 경우라고 하더라도 유사한 기존 내용을 최대한 활용하여 공인성을 갖추도록 노력하여야 한다.

근거 중심(evidence based)의 보건프로그램 개발은 공인성과 관련된다. 근거 중심의 보건프로그램을 운영하기 위해서는 과학적 연구결과나 공인된 통계자료를 이용하게 된다. 과학적 측면에서의 근거는 실제적인 경험적 사실과 부합되는지에 대한 검증을 거쳐야만 인정을 받게 된다. 일반적으로 근거를 갖는다는 것은 참고자료가 있느냐와 관련되며, 참고자료는 관련 분야의 교재, 학술지, 학술발표 자료집 등에 수록된 내용을 말한다.

이런 이유로 좋은 보건프로그램이 되기 위해서는 과학적인 연구조사 활동이 지속적으로 이루어져야 한다. 이러한 연구활동의 결과를 근거로 필요한 건강요구를 예측하여 새로운 보건프로그램이 개발되고, 실행과 평가과정을 거쳐서 더욱 발전된 보건프로그램이 제시되는 것이다.

6) 접근성

접근성은 보건프로그램을 필요로 하는 클라이언트에게 프로그램을 쉽게 이용할 수 있도록 하는 것이다. 특히, 접근성에는 시간과 장소가 중요하게 고려된다. 보건프로그램은 잠재적 클라이언트가 쉽게 이용할 수 있는 시간과 장소에서 운영되어야 하고, 클라이언트의 관심과 접근을 이끌어 내기 위해서는 그 내용도 중요하게 고려되어야 한다. 보건프로그램 운영시간도 클라이언트의 특성에 따라 다양하게 편성하는 것이 필요하다. 예를 들어, 직장인을 위한 보건프로그램의 경우는 사업장이 밀집한 곳에 별도의 공간을 확보하고 점심시간이나 퇴근 시간 이후에 운영하는 것이 접근성을 높이는 방법이 된다.

접근성에 대한 평가는 서비스에 대한 요구와 비교하여 실제로 그 서비스를 이용하는 수준으로 측정된다. 서비스 이용은 서비스를 받기 시작한 신규 참여자와 계속 참여자로 구분하여 파악될 수 있다. 예를 들어, 특정 보건프로그램에서 신규 참여자는 많지만 계속해서 참여자가 감소한다면 접근성에 문제가 있다고 볼 수 있다.

7) 통합성

통합성은 개별적으로 분산된 보건프로그램을 하나로 묶어서 제공하는 것을 의미한다.

지나친 전문화는 단편화를 가져올 수 있으며, 특정 분야의 전문가는 자신의 제한된 분야에 대해서만 다루는 경향이 있다. 클라이언트의 복잡한 건강문제를 해결하기 위해서는 각 분야별로 전문적인 보건프로그램을 제공하는 것보다는 일차적으로 다양한 보건프로그램을 통합적으로 제공하는 것이 고려되어야 한다. 클라이언트에게 분산된 보건프로그램을 개별적으로 제공하고 스스로 연계시켜 건강문제를 해결하도록 유도하는 것은 바람직한 보건프로그램이라고 할 수 없다. 예를 들어, 동일한 고혈압 환자를 대상으로 하는 영양교실, 운동교실, 금연교실 등이 개별적으로 운영될 경우에 이를 고혈압 환자의 건강교실로 프로그램을 통합하고, 기초 건강교실과 심층 건강교실로 보건프로그램을 구성하는 것이 바람직하다. 그러나 무조건 보건프로그램을 통합하는 것이 바람직한 것은 아니며, 여건이나 상황에 따라서는 개별 보건프로그램으로 운영하면서 각 프로그램을 연계시키는 것도 하나의 방법이 될 수 있다. 이렇게 본다면, 통합성의 의미는 보건프로그램이 변화의 단위(unit)를 운동, 영양, 금연 등으로 세분화시키지 않고 건강생활로 묶어서 효과적인 접근방법을 모색하는 것이다.

8) 지속성

지속성은 보건프로그램이 일정 기간 동안 계속해서 운영되는 것이다. 일회성으로 운영되는 보건프로그램은 그 효과를 기대하기 어렵기 때문에 보건프로그램의 목적을 달성하기 위해서는 지속적으로 운영하는 것이 필요하다. 행동변화를 유도하려는 보건프로그램은 최소한 12주는 진행하는 것이 필요하다. 보건프로그램이 단편적으로 분산되어 운영되면 클라이언트에게 혼란만 초래하게 된다. 따라서 보건프로그램은 계획성과 함께 지속성이 동시에 고려되어야 한다.

보건프로그램의 지속성을 확보하기 위해서는 보건교육사와 클라이언트의 신뢰성 있는 관계 형성, 계획에서부터 실행에 이르기까지 의사소통, 탈락자에 대한 조사 및 사후관리 등의 활동이 구체적으로 이루어져야 한다. 특히 보건프로그램의 실행 과정을 모니터링하여 클라이언트의 요구에 부합되는 프로그램을 계속해서 제공해야 한다.

3 | 보건프로그램의 유형

1) 개발 주체에 따른 유형

(1) 국가 수준 보건프로그램

국가 수준의 보건프로그램은 정부 차원에서 정책적으로 실시되는 활동을 말한다. 중앙 부처에서 전체 국민 또는 특수 계층을 대상으로 실시하는 각종 보건프로그램이 여기에 해당된다. 국민건강증진종합계획2030(HP2030)에 따라 추진되는 각종 건강증진프로그램은 대표적인 사례가 된다. 국가 보건프로그램은 국민들의 건강권을 보장하기 위하여 추진되기 때문에 기본적이고 필수적인 내용 중심으로 구성된다.

(2) 기관 수준 보건프로그램

기관 수준 보건프로그램은 개별 단위의 조직이 추구하는 목적을 달성하기 위하여 구체적으로 개발한 사업적 성격의 활동을 말한다. 각 기관의 고유한 특성에 따라 다양한 보건프로그램이 개발될 수 있다. 예를 들어, 경로당 운동프로그램을 보건소가 개발할 때와 국민건강보험공단에서 개발할 때에 프로그램의 내용과 운영방법에는 차이가 있다. 기관 수준 보건프로그램은 개발 주체의 특성과 현장의 여건을 고려하기 때문에 활동 내용이 대체로 구체적이고 명확하다.

2) 구성 범위에 따른 유형

(1) 단일 보건프로그램

단일 보건프로그램은 특정한 단일 목적을 달성하기 위한 독자적인 활동이다. 보통은 1회 활동으로 구성된다. 달성 목적이 분명하기 때문에 비교적 기간이 짧고, 다른 보건프로그램과 연계성은 거의 없다. 고혈압환자 운동교실, 청소년 금연교실 등이 단일 보건프로그램의 사례가 된다.

(2) 연속 보건프로그램

연속 보건프로그램은 문제해결을 위한 하나의 주제를 여러 개의 내용으로 나누어 일정한 순서에 따라 실행하는 활동이다. 동일한 특성의 여러 활동 보건프로그램들이 단일의 목적을 달성하기 위하여 연속적으로 실시된다. 각 보건프로그램의 활동내용은 통일된 체계로 조직되어 있을 뿐만 아니라 서로 간에 연결되어 있다. 연속 보건프로그램은 어떤 보건프로그램이 종료되면 그 다음 보건프로그램이 시작되는 연결 형태로 운영된다. 생애주기별 건강교실, 초급, 중급, 고급 운동교실 등이 연속 보건프로그램의 사례가 된다.

(3) 통합 보건프로그램

통합 보건프로그램은 한 주제에서 세분화된 여러 활동이나 비슷한 성격을 가진 여러 활동들을 하나의 체계 속에 연결시켜 구성한 것이다. 각 활동들의 독자성을 어느 정도 유지하면서 적절하게 연결하여 하나의 큰 활동을 구성한다. 통합 보건프로그램은 연속 보건프로그램과 같은 복합적인 성격을 가지고 있으나 의미는 매우 다르다. 연속 보건프로그램을 구성하고 있는 개별 보건프로그램들은 그 자체로서 미완성의 활동이기 때문에 독립적으로 존재하기 어렵다. 그러나 통합 보건프로그램은 여러 보건프로그램들이 독립적인 각 개별 보건프로그램으로 분리되면서도 전체적으로 조화 있게 결합되어 있다. 다양한 보건프로그램들이 수평적인 관계에서 서로가 서로를 보완하고 강화할 수 있도록 조직되어 있다. 예를 들어, 흡연예방 교육, 금연상담, 금연실천 지원, 금연 캠페인 등은 금연 활동을 위한 개별 보건프로그램이지만 하나의 통합 금연프로그램으로 구성할 수 있다.

(4) 종합 보건프로그램

종합 보건프로그램은 여러 영역의 보건프로그램을 한 곳에 모아서 종합적으로 전개하는 보건프로그램이다. 각 보건프로그램의 고유한 목표와 성격을 그대로 유지하면서 그 연계성을 합리적으로 조합하여 하나의 종합적인 기능이 이루어지도록 한다. 편성 규모가 크고 특정 기간 동안 진행되는 행사 보건프로그램이 주로 여기에 해당된다. 건강박람회를 개최할 경우에 각 영역별로 다양한 주제의 세부 보건프로그램을 운영하게 되는데, 이것이 전형적인 종합 보건프로그램의 사례이다.

3) 대상 수준에 따른 유형

(1) 개인 수준 보건프로그램

개인(intrapersonal) 수준 보건프로그램은 개인에게 동기, 가치, 지식 그리고 기술을 제공하여 문제와 위기 상황에 대처할 수 있는 능력을 키워주는 것이다. 개인을 대상으로 하는 보건프로그램은 지식, 태도, 믿음 등과 같은 행동에 영향을 주는 개인적 특성을 다각적으로 고려하게 된다. 예를 들어, 개인을 대상으로 실시되는 청소년 성교육, 금연교육, 만성질환예방 운동교실 등의 보건교육이 여기에 해당된다.

(2) 개인 간 수준 보건프로그램

개인 간(interpersonal) 수준 보건프로그램은 건강행동에 영향을 주는 가족, 직장동료, 친구 등 공식적, 비공식적 사회적 관계망과 사회적 지지 시스템에 관심을 기울인다. 개인이 속한 사회적 관계망에 따라 건강행동이 달라질 수 있기 때문이다. 보건프로그램 내용은 사회적 네트워크의 강화, 집단규범 변경과 사회적 지지그룹 구성에 역점을 둔다. 예를 들어, 각 경로당의 회장을 건강리더로 양성하여 금연경로당을 실천하도록 유도하거나 소속 회원들이 함께 참여하는 운동시간을 매일 갖도록 하는 보건프로그램이 여기에 해당된다.

(3) 조직 수준 보건프로그램

조직(institutional) 수준 보건프로그램은 조직의 건강 관련 문화를 변화시키기 위하여 조직의 규범, 규칙, 비공식적 모임 등을 활용한다. 조직에 소속된 개인은 조직의 규범과 질서에 영향을 받게 된다. 따라서 개인의 건강행동을 변화시키기 위해서는 개인이 소속된 조직의 규범 및 문화를 건강 지향적으로 바꾸는 것이 매우 중요하다. 조직 수준의 보건프로그램은 조직의 분위기 변화, 조직의 건강환경 개선, 조직의 역량 강화에 관심을 기울인다. 예를 들어, 직장 내에서 걷기실천을 유도하기 위하여 건물의 3층까지는 승강기가 작동하지 못하게 하거나, 모든 직원들에게 만보계를 지급한 후에 매월 각 부서별로 직원들의 활동량을 합산하여 우수 부서를 시상하는 보건프로그램이 여기에 해당된다.

(4) 지역사회 수준 보건프로그램

지역사회(community) 수준 보건프로그램은 개인, 집단, 조직 간에 공식적 또는 비공식적으로 존재하는 네트워크를 활성화시켜 각 부문과 협력을 강화하는데 관심을 기울인다. 지역사회 각 부문들과의 협력 강화, 협조체계 구축 등이 보건프로그램의 핵심 내용이 된다. 조직 수준이 개별 조직에 대한 접근이라면, 지역사회 수준은 여러 조직들과 그 조직들 간의 네트워크에 관심을 기울인다. 예를 들어, 보건소와 어린이집연합회가 공동으로 '건강한 어린이집 인증제'를 실시하여, 지역의 모든 어린이집이 건강한 환경요건을 갖추도록 유도하는 보건프로그램이 여기에 해당된다.

(5) 정책 수준 보건프로그램

정책(policy) 수준은 정부에서 주로 추진하기 때문에 국가 수준이라고도 한다. 건강을 위한 법률 제정이나 각종 규제 조치를 통하여 건강과 관련된 제도를 확립하는 것이다. 정책 수준 보건프로그램은 건강 관련 행동을 규제하거나 지지하는 정책, 법률, 조례 등과 관련된다. 예를 들어, 국민건강증진법에 금연구역을 확대하거나 안전벨트 착용의 의무화, 건강도시 조례 제정 등이 여기에 해당된다.

[표 1-1] 대상 수준별 보건프로그램 내용

수준별 분류	내 용
개인 수준	지식, 태도, 믿음 등 개인적 특성 고려
	보건교육 및 예방접종 등 직접 서비스 제공
개인 간 수준	가족, 직장동료, 친구 등 사회적 관계망 활용
	기존 네트워크 활용 및 새로운 네트워크 개발
조직 수준	조직의 규범, 규칙, 비공식적 모임 등 활용
	조직의 규범 및 문화 변화, 환경 개선 등의 활동
지역사회 수준	개인, 집단, 조직 간의 네트워크 활성화
	지역사회 역량 강화 및 건강 지향적 환경조성 활동
정책 수준	건강 관련 행동을 규제 또는 지지하는 정책
	정책, 규제, 법률 제정 등 활동

4) 내용에 따른 유형

(1) 인식 보건프로그램

인식(awareness)은 건강에 관한 지식을 획득하는 것이다. 인식 보건프로그램은 건강과 관련하여 대상자의 지식과 관심을 증가시킨다. 대부분 프로그램의 계획된 효과는 건강습관 변화나 건강수준 향상이지만, 그 효과는 단기간으로 제한되고 소수의 경우에만 보건프로그램 결과로 대상자들이 건강행동을 바꾸거나 건강을 향상시킬 수 있다. 인식 보건프로그램 하나만으로는 그 효과가 매우 제한적이기 때문에 다른 보건프로그램과 함께 결합되어 제공될 때에 유용하다. 회보, 포스터, 유인물, 건강박람회, 상호 간의 조언(상담) 등이 인식 보건프로그램의 사례가 된다.

(2) 생활양식 변화 보건프로그램

생활양식 변화 보건프로그램은 행동변화와 관련된 생활양식을 정착시키는 것이다. 행동변화는 금연, 규칙적 운동, 스트레스 관리, 고른 영양 섭취, 체중관리 등이 포함될 수 있다. 행동이 변화되어 정착되기까지는 최소한 시간이 필요하기 때문에 생활양식 변화 보건프로그램은 최소한 12주 이상은 지속하는 것이 바람직하다.

생활양식 변화 보건프로그램의 단점은 프로그램이 종료된 후에 변화된 행동이 다시 원래로 돌아갈 수 있다는 점이다. 소수 사람들만이 보건프로그램의 효과를 유지할 수 있다. 이런 문제점을 극복할 수 있는 방법은 일차적으로 건강 지향적 환경을 조성한 후에 생활양식 변화 보건프로그램을 운영하는 것이다.

(3) 건강생활 분위기 보건프로그램

건강생활 분위기 보건프로그램은 조직 또는 지역사회에 건강 지향적 환경을 만드는 것이다. 건강 지향적 환경은 개인의 건강행동 변화에 영향을 미칠뿐만 아니라 새로 습득한 건강생활습관을 유지하는데 도움을 준다. 금연구역 설정, 재떨이 제거, 건강식품을 파는 자동판매기 설치, 운동시설 설치 등의 물리적 환경 개선은 건강한 생활습관을 유지하는데 큰 도움이 된다.

4 | 보건프로그램 개발

1) 보건프로그램 개발의 개념

프로그램 개발을 의미하는 용어는 프로그래밍(programming), 프로그램 기획(program planning), 프로그램 구축(program building) 등이 있다. 프로그램 개발의 개념은 구조(프로그램 개발의 범위), 절차(프로그램 단계와 기법), 행동(프로그램 개발자의 역할과 행동), 현상(프로그램 개발의 총체적인 현상) 등의 여러 측면을 나누어 설명할 수 있는데, 이 책에서는 구조적 측면과 절차적 측면을 함께 고려하여 보건프로그램 개발의 개념을 협의와 광의로 나누어 설명하였다.

(1) 협의 개념

일반적으로 보건프로그램 개발이라고 할 때에는 새로운 보건프로그램을 창출하거나 기존의 보건프로그램을 수정 또는 보완해서 더욱 효과적인 보건프로그램으로 개선시키는 노력과 과정을 포함하게 된다. 그런데 협의의 보건프로그램 개발은 새로운 보건프로그램을 기획하거나 설계하는 것을 의미한다. 협의의 개념은 새로운 보건프로그램을 기획하거나 설계하는데 초점을 맞추기 때문에 문제분석, 요구조사, 목표설정, 중재방법 개발 등의 활동을 강조한다. 따라서 협의 개념은 신규 보건프로그램 개발에는 적합하지만 기존 보건프로그램을 개선하는 과정은 충분히 설명하지 못하는 한계가 있다.

(2) 광의 개념

광의의 보건프로그램 개발은 새로운 보건프로그램을 창출하는 것뿐만 아니라 기존 보건프로그램을 수정 · 보완하는 과정을 포함한다. 단계적으로는 보건프로그램의 기획과 설계뿐만 아니라 실행, 평가 등 모든 단계를 포함하며, 보건프로그램을 개선시키는 작업으로 이해된다.

광의의 보건프로그램 개발은 보건프로그램의 기본 방향 설정, 클라이언트의 요구와 문제 파악, 보건프로그램의 내용구성, 목표달성을 위한 제반 활동(실행), 보건프로그램의 성과 측정(평가), 환류(feedback) 등의 순환과정을 포함한다.

2) 보건프로그램 개발의 의미

보건교육사가 보건프로그램 개발의 기본 성격을 잘 이해하고 있으면 프로그램 개발 과정에서 도움을 받을 수 있다. 따라서 보건교육사는 보건프로그램 개발이 갖는 의미를 충분히 이해하고 있어야 한다.

첫째, 집단적 의사결정 과정이다. 보건조직 내 · 외의 많은 사람들이 참여하여 보건프로그램 개발과 관련된 여러 사항에 대해서 공동으로 의사를 결정하게 된다. 의사결정이 필요한 내용은 보건프로그램 개발의 범위, 클라이언트 집단의 크기, 보건프로그램의 우선순위, 보건프로그램의 목적과 목표설정, 보건프로그램의 내용 선정, 보건프로그램 실행 방법, 평가기준 선정과 평가 방법 등이다.

둘째, 변화에 대응하는 과정이다. 보건조직의 보건프로그램 개발은 새로운 변화에 대한 대응 방안으로 추진되는 경우가 많다. 보건조직은 끊임없이 변화하는 내 · 외부 환경 변화 및 클라이언트의 요구 변화에 적절하게 대응할 수 있는 활동을 전개해야 한다. 보건프로그램 개발은 이러한 변화에 대한 대응 과정이라고 할 수 있다. 특히 보건프로그램 개발을 통하여 단순히 변화에 수동적으로 대응하는 것이 아니라 새로운 변화를 유도하게 된다.

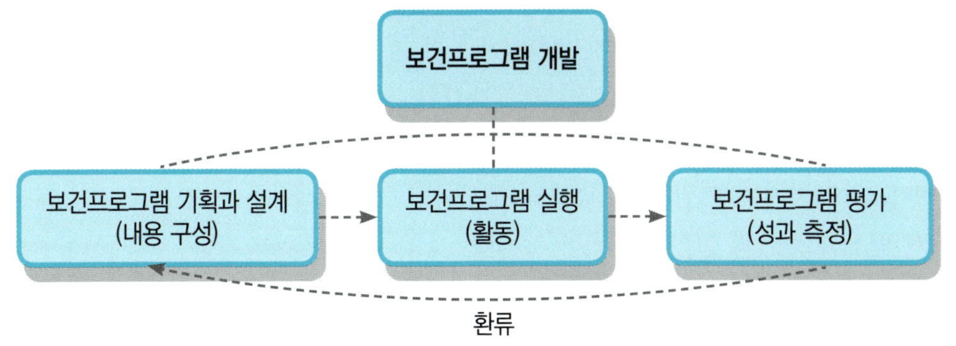

[그림 1-1] 광의 개념의 보건프로그램 개발 영역

셋째, 클라이언트의 자발적인 참여과정이다. 보건프로그램은 클라이언트의 요구를 확인, 사정, 분석하는 과정에 클라이언트의 자발적 참여를 전제로 한다. 따라서 보건프로그램을 개발하는 보건교육사는 클라이언트의 자발적인 참여를 촉진시킬 수 있도록 다양한 노력을 기울여야 한다. 가장 우선적으로 고려해야 할 것은 보건프로그램을 개발하는 동안 잠재적 클라이언트 집단을 참여시켜 그들의 요구와 특성을 반영할 수 있도록 해야 한다.

넷째, 지역사회의 개발 과정이다. 보건프로그램 실행이 목표로 하는 것은 보건프로그램에 참여한 개인은 물론 참여한 개인이 속한 집단과 지역사회를 변화시키는 것이다. 여기에서는 단순히 개인의 행동 변화에만 관심을 가지는 것이 아니라 보건프로그램 수혜자의 변화와 발전을 추구한다. 이때 개인과 집단은 그들의 지식, 태도, 실천의 변화에 초점이 맞추어지고, 지역사회는 모든 구성원들의 변화와 발전을 지향한다. 보건프로그램 개발은 지역사회의 개발 과정으로 이해되고 이를 위해서는 보건조직과 지역사회 구성원들 간의 협동적인 노력이 중요하다.

3) 보건프로그램 개발의 원리

보건프로그램 개발은 일정한 목적과 목표를 달성하기 위한 수단이기 때문에 체계적이고 과학적으로 이루어져야 한다. 그러나 프로그램 개발의 절차와 기법을 알고 있는 것만으로는 충분하지 않으며, 보건프로그램과 관련된 클라이언트의 특성과 필요성을 충분히 이해해야 효과적인 보건프로그램을 개발할 수 있다. 보건프로그램은 내용과 형식이 다양하고 프로그램을 개발하는 과정은 복잡한 절차와 단계로 진행되기 때문에 각 단계의 현실적 여건에 따라 합리적 의사결정을 내려야 한다. 따라서 특정한 원리나 기준 적용만을 고집하기는 어렵다. 그럼에도 불구하고 보건교육사는 보건프로그램 개발 과정에서 최소한의 기본 원리를 지켜야 하는데, 그 내용은 다음과 같다.

첫째, 클라이언트의 요구와 특성에 적합해야 한다. 보건프로그램을 개발하려는 이유가 명확해야 하며, 그 출발은 필요한 프로그램의 내용이 무엇인지에 대한 질문에서 시작되어야 한다. 보건프로그램은 클라이언트의 요구를 바탕으로 그 목적과 목표가 설정되고, 이를 성취할 수 있도록 구체화되어야 한다. 또한 클라이언트가 지니고 있는 특성과 상황적 요소를 고려하여 개발해야 한다. 무엇보다 중요한 것은 클라이언트를 동일한 성격을 지닌 한 집단으로 간주하지 말고, 개별적인 특성을 지닌 집합체로 인식하여 다양성이 고려된 보건프로그램을 개발해야 한다.

둘째, 보건프로그램 실행에 필요한 제반 여건들을 충분히 고려해야 한다. 보건프로그램이 추상적이고 이론적인 방향만 제시해서는 안 된다. 보건프로그램 적용과 활용을 위해서 제공되어야 하는 여러 가지 요소들을 고려하여 실행 가능하고 일반화될 수 있도록 개발되어야 한다. 보건프로그램 운영자의 실행 능력과 기술, 재정 여건, 장비와 시설, 행정적 지원, 대외적인 협력관계 등의 현실적 여건을 고려해서 개발해야 한다.

셋째, 클라이언트의 참여를 고려해야 한다. 클라이언트의 요구를 반영하는 것은 말할 것도 없거니와 자발적인 참여를 전제로 보건프로그램이 개발이 되어야 한다. 특히, 클라이언트의 특성이 충분히 고려되어야 한다. 클라이언트는 계속 변화하기 때문에 영유아부터 노인에 이르기까지 전체 생애주기를 고려하여 보건프로그램을 개발해야 한다. 또한, 보건프로그램은 어떤 문제가 발생할 때에 그 문제를 해결하기 위해 개발하는 것보다는 클라이언트의 여러 문제들을 사전에 예방할 수 있도록 보건프로그램을 개발해야 한다.

넷째, 클라이언트의 전체 생활과 통합될 수 있도록 포괄적이어야 한다. 보건프로그램이 지나치게 세분화된 문제 중심으로 개발될 경우에 전체를 보지 못하는 경우가 발생한다. 클라이언트의 특정 생활 영역 보다는 전체 활동과 통합될 수 있는 방향에서 개발되어야 기대하는 목표를 달성할 수 있다. 이를 위해서는 보건프로그램이 다양한 활동 영역을 포괄할 수 있도록 하고 그 내용을 합리적으로 균형 있게 개발해야 한다.

다섯째, 변화하는 환경에 신축적으로 대응할 수 있어야 한다. 보건프로그램의 대상이 되는 개인, 집단, 지역사회 등은 정체 상태에 있는 것이 아니기 때문에 변화하는 환경을 고려할 수 있도록 개발되어야 한다. 또한, 보건프로그램을 개발하는 조직의 내부 및 외부 환경도 끊임없이 변화하기 때문에 이를 충분히 고려하여 신축성 있는 보건프로그램을 개발해야 한다.

4) 보건프로그램 개발 과정

보건프로그램 개발은 미래지향적인 활동으로 새로운 변화와 발전을 창출하기 위한 대응이라고 할 수 있다. 따라서 보건프로그램을 개발하는 과정에서 가장 먼저 수행되어야 할 것은 보건프로그램을 개발해야 하는 이유를 확인하고 분석하는 것이다. 이를 위해서는 해결하려는 문제를 분석해야 한다. 보건프로그램을 효율적으로 개발하기 위해서는 사전에 어떠한 절차를 거쳐야 하는지를 결정하고, 보건프로그램 개발에 참여하는 관련자들의 역할을 분담하고, 필요한 제반 자원들을 예측해야 한다. 또한, 보건프로그램 개발의 각 단계마다 의사결정이 합리적으로 이루어져야 하기 때문에 관련된 담당자들은 개발 절차를 함께 공유해야 한다.

[표 1-2] 보건프로그램 개발 단계

단계	내용	주요 내용
1단계	문제분석	• 문제파악 • 우선순위
2단계	요구조사	• 요구 파악 • 대상자 결정
3단계	목적과 목표 설정	• 목적설정 • 목표설정
4단계	보건프로그램 설계	• 내용선정 • 예산배분
5단계	실행	• 실행 계획
6단계	평가	• 효과성 평가 • 효율성 평가

보건프로그램 개발 과정은 다양하게 구분될 수 있는데, 이 책에서는 6단계로 나누어 설명하였다. 그런데, 문제분석과 요구조사는 문제 진단에 포함되며, 목적과 목표 설정 및 보건프로그램 설계는 중재방법 개발에 포함되기 때문에 크게 4단계로 구분할 수도 있다. 보건프로그램 개발 과정은 문제 진단 → 중재방법 개발 → 실행 → 평가 등의 과

정으로 구분하기도 한다. 그런데 보건프로그램은 조직을 통하여 실행되기 때문에 중재방법을 개발하기 전에 조직에 대한 진단이 이루어져야 실효성 있는 보건프로그램이 개발될 수 있다.

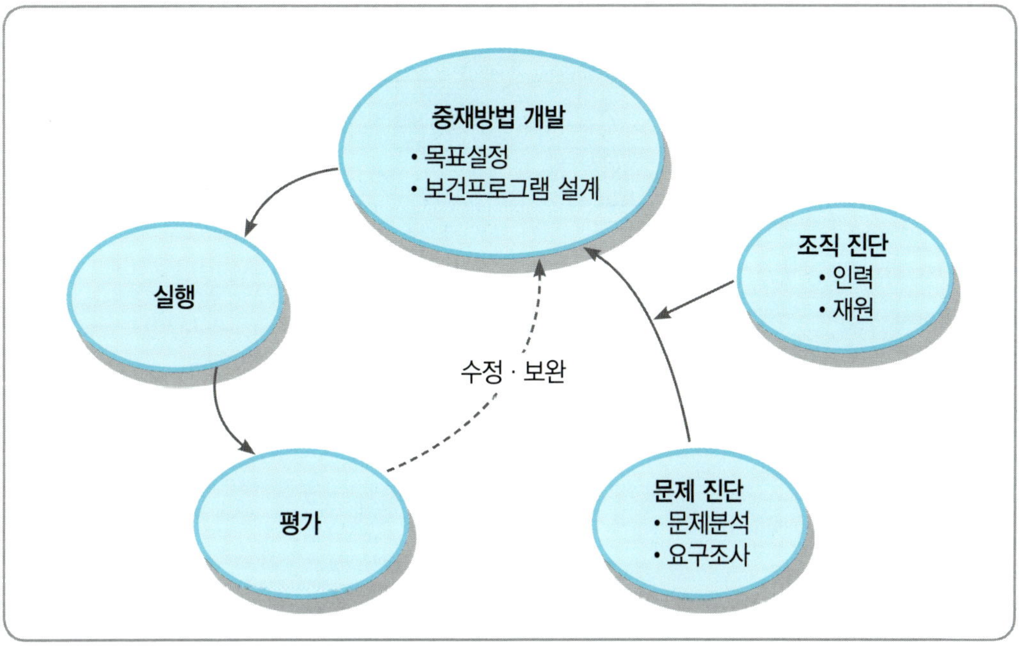

[그림 1-2] 보건프로그램 개발 순환과정

5) 보건프로그램 개발의 접근방법

보건프로그램 개발의 접근방법은 선형적 접근(linear approach)과 비선형적 접근(nonlinear approach)으로 구분할 수 있다. 선형적 접근은 전통적 기법으로 각 단계별로 해야 될 내용을 결정하고, 한 단계가 마무리 된 후에 그 다음 단계에서 수행될 절차가 연속적으로 진행된다. 이 접근방법은 각 단계마다 업무가 명확하고 단순하기 때문에 누구나 쉽게 적용할 수 있어서 현장의 보건프로그램 개발에 많이 활용된다. 이 책에서도 선형적 접근방법에 따라 보건프로그램 기획모형들을 설명하였다.

한편, 비선형적 접근은 중심에 프로그램 평가를 두고 각 단계가 원형으로 순환되어 같은 시간에 몇 개의 절차가 동시에 진행된다. 각 단계마다 적절한 평가가 반복되고 환류

(feedback)가 이루어진다. 선형 접근보다 훨씬 어렵고 더 많은 자원을 필요로 하며, 기획하려면 상당한 전문성이 필요하다.

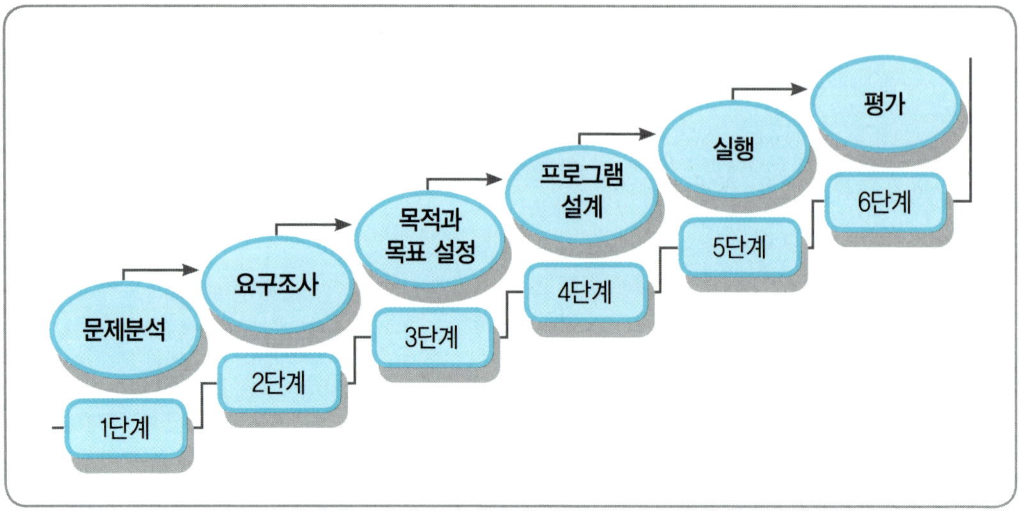

[그림 1-3] 프로그램 개발의 선형적 접근

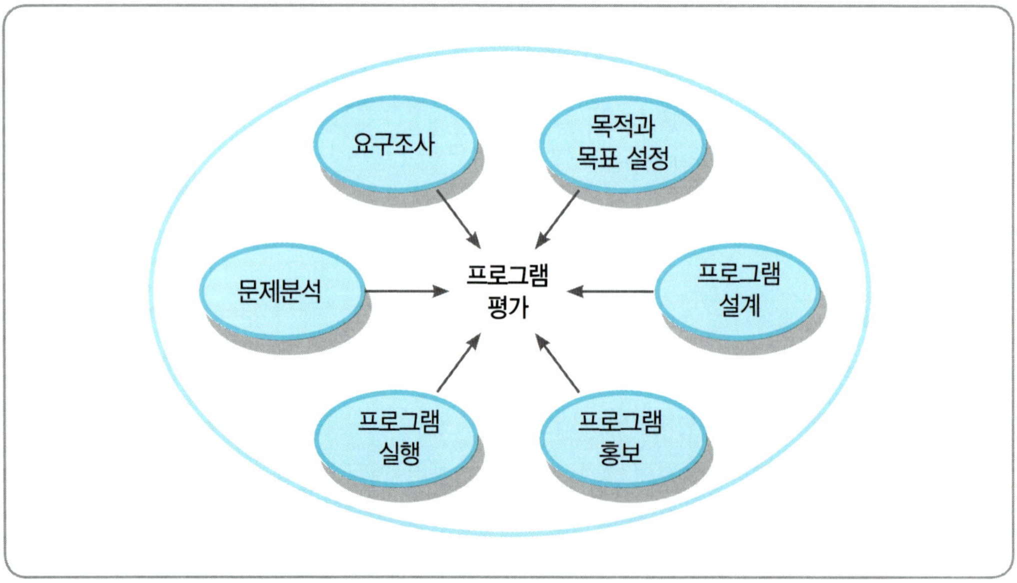

[그림 1-4] 프로그램 개발의 비선형적 접근

6) 보건프로그램 개발의 학문적 영역

보건프로그램 개발은 보건행정, 특히 보건기획의 영역으로 간주될 수 있다. 행정이 조직과 보건프로그램의 효과성과 효율성에 관심을 둔다면, 보건프로그램 개발은 보건행정 활동의 한 부분으로 볼 수 있다. 행정은 정책을 서비스로 전환시키는 활동이므로, 다양한 서비스를 포함하는 보건프로그램 개발은 보건행정의 핵심 요소라고 할 수 있다.

또한 보건프로그램은 개념적으로 정책과 유사성을 지니고 있어, 보건프로그램 개발에 관한 이론과 방법은 정책개발 모형과 기법을 그대로 활용하는 경우가 많다. 예를 들어 정책결정과정에 관한 이론 모형인 합리주의 모형과 점증주의 모형은 보건프로그램 개발 과정에서, 특히 대안을 모색하고 선택하는 기획 및 의사결정 모형으로 활용되기도 한다. 따라서 보건정책에 관한 지식과 기술은 보건프로그램 개발에서도 동일하게 적용되며, 양자 산에는 공통된 영역이 존재한다.

실제로 보건프로그램을 설계하는 개발 단계에서 보건프로그램 관리자나 개발자는 실천모형과 방법 등 구체적인 개입방법을 선택하게 된다. 한편, 보건프로그램의 개발과 평가 과정에서는 요구조사, 단일사례조사, 질적 조사, 효율성 평가, 효과성 평가 등 다양한 조사방법이 활용된다. 보건프로그램 개발은 과학적 근거에 기반하여 체계적으로 이루어져야 하므로, 조사방법에 관한 폭넓은 지식과 기술의 적용이 필수적이다.

1 학습내용 확인과제

1. 보건프로그램 요건 중 전체 프로그램의 흐름을 쉽게 파악할 수 있는 구성과 관련된 것은?

2. 아래 내용에서 부족한 보건프로그램 요건은 무엇인가?

특정 제약회사가 운영하는 블로그에서 비만 관련 자료를 수집하여 초등학생용 비만예방 홍보자료를 제작하고, 백화점 및 영화관 앞에서 캠페인을 운영하였다.

3. 클라이언트의 프로그램 이용과 관련되는 보건프로그램 요건은?

4. 보건프로그램 유형 중 다양한 보건프로그램이 수평적인 관계에서 서로 간에 보완하고 강화할 수 있도록 조직되어 있는 것은?

5. 보건교육사가 흡연자의 금연 실천을 지원하기 위하여 흡연자 가족 또는 직장동료를 대상으로 금연지도자 교육을 실시하였다면, 이것은 어느 수준의 보건프로그램인가?

6. 보건소가 등산회, 조기 축구회 등과 공동으로 시민들의 운동실천 분위기를 조성하려고 한다. 이것은 어느 수준의 보건프로그램인가?

7. 보건프로그램 개발의 비선형적 접근(nonlinear approach) 방법을 설명하시오.

Health Program

제2장

보건프로그램 기획

1. 기획의 이해
2. 보건프로그램 기획
3. 보건프로그램 기획모형

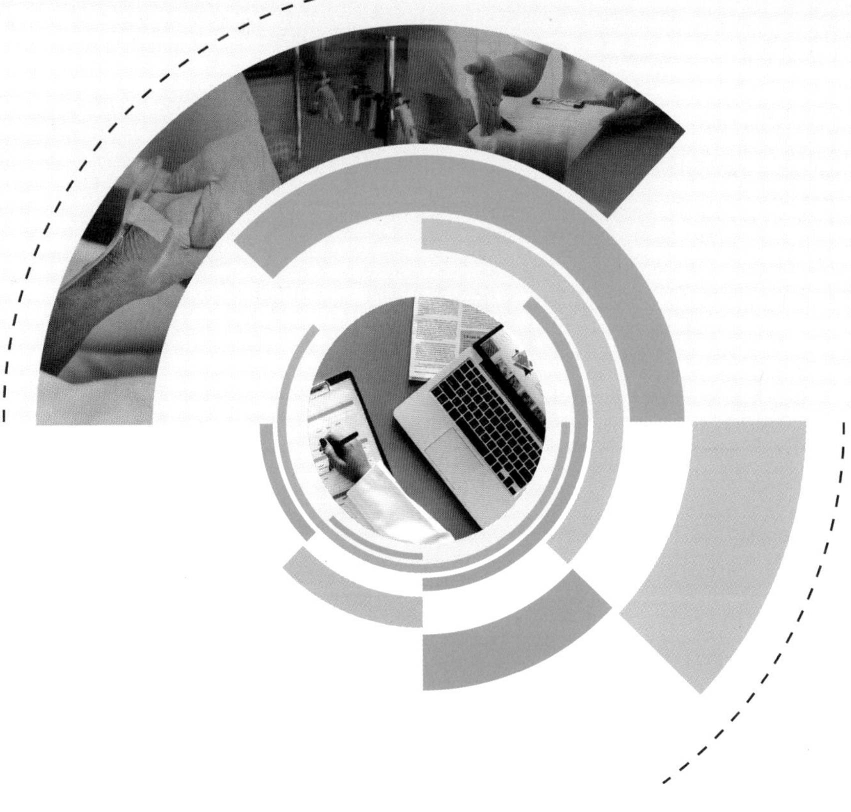

제2장

보건프로그램 기획

목 차

완전한 자료를 보완하는 방법을 사용한다.

(3) 연속적 과정

기획은 연속적 과정(continuous process)이다. 한번 계획을 작성하는 것으로 끝나지 않고 상황 변화에 따라 계획은 언제라도 수정되어야 하기 때문에 기획은 연속적으로 이루어진다. 또한, 계획의 집행결과를 평가해서 다음 계획에 수정사항을 반영하는 순환적인 활동이다.

(4) 목적 지향

기획은 목적 지향적(goal-oriented)이다. 기획은 자료의 수집과 체계적이고 종합적인 분석 등 합리적인 과정을 통하여 희망하는 목적을 효율적으로 달성할 수 있는 수단을 제시하려는 활동이다. 분명하고 구체적인 목적이 제시되어야 기획에 착수할 수 있는 것은 아니지만, 장래에 달성하려는 목적이 어느 정도 수립되어야 기획이 가능하다.

(5) 실행 지향

기획은 실행 지향적(action-oriented)이다. 기획은 문제해결이나 현실의 개선에 목적이 있으며, 실행을 전제로 한다. 바람직한 목적을 달성하기 위해 장래의 계획을 설계하고 그것을 실현하려고 노력한다. 따라서 전혀 실행되지 않는 계획을 만드는 것은 기획이라고 할 수 없다.

(6) 준비 과정

기획은 준비 과정(preparation process)이다. 기획은 계획을 준비하는 과정으로 완성된 계획을 승인하고 실행하는 것은 별개의 기능이다. 대부분 조직에서 기획을 담당하는 부서와 실행부서가 다르며, 비록 한 부서에서 기획, 승인, 실행을 함께 담당하더라도 각각은 별개의 기능으로 취급되어야 한다.

3) 유사 용어

기획과 유사하게 사용되는 용어는 모형(model), 정책(policy), 예측(forecasting), 체제분석(system analysis) 등이 있다. 이 용어들의 구체적 의미와 기획과 차이를 살펴보면 다음과 같다.

(1) 모형

모형(model)은 실제 현상을 추상적으로 그려보는 것이다. 이론을 바탕으로 도출한 예측의 도구로 정책 및 계획수립에 중요한 수단으로 활용된다. 예측의 대상은 수량적인 변화에 국한되지 않으며 사회현상이나 형태의 변화도 포함된다. 모형은 어떤 행위를 예측하는 데 활용될 수 있는 실제의 모조품이라고 볼 수 있다. 모형은 흔히 서식이나 기호의 형태로 제시된다.

(2) 정책

정책(policy)은 상비계획(standing plan)이라고 할 수 있으며 장래의 의사결정에 일반적인 지침이 된다. 그러나 정책이 반드시 계획보다 광범위한 상위개념이라고 할 수는 없다. 오히려 계획 속에 서로 연관되고 얽혀 있는 여러 개의 정책 혹은 결정들이 포함되어 있다. 이러한 관점에서 의사결정과 정책결정은 기획과 많은 공통점을 가진다. 의사결정은 어떤 목표를 성취하기 위하여 두 개 이상의 상충하는 수단 중에서 하나를 선택하는 과정으로서 목표 지향적이고 합리성을 추구한다는 점에서 기획과 유사하다. 이와 달리 기획은 정책결정보다는 장기적인 전망 속에서 포괄적이고 일관성 있게 이루어지며, 실현가능성이 정책보다 낮다.

(3) 예측

예측(forecasting)은 장래를 예상하는 활동으로 기획에서 가장 중요한 기초이다. 장래를 예측하는 방법에는 주관적인 예견(prediction)이 있고, 과거의 추이나 현상 속에 나타난 어떤 지속적인 경향이나 재현성(regularity and recurrence)을 바탕으로 미래를 내다보는 예보가 있다.

예측의 대표적인 기법이 시계열분석이다. 병원에 내원하는 환자수를 월별로 혹은 계절별로 추이나 특정 질환이 자주 발생하는 시기를 파악하여 이에 대처하는 것으로 단순하고 일상적인 방법이다. 기획은 이러한 예측과 더불어 인간의 소망과 의지를 반영한 또 다른 형태의 미래예측이라고 할 수 있다. 자연적인 추이를 근거로 추정하고 목표와 방향을 정립하여 장래를 예상하는 상태가 되도록 인위적으로 이끌어 가려는 노력이다.

(4) 체제분석

체제분석(system analysis)은 문제를 분석하고 목표와 대안을 모색하여 각각의 예상되는 결과를 비교 평가하여 의사결정을 돕는 기법이다. 체제분석과 기획은 다음과 같은 차이가 있다. 첫째, 체제분석이 당면한 문제를 해결하려는데 중점을 두는 것과 달리 기획은 장래에 발생할 수 있는 문제를 사전에 예방하는데 역점을 둔다. 둘째, 체제분석은 단일의 해결책을 추출할 수 있는 일원적인 문제를 주로 다루는데 기획은 서로 얽혀 있는 복합적인 문제를 대상으로 한다. 셋째, 기획은 체제분석보다 장기적인 조망을 가지고 수량적인 기법을 적게 사용한다.

4) 기획 유형

기획은 기간, 대상, 지역, 고정성 등의 수준에 따라 분류할 수 있다. 기획의 유형은 다음과 같이 나눌 수 있다.

(1) 기간

기간에 따라 단기기획, 중기기획, 장기기획으로 구분된다. 단기기획은 1년 이내 기획으로 세분화된 구체적인 기획을 말한다. 단기기획은 현실을 근거로 진행되기 때문에 실현성이 높다. 그러나 구조적인 변동이나 획기적인 발전을 기대하기는 힘들다. 중기기획은 3년 내지 7년을 대상으로 한다. 4년마다 각 시 · 군 · 구에서 작성하는 지역보건의료계획이 여기에 해당되며, 일반적으로 중기기획이 가장 많이 이용된다. 장기기획은 대체로 10년 내지 20년에 걸친 계획기간을 갖는다. 미래에 대한 전망이라는 성격이 강하기 때문에 구체적인 보건프로그램으로서는 큰 의미가 없고 기본 방향과 지침을 제시하는데 의의가 있다.

(2) 대상

기획 대상에 따라 국민 건강수준 향상을 위한 보건기획, 경제성장 및 균형발전, 안정화를 위한 경제기획, 각종 사회문제를 해결하기 위한 사회기획, 균형발전을 위한 국토기획, 국가안보체계를 유지하기 위한 방위기획 등 다양하게 분류할 수 있다.

(3) 지역

지역에 따라 지방기획, 지역기획, 국가기획, 국제기획으로 구분할 수 있다. 지방기획(local planning)은 도시 및 지역사회 단위의 기획이다. 지역기획(regional planning)은 여러 개의 권역을 설정하고 각 권역을 대상으로 한 기획이다. 지역기획은 낙후지역의 개발, 특정지역의 전략적인 개발 등을 목적으로 한 국가기획의 하위기획이라고 할 수 있다. 국가기획(national planning)은 국가 전체의 목표를 설정하여 경제개발, 사회개발, 국토개발 등과 같이 국가의 전체 기능을 대상으로 한다.

(4) 고정성

고정성에 따라 고정기획과 연동기획이다. 고정기획(fixed planning)은 기획기간을 고정시키고 운영하는 것이다. 이와 달리 연동기획(rolling planning)은 장기기획 혹은 중기기획의 집행과정에서 매년 계획내용을 수정 · 보완하지만 계획기간을 계속해서 1년씩 늦추어 가면서 동일한 연한의 계획을 유지해 나간다.

[표 2-1] 기획의 유형

구분 기준	유형
기 간	단기기획, 중기기획, 장기기획
대 상	보건기획, 경제기획, 국방기획 등
지 역	지방기획, 지역기획, 국가기획, 국제기획
고정성	고정기획, 연동기획

5) 기획과정

(1) 기획과정의 개념

앞에서 기획은 구체적인 목표를 설정하고, 그 목표를 달성할 수 있는 가장 적합한 방법을 수립하는 과정이라고 하였다. 이 개념은 기획을 좁은 의미로 해석하여 계획수립으로 제한하고 있다. 그러나 넓은 의미의 기획은 계획을 수립하는 것뿐만 아니라 수립된 계획을 실행하고, 그 결과를 평가하여 다음 계획에 반영하는 순환과정을 말한다. 이처럼 넓은 의미의 기획 개념을 기획과정이라고 표현한다.

기획은 기획과정을 중요시 한다. 기획과정은 문제중심 과정(problem-oriented process)과 목적중심 과정(goal-oriented process)으로 나눌 수 있다. 문제중심 과정은 당면한 현재 문제를 효율적인 방법으로 해결하기 위한 기획과정으로 새로운 체계를 찾기 보다는 문제해결 방법을 중요하게 생각한다. 이와 달리 목적중심 과정은 목적을 달성하기 위해서 새로운 체계를 기획하는 것으로 이전과는 완전히 다른 체계가 가능하다.

[표 2-2] 기획과정의 비교

문제 중심	목적 중심
점진적	혁신적
새로운 체계는 고려 안 함	완전히 새로운 체계 고려
대안 강조	정책 강조
방법론 중요시	새로운 통찰력 중요시
체계의 수용성, 효율성, 가능성 중요	효과, 삶의 질 중요
비용 중요	변화시킬 수 있는 방법 모색

(2) 기획과정의 단계

기획과정은 순서가 확정되어 있는 것은 아니며 내용이나 상황에 따라 결정될 수 있다. 특히 어떤 이론적 기획모형을 선택하느냐에 따라 진행순서에 차이가 있다. 일반적으로 진행되는 기획과정을 각 단계별로 살펴보면 다음과 같다.

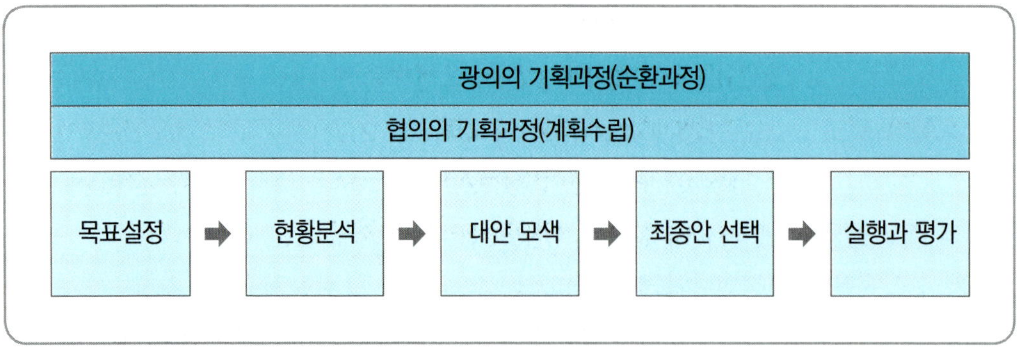

[그림 2-1] 기획과정의 단계

① 목표설정

목표설정은 궁극적으로 달성하려는 목적을 구체화하는 것이다. 기획의 목표는 현실에 대한 불만이나 장래에 대한 희망에서 도출되는 것이 일반적이다. 목표의 요건으로는 표방된 목표와 실제목표 사이에 차이가 없어야 하고, 목표설정에 있어서 타당성과 내적 일관성, 그리고 실제적이고 실현가능성이 있어야 한다. 전통적으로 보건의료분야의 목표는 건강수준의 향상, 보건의료서비스의 접근성 향상, 의료비 절감, 보건의료서비스의 질 향상 등이었다.

② 현황분석

현황분석을 통해서 기존의 문제점 및 예상되는 문제점, 그리고 목표를 달성하는데 관련되는 여러 요인을 찾게 된다. 현황분석 방법으로 가장 먼저 수행해야 할 것은 관련 정보 및 자료수집으로 통계자료집, 간행물, 연구문헌 등에 게재된 과거의 현황, 미래의 전망에 관한 전반적인 지식과 통계, 연구결과를 분석하는 것이다. 보건의료기획을 효과적으로 수립하기 위해서는 정확한 자료가 필수적으로 뒷받침 되어야 한다. 현황분석 과정에서 관심을 기울여야 할 대상은 인구, 건강상태, 환경요인, 보건의료자원 등이다.

③ 대안 모색

대부분의 경우 어떤 목표를 달성하는 데 필요한 활동은 여러 가지 대안으로 존재한다. 대안을 도출하는 데는 개인적인 경험이나 유사한 상황에서 선택했던 방안을 모방하는 방법이 있다. 그러나 이러한 방법에는 한계가 있기 때문에 새로운 대안을 창출하기 위해서는 집단지성, 전문가 조언, 개인 아이디어 등을 활용하게 된다. 기획은 미래를 대상으로 하는 정책결정이기 때문에 각 대안의 장·단점보다는 그 대안을 선택했을 때에 나타날 수 있는 영향을 예측하여 비교하는 것이 중요하다. 대안을 선택할 때에는 현실성과 합리성 이외에도 효율성을 중요하게 고려하게 된다. 가능한 적은 자원을 투입하고 최대한으로 좋은 결과를 도출할 수 있는 대안이 이상적이기 때문이다.

④ 최종안 선택

계획수립과정의 최종 단계는 비교 분석된 결과를 근거로 최선의 대안을 찾는 것이다. 기획은 단일한 결정과정이 아니라 복합적인 기준과 절차를 따른다. 비록 대안이 과학적 통계기법을 적용하여 선택되었다고 하더라도 선택과정에서는 정책결정권자의 주관성과 가치관이 개입하게 된다.

최종안을 선택한 후에 그것이 합리적인 결정인지를 검증해야 한다. 기획 전체의 타당성을 검토하고 선택된 대안의 실현가능성을 확인하고 동시에 선택된 대안과 이해관계가 있는 개인 또는 집단의 동의를 확보해야 한다.

⑤ 실행과 평가

선택된 대안을 바로 전면적으로 실시하는 것 보다는 시범적으로 실행하고 그 결과를 근거로 확대 여부를 결정하는 것이 바람직하다. 기획과정을 통하여 수립된 계획에 따라 문제를 해결하기 위하여 노력하고, 그 실행결과를 평가하여 설정한 목표가 달성되었는지를 판정하도록 한다. 만약, 목표달성에 실패하였다면 그 원인을 밝혀 다음 기획과정에 평가결과를 반영하도록 한다.

6) 기획의 한계점

실제로 기획을 수립하여 추진하다 보면 여러 문제점들이 나타나게 된다. 이러한 문제점들은 기획이 갖는 한계점과 관련된다. 따라서 기획의 한계를 인식하는 것은 기획이 현실적인 대안으로 자리 잡을 수 있도록 하는데 도움을 준다. 기획의 한계를 살펴보면 다음과 같다.

(1) 미래예측의 한계

미래는 본질적으로 불확실하고 가변적이다. 따라서 미래를 정확하게 예측한다는 것은 사실상 불가능한 일이다. 최근 들어 계량적인 예측기법이 새롭게 개발되고 컴퓨터의 활용으로 과거보다 훨씬 많은 요인들을 통제할 수 있게 되었지만 여전히 정확한 예측은 불가능에 가깝다. 그런데 기획은 예측을 토대로 진행되기 때문에 부정확한 예측은 수립되는 계획의 타당성과 합리성을 저하시키는 원인이 된다.

(2) 자료 및 정보의 부족

기획을 하는데 있어서 정확한 정보는 미래를 예측하는데 결정적인 역할을 한다. 장래에 대한 예측과 합리적인 정책결정을 위해서는 축적된 통계자료와 연구결과 그리고 관련 요인들에 관한 정보가 뒷받침 되어야 한다. 그러나 실제에 있어서 체계적으로 수집 정리된 자료와 정보가 부족할 뿐만 아니라 많은 경우에 수집된 자료의 신뢰도와 타당도에 문제가 있기 때문에 주의가 필요하다.

(3) 전문인력 부족

체계적인 기획을 위해서는 이를 수행할 수 있는 전문인력이 필수적이다. 그러나 기획에 대한 인식이 부족하여 우수한 인재들이 기획 부서를 기피하거나 훈련받은 기획 인력도 적합하게 배치되지 못하는 경우가 많다. 결과적으로 능력이 부족한 기획가들에 의해서 계획이 수립되기 때문에 실현가능성이 낮은 계획들이 작성될 수 있다.

(4) 시간과 비용의 부족

정밀한 자료 분석과 다양한 대안을 검토하여 계획을 수립하려고 하면 충분한 시간적 여유와 재정지원이 필요하다. 그러나 대부분 신속히 대치히는 과정에서 기획이 이루어지기 때문에 좋은 계획을 마련하기가 쉽지 않다. 최단 시간에 성과를 내고 싶은 욕심, 기획 활동에 필요한 자원의 제한 등의 문제점은 전체적으로 기획을 어렵게 하여 잘못된 결과를 초래할 수도 있다.

7) 보건기획

(1) 보건기획의 개념

앞에서 기획의 개념을 살펴보았는데, 보건기획에는 기본적으로 기획의 개념이 그대로 적용된다. 따라서 보건기획은 지역사회의 건강문제를 확인하고, 그 건강문제를 해결하기 위하여 요구조사, 목적 및 목표 설정, 중재방법 및 일정 등에 관한 실행계획을 수립하는 활동이라고 할 수 있다.

우리나라 보건 분야에서는 1970년대 후반에 건강보험제도가 도입되면서 보건기획의 중요성이 부각되기 시작하였으며, 최근에는 대부분 정책에서 중장기 계획 수립과 실행과 관련된 평가를 강조하고 있다. 국민건강증진법, 건강검진기본법, 감염병의 예방 및 관리에 관한 법률, 공공보건의료에 관한 법률, 암관리법, 치매관리법 등 다수 법률에서는 중장기 계획 수립이 의무화되어 있다. 이와 같은 계획을 수립하는데 필요한 수단이 기획이다. 보건 분야에서 기획이 중요하게 고려되는 이유는 건강에 대한 국민들의 관심과 요구가 증가하여 다양한 정책 및 프로그램이 필요하기 때문이다. 그런데 오늘날 보건의료 영역에서는 자원배분을 단순히 시장원리에 맡기는 것 보다는 국가가 시장에 개입하는 것을 당연한 것으로 간주한다. 그래서 보건기획에서는 정부의 역할이 특히 중요하게 고려된다. 정부가 국민을 대신하여 결정해 주거나 국민들의 요구를 근거로 정부가 대안을 제시하게 된다.

(2) 지역보건의료계획

우리나라 보건 분야에서 기획과 관련된 대표적인 사례는 지역보건의료계획이다. 지역보건의료계획은 시 · 도 및 시 · 군 · 구에서 4년마다 수립되는 보건의료자원 및 보건의료사업에 대한 포괄적 계획이다. 이 계획의 목적은 광역 및 기초 자치단체의 지역사회 여건에 적합한 보건의료계획을 수립하여 지역주민의 건강수준을 향상시키는 것이다. 1997년 제1기 지역보건의료계획을 시작으로 현재 제8기(2023-2026년) 계획이 진행되고 있다. 지역보건의료계획 수립과정은 보건의료기획 관련 이론이 보건행정에 적용된 것이라고 할 수 있다. 그 동안 시 · 도 및 시 · 군 · 구의 보건의료조직은 지역보건의료계획 수립과정을 통하여 기획 능력이 크게 향상되었다. 여기에서는 지역보건의료계획이 보건기획으로서 갖는 의미를 살펴보려고 한다.

① 경과과정

1995년 보건소법이 지역보건법으로 개정되었다. 이 지역보건법은 시 · 도지사 또는 시장 · 군수 · 구청장이 지역보건의료계획을 4년마다 수립하고, 그 계획에 따라 매년 연차별 시행계획을 수립하도록 규정하였다. 이에 따라 1996년에 2년간의 지역보건의료계획이 처음 수립되었다. 4년간의 계획이 수립되기 시작한 것은 1998년 제2기부터이다. 제3기 계획부터는 업무 수행 과정을 중점적으로 평가하였다. 매년 연차별 시행계획의 시행결과를 평가하여 모니터링하였다. 제4기 계획에서는 과거 각 사업별로 작성하던 사업계획을 지역보건의료계획에 통합하여 수립하도록 하였다. 제5기 계획에서는 지역사회의 보건의료 관련 비전 및 목표와 보건소가 운영하는 각 세부사업별로 4년간 성과목표를 제시하였다. 각 지역별로 중점과제를 선정하여 추진계획을 수립하였다.

제6기 계획에서는 제5기 계획의 시행결과를 자체평가하고, 그 평가결과를 각 세부사업계획에 반영하였다. 또한 지역사회를 특성별로 3–5개 권역으로 구분하고 각 해당 지역에 필요한 특화사업을 개발하였다. 제7기와 제8기 계획의 수립과정에서는 중앙정부와 지방자치단체 간에 정책목표 및 전략, 평가계획 등을 공유하였다. 중앙정부에서는 4년간의 지역보건의료 정책방향을 제시하고, 광역자치단체에서는 이를 참고하여 광역의 정책방향을 수립한 후 시 · 군 · 구에 공유하였다. 특히 광역자치단체의 역할을 강화하여 기초자치단체의 수립과정에 참여하여 계획을 조정 및 환류할 수 있도록 하였다.

[표 2-3] 지역보건의료계획의 경과과정

순서	작성 년도	해당 기간	특성
제1기	1996년	1997 – 1998년	2년 계획 수립
제2기	1998년	1999 – 2002년	4년 계획 수립 시작
제3기	2002년	2003 – 2006년	지역보건의료계획에 따른 연차별 시행계획 수립 강화
제4기	2007년	2007 – 2010년	개별 사업계획을 지역보건 의료계획으로 통합
제5기	2010년	2011 – 2014년	비전 및 목표, 사업별 성과목표 제시
제6기	2014년	2015 – 2018년	지역사회 특성별로 권역을 구분하여 사업계획 수립
제7기	2018년	2019 – 2022년	정책방향 공유 및 광역자치단체의 역할 강화
제8기	2022년	2023 – 2026년	제7기 기본틀 유지와 이행력 제고

② 지역보건의료계획의 세부 내용

지역보건의료계획에 포함되어야 하는 사항은 보건의료 수요의 측정, 지역보건의료서비스에 관한 장기 · 단기 공급대책, 인력 · 조직 · 재정 등 보건의료자원의 조달 및 관리, 지역보건의료서비스의 제공을 위한 전달체계 구성 방안, 지역보건의료에 관련된 통계의 수집 및 정리이다. 지역보건의료계획은 지역 내 보건의료에 관한 전반적인 사항을 포함하게 된다.

[표 2-4] 시 · 도 및 시 · 군 · 구 지역보건의료계획 포함 사항

지역보건법 제7조(지역보건의료계획의 수립 등)
시 · 도 및 시 · 군 · 구 지역보건의료계획 포함 사항(공통)
1. 보건의료 수요의 측정 2. 지역보건의료서비스에 관한 장기 · 단기 공급대책 3. 인력 · 조직 · 재정 등 보건의료자원의 조달 및 관리 4. 지역보건의료서비스의 제공을 위한 전달체계 구성 방안 5. 지역보건의료에 관련된 통계의 수집 및 정리
지역보건법 시행령 제4조(지역보건의료계획의 세부 내용)
시 · 도 및 시 · 군 · 구 지역보건의료계획 포함 사항(공통) : 제4조제1항 1~7호
1. 지역보건의료계획의 달성 목표 2. 지역현황과 전망 3. 지역보건의료기관과 보건의료 관련기관 · 단체 간의 기능 분담 및 발전 방향 4. 법 제11조에 따른 보건소의 기능 및 업무의 추진계획과 추진현황 5. 지역보건의료기관의 인력 · 시설 등 자원 확충 및 정비 계획 6. 취약계층의 건강관리 및 지역주민의 건강 상태 격차 해소를 위한 추진계획 7. 지역보건의료와 사회복지사업 사이의 연계성 확보 계획
시 · 도(광역단위) 지역보건의료계획 포함 사항 : 제4조제1항 8~12호
8. 의료기관의 병상(病床)의 수요 · 공급 9. 정신질환 등의 치료를 위한 전문치료시설의 수요 · 공급 10. 특별자치시 · 특별자치도 · 시 · 군 · 구(구는 자치구를 말하며, 이하 "시 · 군 · 구"라 한다) 지역보건의료기관의 설치 · 운영 지원 11. 시 · 군 · 구 지역보건의료기관 인력의 교육훈련 12. 지역보건의료기관과 보건의료 관련기관 · 단체 간의 협력 · 연계

출처 : 제8기 지역보건의료계획 안내(2022), 보건복지부 · 한국건강증진개발원

③ 수립 범위

지역보건의료계획은 4년간 계획과 이를 근거로 매년 작성되는 연차별 시행계획으로 구성된다. 지역보건의료계획에 따라 매년 연차별 시행계획을 수립하고, 매년 시행결과를 평가하게 된다. 연차별 시행계획의 수립 범위는 전년도 지역보건의료계획의 시행계획에 따른 시행결과 및 당해 연도 사업수행을 위한 세부 실행계획 등이 포함된다. 4년마다 수립하는 지역보건의료계획과 매년 수립하는 시행계획과 그 시행결과의 특성을 비교하면 다음과 같다.

[표 2-5] 지역보건의료계획, 시행계획, 시행결과의 비교

구분	지역보건의료계획	시행계획	시행결과
수립주체	• 시 · 도 및 시 · 군 · 구		
수립시기	• 4년마다	• 1년	• 1년
수립절차	• 의회보고 • 지역보건의료심의위원회 심의 • 지역주민 의견 수렴 • 지역 내 보건의료실태와 지역주민의 보건의료의식 • 행동양상 등 조사 및 자료수집	• 의회보고 • 지역보건의료심의위원회 심의	• 의회보고 • 지역보건의료심의위원회 심의 • 지역보건의료계획의 연차별 시행계획에 따른 시행
수립내용	• 4년간의 중장기 총괄계획	• 지역보건의료계획을 근거로 당해 연도 사업 수행을 위한 세부 시행계획	• 지역보건의료계획의 연차별 시행계획에 따른 시행결과

출처 : 보건복지부(2019). 2018 보건복지백서

④ 지역보건의료계획의 평가체계

중앙정부 및 시 · 도는 시 · 군 · 구의 연차별 시행결과를 평가하여 그 결과가 차기 연차별 시행계획 수립에 반영될 수 있도록 환류하고 있다. 지역보건의료계획의 평가와 관련해서는 지역보건법 시행령(제7조)에 계획의 시행결과에 대한 평가기준이 규정되어 있다. 지역보건의료계획 내용의 충실성, 지역보건의료계획 시행결과의 목표달성도, 보건의료자원의 협력 정도, 지역주민의 참여도와 만족도 등이 평가기준으로 규정되어 있다. 이러한 지역보건의료계획의 평가체계는 보건의료사업에 대한 성과관리를 정착시키고, 담당인력의 기획능력 향상에도 크게 기여하였다.

지역보건의료계획의 평가체계 발전 과정을 살펴보면, 제1기 및 제2기 지역보건의료계획의 평가는 일부 농촌지역을 대상으로 서류평가로 시행되었다. 농어촌 의료서비스 개선사업 평가의 일부로 편입되어 농어촌 보건소 지원 순위를 선정하는 평가영역의 일부로 시행된 것이다. 2001년에 지역보건의료계획의 시행결과에 대하여 서류평가와 현지평가를 병행하는 평가체계를 구축하고, 2002년에 전국 40개 보건소를 대상으로 시범사업을 실시하였으며, 제3기(2003-2006년)부터는 매년 전국 보건소 중에서 일부를 선정하여 지역보건의료계획의 연차별 시행계획의 시행결과를 평가하였다. 2007년에 제3기 계획에 대한 종합평가회를 개최하여 4년간의 평가결과를 발표하고 우수기관을 시상하였다. 2008년에 지방자치단체의 업무 경감과 효율성 향상을 위해 평가방식을

변경하였다. 개별적으로 수행하던 보건사업평가를 보건의료사업 통합평가로 변경하였다. 2009년에 지역보건의료계획, 연차별 시행계획 및 시행결과를 진단하고 그 결과를 환류할 수 있는 온라인시스템을 구축하였다. 이를 통해 중앙정부에서 지방자치단체별 보건의료자원 실태와 보건의료사업 실적 등에 관한 모니터링이 가능하게 되었다.

⑤ 지역보건의료계획의 의미

지역보건의료계획은 지방자치단체가 주도적으로 지역의 계획을 수립하고 시행결과에 대해서 자체평가를 실시하여 다음 계획에 평가결과를 반영하여 사업운영을 개선하는데 크게 기여하였다. 이러한 지역보건의료계획 수립과 시행과정을 통하여 보건소의 기획 능력이 향상되었다고 할 수 있다. 또한 계획 수립과정에 지역사회 주민들과 다양한 단체 및 기관들이 함께 참여함으로써 단순한 사업계획의 범위를 넘어서 지역사회의 보건의료에 대한 포괄적인 계획이 되고 있다.

2 | 보건프로그램 기획

1) 보건프로그램 기획의 의미

보건프로그램 기획은 클라이언트 집단과 관련된 문제나 요구를 파악하고, 프로그램의 목적과 목표를 설정한 후에 창의적 아이디어로 보건프로그램의 내용을 구성하는 의사결정과정이다.

따라서 보건프로그램 개발과정에서 기획과 설계 단계에는 문제분석, 요구조사, 목적 및 목표 설정, 중재방법 선택 등의 내용이 포함된다. 설계(design)를 기획과 동일한 의미로 사용하는 경우도 있지만, 설계는 기획과정의 한 요소로 구체적 보건프로그램의 내용과 중재방법을 계획하는 것이다.

2) 보건프로그램 기획의 필요성

보건프로그램의 기획은 보건프로그램 개발의 전체 과정에서 첫 단계에 해당된다. 보건프로그램 기획을 통하여 새로운 보건프로그램이 창출되거나 기존 보건프로그램이 개선될 수 있다. 보건프로그램 개발에서 기획의 필요성은 다음의 몇 가지로 요약될 수 있다.

(1) 합리성 증진

기획은 문제해결과 의사결정 과정에 과학적인 방법을 도입하여 합리성(rationality)을 증진시킨다. 기획은 과학적이거나 경험적으로 검증된 수단과 방법을 채택하기 때문에 의사결정을 합리화하는데 도움을 준다. 기획은 목적을 성취하기 위한 수단을 선택하는 과정에서 선택의 범위를 최대한 확대하고 여러 가지 대안들의 잠재적 결과를 고려하게 된다.

(2) 효율성과 효과성 증진

기획은 특정 목적달성을 위해서 투입되는 비용과 인력을 사전에 고려하여 자원 낭비를 줄일 수 있어 효율성 증진에 기여하고, 최종목적 달성을 위한 가장 적합한 수단과 방법을 적용하는 의사결정에 도움을 주기 때문에 효과성 증진에도 기여한다. 표적집단의 문제해결을 위해서 가장 효과적인 개입방법과 절차를 모색하는 활동은 보건프로그램 기획의 효과성을 향상시키기 위한 노력이다.

(3) 책임성 증진

책임성(accountability)은 조직이나 보건프로그램의 정당성을 제시할 수 있는 능력이다. 효율성과 효과성은 조직 내부적으로 추구되는 가치이지만 책임성은 조직 외부에 대해 정당성을 보여주는 것과 관련된다. 조직이나 보건프로그램은 정부, 클라이언트 집단, 관련 기관 및 단체 등의 요구를 반영해서 목적을 설정하고 있다는 자료나 증거를 제시할 필요가 있다.

(4) 동기부여와 사기진작

기획은 클라이언트의 동기부여와 조직구성원 또는 보건프로그램 담당자의 사기를 높이는데 중요한 역할을 한다. 보건프로그램을 기획할 때 클라이언트의 참여가 중요시되는 이유는 참여를 통해서 클라이언트가 스스로 변화 의지를 확고하게 할 수 있어 동기부여가 가능하기 때문이다.

3) 사전조사에서 파악해야 될 정보

보건프로그램 기획을 통해서 새로운 보건프로그램이 만들어지거나 기존 보건프로그램에 대한 수정 및 보완이 이루어진다. 기획은 조직의 공식적 의사결정 과정이기 때문에 담당자는 반드시 사전조사를 통해 보건프로그램 기획의 가능성을 검토해야 한다. 보건프로그램 기획의 필요성을 입증하는 사전조사에서 파악해야 될 정보는 다음과 같다.

(1) 클라이언트의 현황에 관한 정보

보건프로그램 기획을 위한 사전조사에는 현황 및 문제가 무엇이며, 이와 관련된 클라이언트의 불편과 문제의 정도에 대해서 포괄적으로 정보를 수집해야 한다. 당면한 문제가 심각하고 클라이언트의 불편과 어려움이 클수록 새로운 보건프로그램의 필요성에 관한 당사자들의 동의를 얻기 쉽다.

(2) 자원과 인력에 관한 정보

새로운 보건프로그램은 기존에 투입된 재원과 인력보다 더 많은 자원을 요구하는 경우가 많다. 따라서 보건프로그램을 기획하기 전에 새로운 보건프로그램의 실행으로 요구되는 인력의 수급에 관한 정보와 조직 내 가동할 수 있는 재원의 규모를 파악할 필요가 있다. 소요되는 자원의 규모가 커서 조직 내에 비축되어 있는 자원으로 해결하기 어려운 경우에는 동원할 수 있는 외부자원도 살펴봐야 한다.

(3) 조직 내외의 태도에 관한 정보

새로운 보건프로그램에 대한 필요성과 당위성이 인정되었다고 해서 반드시 보건프로그램 기획이 이루어지는 것은 아니다. 사전에 새로운 보건프로그램에 대한 조직 책임자의 의견을 파악하고 진행시켜야 한다.

또한, 관련된 이해관계 당사자들이 새로운 보건프로그램에 대해서 어떤 태도를 보이는지도 면밀히 검토해야 한다. 조직 내부적으로 어떤 보건프로그램의 기획과 실행이 결정되었다고 하더라도 외부의 저항세력에 의해 계획이 무산될 수 있기 때문이다.

4) 보건프로그램 기획의 일정 관리

보건프로그램 기획의 일정 관리는 일정표 작성을 의미하며, 보건프로그램 개발을 보다 효율적이고 효과적으로 진행하기 위해서는 각 시간별로 추진할 활동의 내용을 구체적으로 정리해야 한다. 주 또는 월 단위로 기획 활동 내용을 정리한 일정표를 작성하고, 이 지침에 따라 기획과정이 진행된다. 일정표 작성자는 활동 목록을 구성한 후에 활동의 순서를 결정하고 각 활동에 소요될 예상 시간을 정확히 예측하기 위하여 최선을 다해야 한다. 일정표는 지침이 되지만 유연하게 변경도 가능해야 한다. 프로그램 기획의 일정 관리방법으로 활동별 시간계획표(Gantt Chart)와 프로그램 평가검토기법(PERT: Program Evaluation and Review Techniquc)이 활용된다.

(1) 활동별 시간계획표

칸트 챠트(Gantt Chart)는 1910년에 미국인 헨리 간트(Henry Gantt)가 고안한 것으로 세로에는 주요 세부목표 및 활동 내용을 기입하고, 가로에는 시간을 기입한 도표에 활동의 시작 또는 완료까지의 계획된 내용과 시행된 현황을 함께 막대 모양으로 표시한다. 각 활동 내용에서 수평으로 그어진 선은 일을 완료하기 위해서 필요한 시간의 양을 보여준다. 챠트를 보면 현재 프로젝트가 얼마나 진행되었고, 얼마만큼 성취되었는지를 알 수 있기 때문에 관리자나 업무 담당자는 전체 진행 상황을 한 번에 파악할 수 있다.

[표 2-6] 칸트 챠트 사례

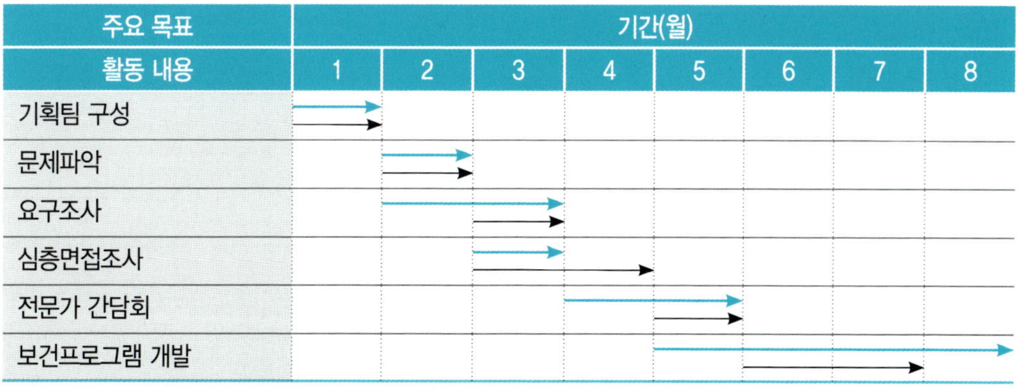

* → : 계획, → : 실시 현황

(2) 프로그램 평가검토기법

페르트(PERT)는 1950년대 미국 해군에서 고안된 것으로 목표 달성의 기한을 정해놓고 목표 달성을 위하여 설정된 주요 세부목표 또는 활동의 상호관계와 시간 계획을 연결시켜 도표로 나타내는 것이다. 실행을 완료하는데 필요한 활동의 순서를 도표로 보여준다. 페르트(PERT)는 명확한 목표를 가진 보건프로그램을 조직화하고 진행시간표를 작성하고, 예산을 세우고 보건프로그램 진행사항을 추적하는데 매우 유용한 관리기법이다.

칸트 챠트(Gantt Chart)는 활동만을 나타내고 진행과정을 나타내지 않아 각 단계의 활동과 진행 사이의 관계를 보여주지 않아 전체적인 계획을 이해하기 힘든 점이 있다. 그러나 페르트(PERT)는 칸트 챠트(Gantt Chart)의 단점을 해결해 주고, 활동에 기대되는 시간까지 나타내 준다. 페르트(PERT)는 군대, 항공우주산업 등에는 많이 사용되지만 복잡성 때문에 보건 분야에서는 거의 이용되지 않고 있다.

페르트(PERT)는 어떤 사건(events)을 나타내는 원 표시와 프로그램 개발 단계와 단계 사이의 활동 관계를 나타내는 화살표시가 있다. 작성의 일반적인 규칙은 첫째, 기간은 왼쪽에서 오른쪽으로 움직인다, 둘째, 숫자가 붙은 원은 사건이라고 불린다. 셋째, 사건은 몇몇 활동이 완료된 특정한 시간이다. 넷째 사건은 완료된 사건이 사전 준비가 되고 모든 일이 연결되기까지는 일어나지 않는다. 다섯째, 일련된 사건은 기간의 처음부터 끝까지로 연결된다. 페르트(PERT)를 사용하려면 프로젝트의 종료 또는 예상되는 마지막 날짜를 알아야 하며, 완료 기대시간과 활동 완료 최대시간을 가지고 시간의 유연성을 결정하게 된다.

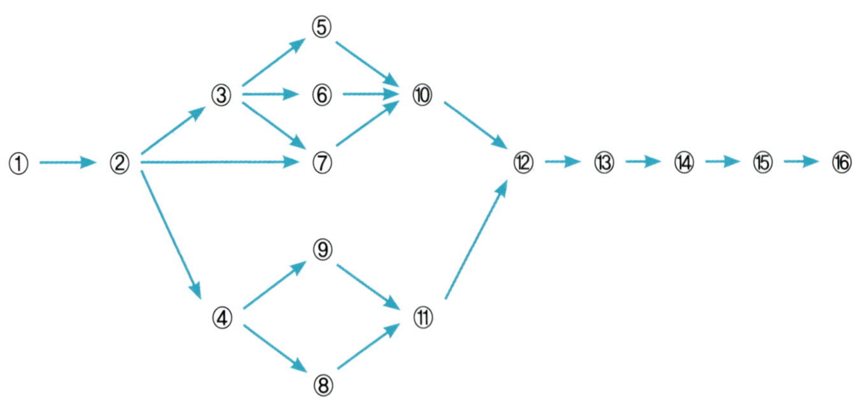

[그림 2-2] PERT 구성

3 | 보건프로그램 기획모형

기획모형은 기획에서 다루어야 할 내용을 진행순서별로 제시한 틀이다. 우리가 보건프로그램을 개발할 때 수행해야 할 사항을 체계적으로 진행할 수 있도록 안내하는 역할을 한다. 기획모형은 해당 분야에서 축적된 경험을 근거로 만들어지며, 수정 · 보완 과정을 통하여 발전된다.

보건프로그램을 개발, 실행, 평가하는 단계와 각 단계별로 수행해야 될 사항을 제시한 기획모형은 여러 가지가 있다. 각 이론모형은 그 나름대로 장점과 단점을 가지고 있어서 어느 모형이 가장 적합하다고 단정하기는 어렵다. 보건기획을 실시하는 상황에 적합한 기획모형을 선택하고 현장의 여건에 따라 각 모형을 적절하게 변형시켜 사용하면 된다. 보건기획에 많이 활용되는 기획모형들을 살펴보면 다음과 같다.

1) PRECEDE-PROCEED

(1) 모형의 개요

오늘날 많은 프로그램의 기초가 되고 있는 PRECEDE-PROCEED 모형은 그린과 크루터(Green & Kreuter)가 제안하였다. 1970년대에 PRECEDE(Predisposing, Reinforcing and Enabling Construct in Educational Diagnosis and Evaluation) 진단모형으로 출발하여 1980년대에 PROCEED(Policy, Regulatory and Organizational Constructs in Educational and Environmental Development)가 추가되어 확장된 모형이다.

PRECEDE-PROCEED 모형은 중재대상의 상황과 요구를 다단계 기법을 통해 파악한 바탕 위에 보건프로그램을 기획 및 실행하고, 그 프로그램이 얼마나 목적을 달성하였는지를 평가하는 단계로 구성되어 있다. 이 모형은 기본적으로 최종결과를 먼저 결정한 후에 그 결과를 결정하는 원인을 역방향으로 파악하고, 원하는 결과를 얻을 수 있도록 개입을 설계하는 것이다. 이 모형은 계획 수립의 순서를 각 요소가 다른 요소에 영향을 미치는 방향과 반대 방향으로 진행시킨다. 각 요소의 영향은 왼쪽에서 오른쪽으로 화살표 방향으로 진행되나 계획은 오른쪽에서 왼쪽으로 화살표와 반대방향으로 진행된다.

PRECEDE-PROCEED 모형은 건강과 건강행동에 영향을 미치는 다양한 변수들의 상호작용을 보여준다. 이전 까지는 어떤 개인이 특정한 건강행동을 하면서 특정한 건강상태에 있을 때에 그 책임을 개인 당사자에게 지우고 그 같은 건강 및 건강행동의 변화에 대한 책임 역시 개인에게 지우는 경향이 많았다. 그러나 PRECEDE-PROCEED 모형은 사회적 맥락이 개인의 건강과 건강행동에 미치는 영향이라는 것을 강조하면서 조직, 법규와 제도 그리고 공공정책의 변화를 중요한 부분으로 부각시키고 있다. PRECEDE-PROCEED 모형은 투입보다는 결과 즉, 삶의 질(quality of life)에 강조점을 두고 있다.

PRECEDE-PROCEED 모형은 진단과 평가에 지나치게 많은 비중을 할애한 것과 달리 실제 중재 프로그램의 개발과정에 대한 논의는 상대적으로 부족하다는 지적을 받았다. 이런 이유로 진단과정에 해당되는 PRECEDE만 활용되는 경우가 발생하고 있다. 이런 문제점을 극복하기 위하여 2005년 개정4판에서 소개된 PRECEDE-PROCEED 모형은 중재 프로그램을 구성하는 중재조정(intervention alignment) 단계를 추가로 포함시켰다.

(2) PRECEDE-PROCEED의 단계

PRECEDE-PROCEED 모형에서는 프로그램의 기획과정을 8단계로 나누어 설명하는데, 각 단계의 내용을 구체적으로 살펴보면 다음과 같다.

① 1단계 : 사회적 사정

사회적 사정(social assessment)은 건강과 삶의 연계성을 확보하는 단계이다. 건강을 목적으로 한 보건프로그램이 주민의 삶과 연계될 수 없다면 그 프로그램은 목적을 달성할 수 없기 때문이다. 따라서 보건프로그램 계획은 가장 먼저 대상자들이 현재 누리고 있는 삶의 질에 대해서 파악하게 된다.

삶의 질을 판단하는 지표로는 빈곤, 안정, 범죄, 인구밀도, 차별, 행복감, 적대감, 불법성, 실업, 복지 등이 있다. 기존 자료를 이용하는 것이 좋지만 필요한 자료가 없을 경우에는 사회조사 및 면담을 실시하거나, 주민회의에 참석하여 의견을 듣는 방법을 선택하도록 한다.

② 2단계 : 역학적 사정

역학적 사정(epidemiological assessment)은 1단계에서 관찰한 사회적 지표에 관련

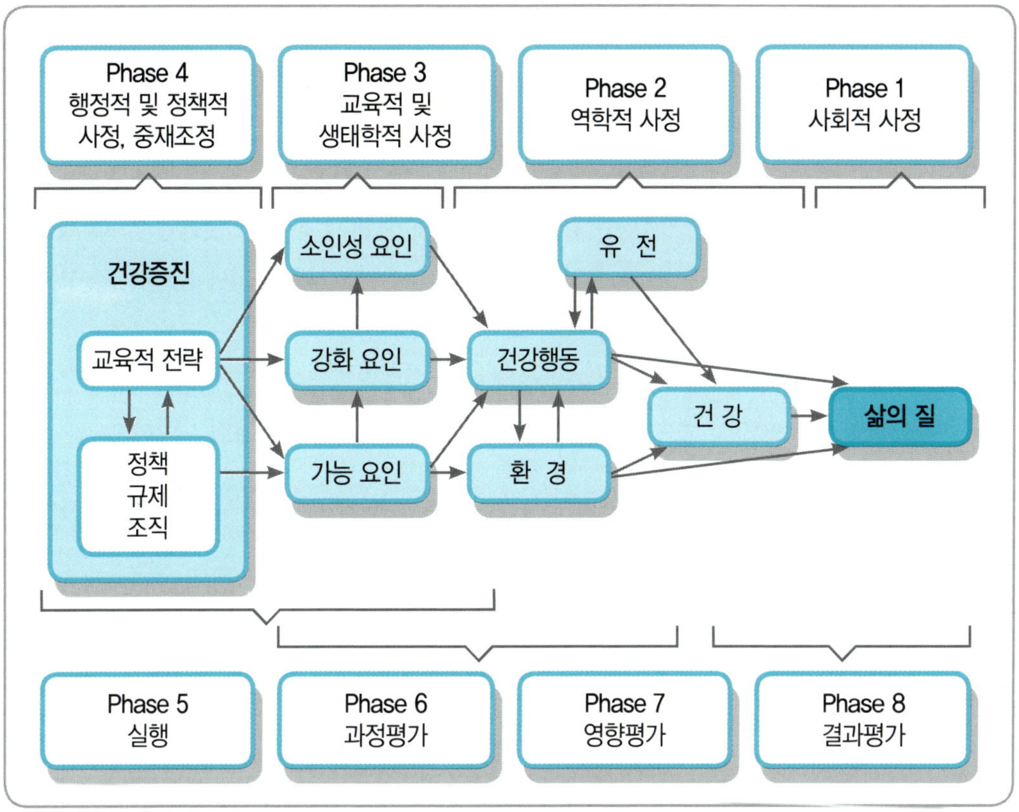

[그림 2-3] PRECEDE-PROCEED 모형

된 건강문제나 건강지표를 관찰하는 단계이다. 2단계에서는 사회적 사정에서 밝혀진 문제점과 관련된 건강문제를 파악하게 된다. 이는 파악된 보건지표가 1단계의 삶의 질과 아무런 관련이 없다면 건강문제 해결이 삶의 질 향상에 도움이 되지 않기 때문이다.

2005년 개정된 모형에서는 기존의 2단계 역학적 사정과 3단계 행동 및 환경적 사정이 하나로 통합되고, 유전 요인이 추가되어 유전-행동-환경이 건강에 영향을 주는 모형으로 변경되었다. 이에 따라 기존의 9단계 모형에서 8단계로 축소되었다. 역학적 사정에서 관찰하는 내용은 신체적합성, 이환, 사망, 장애, 기능적 수준, 발생, 유병 등이다. 역학적 사정에서는 건강지표의 관찰 뿐만 아니라 건강지표로 관찰된 주요 건강문제의 원인과 위험요인에 대한 진단도 이루어져야 한다. 유전요인은 최근에 그 중요성이 밝혀지고 있는 건강결정요인이다. 유전요인은 후천적으로 변경할 수는 없지만 유전과 관련된 질병을 갖는 고위험군을 대상으로 사전 예방 활동을 할 수 있다.

건강행동 및 환경적 사정(behavioral and environmental assessment)은 건강문제와 관련이 있는 행동적 요인과 환경적 요인을 관찰하는 과정이다. 이 단계에서 파악되는 요인들은 건강문제의 원인 또는 위험요인이기 때문에 아주 구체적인 관련성에 근거하여 파악해야 한다. 생활행동과 환경은 상호 영향을 미치며, 건강뿐 아니라 삶의 질에도 직접적인 관련성을 가질 수 있다. 생활행동 중에서 건강과 관련된 주요 행동은 대부분 연구를 통하여 이미 밝혀져 있다. 중요한 것은 그 지역사회에서 진단된 사회문제 및 건강문제와 관련된 행동을 설명하고 찾아내는 것이다.

환경요인에는 물리적, 경제적, 사회적 인자들의 접근성, 형평성, 가능성 등이 포함된다. 환경요인 사정에서는 개인의 행동변화로는 바꿀 수 없는 환경적 요인을 파악한다.

③ 3단계 : 교육적 및 생태학적 사정

교육적 및 생태학적 사정(educational and ecological assessment)은 앞 단계에서 건강 및 삶의 질에 영향을 미치는 것으로 파악된 요인들을 변화시킬 수 있는 교육적 방법을 구체적으로 개발하는 과정이다. 특히, 건강행동에 영향을 줄 수 있는 요인 중에서 변화시킬 수 있는 요인들을 파악하고 분류한다. 이 단계에서는 소인성 요인(predisposing factor), 강화 요인(reinforcing factor), 가능 요인(enabling factor)으로 나누어 관련 요인을 관찰한다.

㉠ 소인성 요인

소인성 요인은 성향 요인이라고도 한다. 소인성 요인은 건강행동을 결정하는 요인 중에서 개인이 가지고 있는 특성으로 지식, 태도, 믿음, 가치, 인식 등이다. 이는 행동을 초래하는 동기나 근거가 되는 행동 이전의 요인으로 대상자에 따라 다르게 나타난다. 소인성 요인 중에서 지식은 필요조건이지만 충분조건은 되지 못한다. 왜냐하면, 대부분의 사람들은 아는 대로 행동하지 않기 때문이다.

㉡ 강화 요인

강화 요인은 건강행동이 지속되거나 그만두게 하는 요인이다. 건강행동을 실천할 때에 주변 사람들의 태도나 행동을 통해 얻게 되는 이득과 실천하지 않을 때의 불이익과 관련된다. 가족, 친구, 동료 등이 제공할 수 있는 것으로 긍정적 또는 부정적 보상(rewards)을 말한다. 보상에는 인정, 칭찬, 존경 등과 같은 사회적 보상도 있고, 불편이나 통증 해소 또는 비용 절감 등의 물리적 보상도 있다. 또한, 비난 및 벌금과 같은 부정적 보상도 있다. 이러한 요인들은 바람직한 행동을 강화하는 효과가 있다.

㉢ 가능 요인

가능 요인은 촉진 요인이라고도 한다. 가능 요인은 개인이나 조직이 건강행동을 실천할 수 있도록 도와주는 것이다. 보건의료기관 이용이 가능한지, 자원 이용이 가능한지, 건강행동을 실천할 수 있는 기술이 있는지 등이 포함된다. 또한, 변화시키고자 하는 건강행동의 대안 행동을 제시하는 것도 포함된다. 예를 들어, 유치원에서 손 씻기 보건교육을 실시한 이후 세면대를 설치하였다면 세면대는 가능 요인에 해당된다.

[표 2-7] 대학생 절주프로그램 개발에 PRECEDE의 1–3단계 활용 사례

사회적 사정	역학적 사정			교육적 및 생태학적 사정		
삶의 질	건강수준	건강행동	건강환경	소인성 요인	강화 요인	가능 요인
학업성취도를 포함한 삶의 질 저하	음주관련 사고 및 건강문제 발생	• 과음 • 폭음	대학사회의 불건전한 음주문화	• 과음 및 폭음의 위험성에 대한 인식 부족 • 절주방법에 대한 지식 부족 • 절주에 대한 자기효능감 부족	• 가족 및 동료의 과음 • 지속적인 절주홍보 부재	• 절주기술 부족 • 음주압력에 대한 저항 기술 부족 • 절주교육 부재 • 음주문제 상담서비스 부재

출처 : 김명 외(2007)

④ 4단계 : 행정적 및 정책적 사정, 중재조정

㉠ 행정적 및 정책적 사정

행정적 및 정책적 사정(administrative and policy assessment)은 보건프로그램을 실행하고 발전시키는데 필요한 조직과 행정적 능력과 자원을 검토하고 평가하

는 과정이다. 행정적 사정에서는 정책, 자원 환경, 조직 상황을 판단하고 실행하며, 정책적 사정에서는 프로그램의 목적과 목표가 조직의 목적과 목표와 일치하는지를 확인한다.

이 단계에서 고려해야 하는 중요한 것은 보건프로그램을 지원할 수 있는 예산과 가능한 자원, 보건프로그램 실행의 장애요인, 현재의 관련 정책과 앞으로의 정책 개선점 등이다. 이 단계를 거치면서 최종적인 보건프로그램의 운영계획이 만들어진다.

㉡ 중재조정

2005년 개정판에서 제시된 PRECEDE-PROCEED 모형의 중재조정(intervention alignment)은 사회 · 생태학적 전제에 따라 우선순위 결정요인을 보건프로그램 구성요소에 연계시키는 것이다. 중재조정은 목적 달성을 위해 적절한 개입과 전략을 만드는 과정이다.

중재조정은 조합(matching), 배치(mapping), 공유(pooling), 조화(patching)라는 4개의 과정으로 이루어진다. 중재조정의 세부내용은 다음과 같다.

ⓐ 조합

조합(matching)은 PRECEDE의 단계적 사정을 통해 도출된 프로그램 목표들을

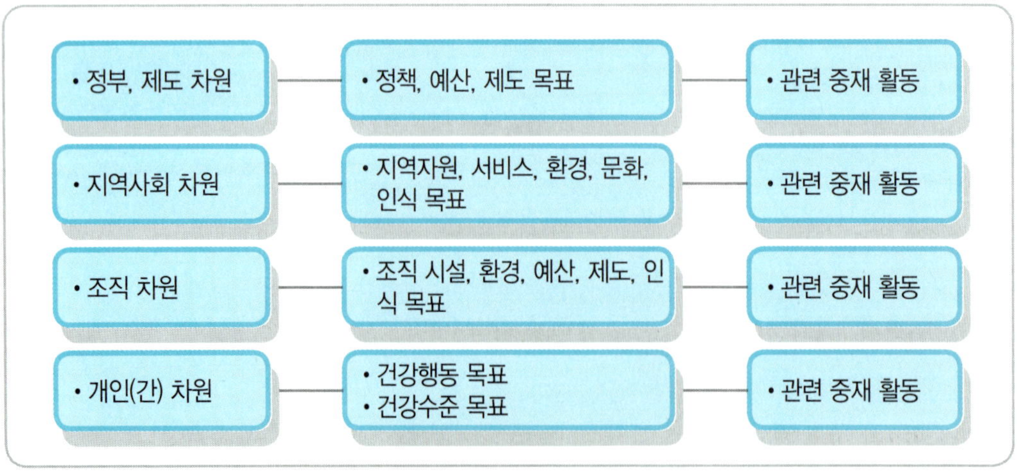
• 정부, 제도 차원
• 정책, 예산, 제도 목표
• 관련 중재 활동
• 지역사회 차원
• 지역자원, 서비스, 환경, 문화, 인식 목표
• 관련 중재 활동
• 조직 차원
• 조직 시설, 환경, 예산, 제도, 인식 목표
• 관련 중재 활동
• 개인(간) 차원
• 건강행동 목표
• 건강수준 목표
• 관련 중재 활동

[그림 2-4] PRECEDE 중재조정 중 조합

출처 : 유승현 외(2010)

사회 · 생태학적 수준에 따라 구분하고 각 차원별 목표에 중재활동을 조합하는 과정이다.

ⓑ 배치

배치(mapping)는 중재활동과 관련 목표 간의 이론적 연계를 명확히 하고, 프로그램의 논리를 구성하는 과정이다. PRECEDE 사정을 통해 파악된 건강문제 결정요인들과 그로 인한 후속 결과 간의 관계를 설명하는 인과이론 그리고 결정요인과 중재활동 간의 논리를 설명하는 활동이론을 적용하여 종합적인 프로그램 중재활동의 논리를 설정하는 것이다.

중재 프로그램은 건강문제 결정요인과 그로 인해 초래되는 결과 간의 관계논리(인과이론)와 중재활동을 통한 결정요인의 개선 또는 증진 논리(활동이론)에 따라 구성되어야 한다. 또한, 중재활동 및 전달기법과 구성요소 간의 전후관계 등이 종합된 프로그램 이론을 가져야 한다.

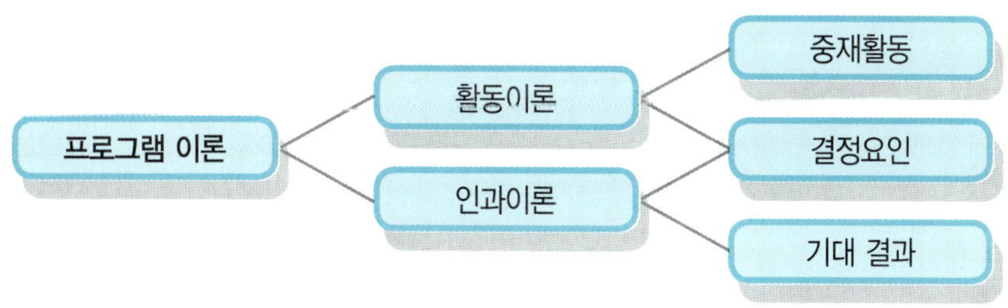

[그림 2-5] 배치의 이론 구성

출처 : 유승현 외(2010)

ⓒ 공유

공유(pooling)는 과거로부터 현재까지 활용되고 있는 프로그램을 파악하여 그것을 이해하고 효과와 효율을 추구하는 것이다. 중재는 새로 개발되어야 할 때도 있지만 이미 실행된 적이 있는 기존의 프로그램이나 현재 실행되고 있는 중재 프로그램으로부터 정보를 얻거나 경험과 자원을 공유할 수도 있다. 유사한 프로그램을 개발하여 실행할 때에 과거 경험을 통하여 정보를 파악하는 것은 시행착오를 줄이고 자원 활용을 효율적으로 하는데 큰 도움이 된다.

ⓓ 조화

조화(patching)는 기획된 중재 프로그램을 검토하고 정교하게 수정하는 과정이다. 구성된 프로그램에 현장의 의견과 전문가의 의견을 반영하여 프로그램의 부족한 부분을 보완하는 것이다.

[표 2-8] 중재조정 요소의 내용

중재조정 요소	내 용
조합	• 중재목표를 사회 · 생태적 자원별로 구분하기 • 사회 · 생태적 자원별 중재활동 조합하기
배치	• 중재활동 대상인 건강문제에 대한 인과논리 밝히기 • 중재활동에 대한 활동논리 밝히기 • 중재활동에 대한 논리이론 밝히기
공유	• 기존의 유사 프로그램 파악하기 • 기존 프로그램을 통한 경험 및 지식 활용하기 • 기존의 활용가능 자원 파악하기 • 자원, 경험을 활용한 효과와 효율 도모하기
조화	• 프로그램에 대한 현장의 의견 반영하기 • 프로그램에 대한 전문가의 의견 반영하기 • 의견 반영을 통해 현장 맞춤성과 전문성 함양하기 • 프로그램 검토를 통해 부족한 부분 줄이기

⑤ 5단계 : 실행

개발된 보건프로그램을 실행하는 단계이다. 1-4단계가 보건프로그램이 대상자나 대상집단의 요구나 환경에 적절한 것인지를 확인하는 과정이라면 5단계에서는 자원의 제약, 시간적 장애, 보건프로그램을 실행할 인력들의 자질 등을 확인한다. 보건프로그램을 성공적으로 실행하기 위해서는 중재방법 검토, 행정적 문제 파악, 자원의 배분상태 점검 등을 어떻게 처리할 것인가를 결정해야 한다.

그런데, 4단계와 5단계 시점에서 PRECEDE의 진단부분이 끝나고 PROCEED의 실행과 평가부분으로 넘어간다. 그러나 두 단계는 같이 진행되므로 5단계가 명확히 어느 지점인지를 구분하기는 쉽지 않다.

⑥ 6 · 7 · 8단계 : 평가

6-8단계는 평가로 앞의 진단단계에서 설정한 목표를 달성했는지를 지속적으로 확인한다. 보건프로그램에 대해서 3가지 유형의 평가를 실시하는데, 6단계는 과정평가, 7단계는 영향평가, 8단계는 결과평가이다.

과정평가(6단계)는 보건프로그램을 실행하는 과정에서 평가를 실시하여 문제를 발견하여 수정하는 것이고, 영향평가(7단계)는 보건프로그램 실행의 단기적 효과를 평가한다. 결과평가(8단계)는 보건프로그램 실행의 장기적인 결과인 건강과 삶의 질을 평가한다.

2) SMART

SMART(Social Marketing Assessment and Response Tool) 모형은 1988년 네이거와 세거리(Neiger & Thackeray)가 개발한 사회마케팅 이론이다. SMART 모형은 7단계로 구성되어 있으며, 다른 사회마케팅 모형처럼 소비자 중심적이다. 이 모형의 핵심은 2단계에서부터 4단계인데, 이 단계에서 추구하는 것은 프로그램 또는 중재가 개발되기 전에 소비자를 이해하는 것이다. SMART 모형에서는 프로그램의 기획과정을 7단계로 나누어 설명하는데, 각 단계의 내용을 구체적으로 살펴보면 다음과 같다.

(1) 1단계 : 예비기획

예비기획(preliminary planning) 단계는 프로그램을 계획하는 사람이 모든 건강문제를 객관적으로 사정하고 가장 적합한 결정을 내릴 수 있도록 도와주는 과정이다. 가장 일빈직으로 활용하는 자료는 다양한 사망률 및 이환율, 위험요인과 관련된 정보 등이다. 한편, 1단계에서 해야 할 또 다른 일은 평가를 위한 예비계획을 마련하는 것이다. 평가계획에는 평가에 필요한 인력, 기간, 예산 등을 미리 결정해서 포함시켜야 하고, 프로그램의 사전 및 사후 자료 수집방법과 측정도구를 결정하는 것도 중요하다. 마지막으로 프로그램에 소요되는 전체 예산안을 사회마케팅 프로젝트가 시작되기 전에 만들어야 한다.

(2) 2단계 : 소비자 분석

소비자 분석(consumer analysis) 단계에서는 표적대상 인구를 정확히 이해하기 위하여 세분화(segmentation) 방법을 활용한다. 세분화는 사회마케팅 개입이 고위험 소집단에 초점을 맞출 수 있도록 도와준다. 세분화는 표적대상 인구를 연령, 소득, 교육수준 등 인구학적 특성, 지리적 특성, 심리학적 요인, 태도 또는 행동 등을 기준으로 구분하는 것이다. 표적대상 인구를 세분화한 후에는 소비자 분석을 수행하는 형성조사(formative research)가 시작된다. 형성조사는 인구에 속해 있는 각 소집단들의 차이점을 분석하고, 각 소집단 하나하나를 분석하며, 소집단의 요구사항을 파악하고, 그들의 행동에 영향을 미치는 요인들을 분석하는 것이다. 사람들의 요구사항이나 의견을 듣는 방법은 여러 가지가 있는데 일반적으로 포커스그룹 인터뷰가 많이 사용된다. 그 외에도 심층 인터뷰, 주요 정보 제공자 인터뷰, 공청회, 여론조사, 기타조사 등의 방법을 사용할 수 있다. 이러한 방법을 통하여 확인된 건강문제에 대해 소비자들이 어떻게 생각하는지를 파악할 수 있게 된다.

(3) 3단계 : 시장 분석

시장 분석(market analysis) 단계에서는 표적대상 인구 내에서 주요 관심과 중요한 시장 변수 간의 적합성을 확인한다. 마케팅 믹스(marketing mix)는 상업 및 사회 마케팅에서 주로 사용되는 용어이다. 4P로 알려진 구성요소는 상품(product), 가격(price), 장소(place), 촉진(promotion)이다. 이 단계에서 프로그램 개발자는 경쟁할 기관과 협력할 기관을 구별하고 분석해야 한다.

(4) 4단계 : 채널 분석

채널 분석(channel analysis) 단계에서는 첫째, 적절한 통신 메시지, 전략, 채널 확인, 둘째, 프로그램 배포할 수 있는 방법 사정 및 채널이 사용되는 방법 결정, 셋째, 프로그램 파트너에 대한 커뮤니케이션 역할 확인 등이 진행된다. 채널은 마케팅 믹스에서 장소(place) 또는 상품에 접근하는 방법과 연관되어 있다. 채널은 상품 분배방식에 가장 적합해야 한다. 여러 채널을 사용할 경우에 메시지 전달과 효과를 높일 수 있다.

(5) 5단계 : 중재, 자료 및 사전조사 개발

중재, 자료 및 사전조사 개발(develop interventions, materials, and pretest) 단계에서는 지금까지 수집한 자료와 분석결과를 충분히 활용하여 프로그램을 설계한다. 이 단계에서는 첫째, 소비자, 시장, 채널 분석을 활용하여 프로그램 중재 및 자료 개발, 둘째, 변화와 사회적 선(societal good)을 표현하는 전략으로 마케팅 믹스 해석, 셋째, 사전조사와 프로그램 개선 등이 진행된다. 사전조사에는 예비조사(pilot test)와 포커스 그룹이 있다.

(6) 6단계 : 실행

실행(implementation) 단계에서는 외부 인력을 포함하여 프로그램을 담당하는 모든 사람들의 역할을 명확히 하게 된다. 이것은 절차를 논의하여 문서화하고 일정계획을 만들어서 그대로 진행하는 것이다. 또한, 프로그램은 참여자의 반응에 따라 지속적으로 개선된다.

(7) 7단계 : 평가

평가(evaluation) 단계에서는 앞의 1단계에서 설명한 예비평가 전략이 효과적으로 수행된다. 평가는 프로그램 질 향상과 프로그램 효과성 결정이라는 최소 두 개의 목표를 항상 갖는다. 프로그램 질 평가를 위해서 표적대상 인구가 실제로 어느 정도 프로그램 활동이나 중재를 받았는지 파악한다. 아울러 표적대상 인구가 즉각적인 영향을 받았는지를 사정하고, 프로그램이 계획된 내용과 일정을 잘 준수하였는지를 확인한다.

3) PATCH

PATCH(Planned Approach to Community Health) 모형은 1980년대 미국의 질병통제예방센터(CDC)가 보건기획과정을 표준화하고 지역보건기관에 기술적 지원을 하기 위하여 개발하였다. 지역사회의 건강증진 및 질병예방 프로그램을 기획할 때에 많이 사용되고 있다.

PATCH 모형에서는 지역사회 단위에서 보건프로그램 개발을 담당할 실무팀을 구성하고, 이들이 지역사회의 자료수집과 건강문제의 우선순위 설정, 중재계획, 효과평가 등을 할 수 있도록 돕는다. PATCH 모형은 지역사회 건강문제의 우선순위를 확인하는데 사용될 수 있고, 우선순위가 결정된 건강문제의 목표 설정에도 사용될 수 있다.

(1) PATCH의 과정

① 1단계 : 지역사회 자원의 동원

추진위원회(Steering Committee)를 조직하고 지역회의를 개최하며, 실무 작업팀을 구성한다. 구성되는 조직은 지역사회의 건강 우선순위를 파악하기 위한 작업부터 시작하며, 이 단계의 일부 내용은 PATCH 모형의 전체 과정에서 지속된다. 이 단계에서 충분한 지원을 받을 수 있도록 지역사회 전체를 대상으로 PATCH에 대한 홍보를 한다. 특히, 지역사회 지도자들의 지원은 필수적으로 필요하다. 이외에도 홍보 실무팀을 구성하여 PATCH 모형, 건강문제, 중재, 참여기회 등에 관한 정보를 지역사회에 제공한다.

② 2단계 : 자료수집 및 분석

2단계는 사망과 이환, 지역주민의 의식, 건강행동 등 3가지 종류의 자료를 수집하기 위한 실무팀을 구성하여 첫 지역회의를 하면서 시작된다. 이 자료는 실무 작업팀에 의해 분석되고, 2단계 기간 중에 열리는 회의에서 발표되는데 지역사회의 주요 보건문제가 무엇인지를 결정하기 위한 기초자료가 된다. 자료분석 결과에 따라 추가자료 수집의 필요성이 제기되기도 한다. 이 단계에서 수집된 건강행동 자료는 행동이 건강에 미치는 영향에 대한 토의가 이루어지는 3단계 기간 중의 회의에서 발표된다. 2단계 기간 중의 PATCH 참여자는 자료분석 결과를 지역사회와 함께 공유하는 방법을 습득하게 된다.

③ 3단계 : 건강 우선순위 결정과 대상집단 선정

3단계에서는 건강행동 자료나 기타 추가적인 자료가 검토되고 지역사회 집단에 제공된다. 지역사회 집단은 질병이나 조기사망을 할 위험에 있는 사람들의 행동에 영향을 미치는 사회경제적, 정치적, 환경적 요인을 분석하며 그 결과에 따라 건강 우선순위를 결정하고 대상집단을 선정한다. 위험행동과 대상집단에 초점을 맞추어 거기에 적합한 자원, 정책, 프로그램을 확인하고 사정하며 행동적 중재를 위한 목표를 세우고 건강증진 전략을 계획한다. 이 단계에서는 어떤 중재가 선택되고 실행되어야 하는지가 결정되는 것이다.

④ 4단계 : 중재의 선택과 실행

4단계에는 3단계에서 선택된 중재의 목표설정, 중재 및 평가계획 개발, 주요 활동에 대한 일정표 준비, 자원봉사자의 모집과 훈련, 중재의 홍보와 실행, 중재결과의 지역사회 통보 등이 포함된다. 이 단계에서도 대상집단을 계속해서 참여시켜야 한다.

⑤ 5단계 : 평가

평가는 PATCH 모형의 전체 과정에서 지속되며, 첫째, PATCH 모형의 각 단계에서 이루어지는 일련의 과정이 지역사회에 미치는 영향평가, 둘째, PATCH 중재활동으로 인한 지역사회의 변화 확인 등의 2가지 측면에서 이루어진다.

처음부터 평가실무진이 구성되어 PATCH 과정과 PATCH가 지역사회에 미치는 영향에 대한 모니터링과 평가를 돕는다. 그리고 중재의 성공을 판단할 수 있는 기준을 설정하며, 수집해야 할 자료를 확인하고, 정해진 기준에 따라 분석한다. 분석결과는 중재를 개선하고 참여자에게 환류시켜서 PATCH 모형의 진행과정 중에도 개선이 이루어질 수 있도록 한다.

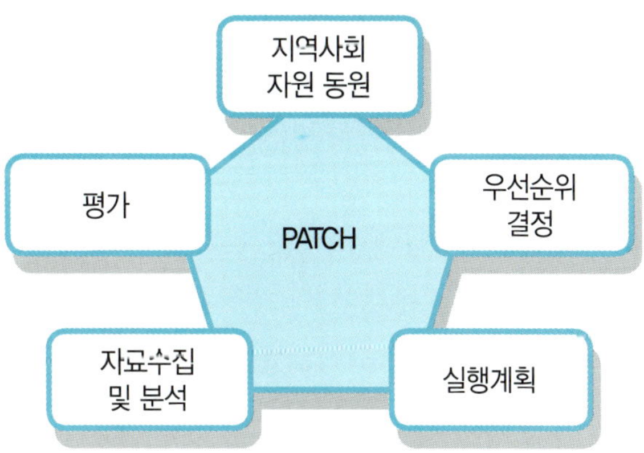

[그림 2-6] PATCH 모형의 진행과정

(2) PATCH 모형의 주요 요소

PATCH 모형을 성공적으로 실행하려면, 다음의 몇 가지 요소를 필수적으로 고려해야 한다.

① 지역사회 구성원의 참여

PATCH 모형의 특징은 광범위한 지역사회 구성원의 능동적인 참여로 이들은 사업계획, 우선순위 설정, 지역사회의 건강문제에 관한 의사결정에 참여하게 된다.

② 지역사회 자료에 근거한 보건프로그램 개발

지역사회 건강실태와 보건의료 수요를 파악하기 위해서는 여러 종류의 자료가 수집되어야 한다. 이 자료들은 분석되어 건강 우선순위 결정에 사용될 뿐만 아니라 보건프로그램의 개발과 평가에도 사용된다.

③ 종합적 접근 전략 개발

확인된 건강문제에 영향을 미치는 요소들을 분석하고 지역사회 정책, 서비스, 자원들을 검토한 후에는 전반적인 지역사회 접근 전략이 만들어진다. 학교, 보건의료시설, 사업장 등 여러 상황에서 실행될 수 있도록 대중교육, 대중매체를 이용한 캠페인, 정책 주창, 환경개선 등을 포함한 중재들을 개발한다. 이런 활동은 행동변화와 건강행동을 유지하는 방향으로 전개되며 중재의 목표를 국가 단위의 건강목표와 연결시킨다.

④ 환류와 개선을 위한 평가

보건프로그램 참여자들에게 평가결과를 즉시 환류하는 것은 필수적이며, 평가를 통해 보건프로그램이 개선되게 된다.

⑤ 건강증진을 위한 지역사회 능력 향상

PATCH 모형은 건강증진이 자신의 건강에 대한 더 많은 결정권을 갖고, 자신이 건강을 향상시킬 수 있는 방법을 찾을 수 있도록 하는 과정이라는 전제에 기초하고 있다.

⑥ 확인된 건강문제 해결을 위한 PATCH 사용

위에 기술한 단계들은 지역사회 건강문제를 확인하고 개선하기 위한 과정이지만, 우선순위가 높은 건강문제가 이미 선택된 경우에는 각 단계를 상황에 맞추어 수정할 수 있다. 예를 들어, 특정한 건강문제에 관심을 갖는 지역사회 구성원을 모집하고 관련된 건강문제에 관한 자료만 수집할 수 있다. 지역사회 의견조사에서도 선택된 건강문제에 관한 정보를 얻을 수 있는 설문만 진행한다. 일단 PATCH 모형의 진행과정 기전이 정착되면, 추가적인 건강문제는 약간의 수정만 하면 된다.

4) MATCH

MATCH(Multilevel Approach to Community Health) 모형은 보건프로그램의 실행을 강조한다. 이를 위해 중재 활동의 대상을 설정한다. 중재 활동의 대상은 건강행동 목적 달성을 위한 개입 당사자나 이들과 관련된 환경을 제공하는 사람들을 의미한다.

MATCH 모형은 중재 전략을 생태학적인 여러 수준으로 나누어 다양한 접근법을 채택한다. 개인의 행동과 환경에 영향을 주는 요인들을 개인에서부터 조직, 지역사회, 국가 등의 여러 수준으로 나누어 보건프로그램을 기획한다. 다단계 접근법은 여러 수준에서 이루어지는 중재 전략적인 특징을 반영한 것이다.

MATCH 모형은 질병이나 사고에 대한 위험요인과 예방방법이 알려져 있고, 우선순위가 정해져 있을 때에 실제 실행을 위한 보건프로그램을 개발할 때에 적합한 방법이다. 요구에 대한 충분한 자료가 있고 보건프로그램의 핵심과제 또는 대상집단의 주요 건강문제에 대한 접근방향이 정해진 상태에서 시작된다. MATCH 모형은 중재 활동의 대상을 파악한 후에 다음과 같은 5단계로 진행된다.

(1) 1단계 : 목적 설정

1단계에서는 유병률과 변화가능성을 고려하여 건강상태 목적을 설정한다. 그 후에 중재 개입의 대상을 선택하고, 행동 및 환경 요인과 관련된 목적을 설정한다. 행동요인과 관련된 목적 설정은 건강상태에 영향을 미치는 위험요인 중에서 행동요인을 파악하여 이에 대한 목적을 설정한다. 환경요인과 관련된 목적 설정에서는 건강행동을 실천하도록 하기 위한 접근성, 이용가능성, 장애요인을 파악한다.

(2) 2단계 : 중재 기획

중재 기획(intervention planning)은 중재 목표, 중재 대상, 중재 접근방법과 활동을 모두 알맞게 조합하는 것이다. 중재 기획은 중재 개입의 대상(targets of the intervention actions)을 확인하는 것에서 시작한다. 중재 활동의 대상을 확인한 이후에는 생태학적 여러 수준으로 나누어 중재 전략을 선정한다. 중재 목표의 수준에 맞게 중재 활동의 종류를 선택하게 되는 것이다.

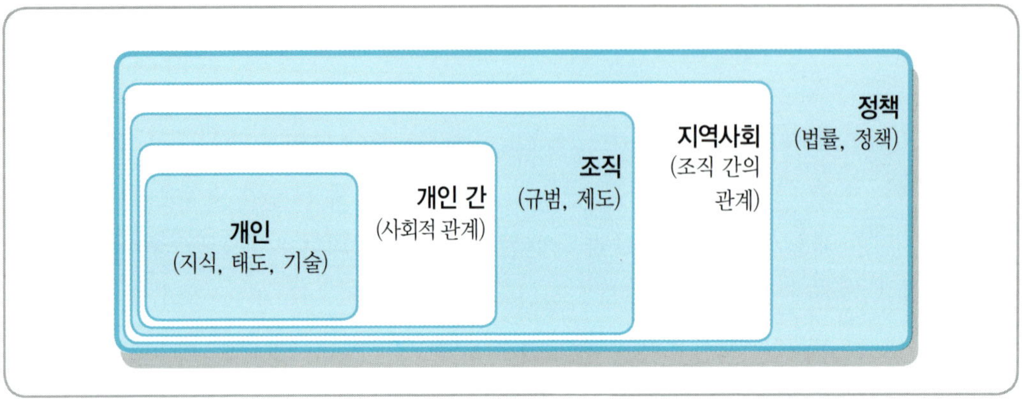

[그림 2-7] MATCH 모형의 중재 전략

(3) 3단계 : 프로그램 개발

보건프로그램 개발과 관련된 구체적인 절차는 다음과 같다. 첫째, 보건프로그램 단위 또는 구성요소를 결정한다. 둘째, 보건프로그램을 이루는 각 구성요소들을 대상의 하위 집단, 주제, 생활터, 교육 단위와 전달방법 등으로 나누어 기술한다. 셋째, 기존의 보건프로그램을 선택하거나 새로 개발한다. 넷째, 보건프로그램의 각 단위별로 계획안을 세운다. 다섯째, 보건프로그램에 필요한 여러 자료를 수집하고 필요한 자원을 준비한다.

(4) 4단계 : 실행 준비

효과적으로 보건프로그램을 실행하기 위해서 다음의 내용을 준비한다. 첫째, 변화를 위한 계획안을 작성하고 지원활동을 준비한다. 둘째, 변화를 위한 요구, 준비 정도, 환경적인 지지조건 등에 대한 사안을 개발한다. 셋째, 중재가 효과적이라는 증거를 수집한다. 넷째, 중재를 통한 변화를 지지하여 줄 수 있는 사회적인 지도자나 기관 단체를 파악하여 이를 알린다. 다섯째, 사회적인 의사결정권이 있는 사람들과 협조관계를 유지한다. 여섯째, 보건프로그램 실행자들을 모집하고 업무를 훈련시키며, 실행업무를 모니터링하고 지지할 수 있는 시스템을 개발한다.

(5) 5단계 : 평가

과정, 영향, 결과에 대한 평가를 실시한다. 과정평가는 중재 기획과 과정에 대한 유용성, 실제 수행에 대한 정도와 질, 보건프로그램 실행 후에 즉시 나타난 교육적 효과 등을 다룬다. 영향평가는 보건프로그램의 단기적인 결과로 지식, 태도, 기술을 포함한 중간 효과와 행동변화 또는 환경적인 변화를 포함한다. 결과평가는 장기적인 보건프로그램 효과를 측정한다.

[표 2-9] MATCH 모형의 단계별 내용

단계	세부 내용
1단계: 목적 설정 (goal selection)	① 건강상태 목적 설정 ② 우선순위가 높은 인구 선정 ③ 건강행동 목적 확인 ④ 환경요인 목적 확인
2단계: 중재 기획 (intervention planning)	① 중재 대상 확인 ② 중재 목표 선정 ③ 중재 목표의 매개체 확인 ④ 중재 접근방법 설정
3단계: 프로그램 개발 (program development)	① 프로그램 단위 또는 구성요소 만들기 ② 교육과정과 중재 가이드 선정 또는 개발 ③ 활동계획 개발 ④ 교육자료, 제품, 자원을 작성 또는 취득
4단계: 실행 준비 (implementation preparations)	① 채택, 실행, 유지를 촉진 ② 프로그램 담당자 선정과 훈련
5단계: 평가 (evaluation)	① 과정평가 실행 ② 영향 측정 ③ 결과 측정

5) MAPP

MAPP(Mobilizing for Action through Planning and Partnership) 모형은 미국의 시군 보건공무원 연합(National Association of County and City Health Officials, NACCHO)과 질병통제예방센터(CDC)가 개발한 지역사회 기획모형이다.

MAPP 모형은 지역보건체계가 체계적 사고(systems thinking)를 통해 지역사회의 보건현황을 파악하고, 보건문제에 대응하는 역량을 개발하는데 관심을 둔다. MAPP 모형은 특정 기관 단독으로 보건기획을 수행하는 것이 아니라 지역사회 보건프로그램에 참여하는 모든 기관들이 함께 연계하여 기획을 진행하게 된다. 이런 이유로 MAPP 모형은 지역사회 보건문제 해결을 위한 전략적 기획으로 간주된다. MAPP 모형을 통한 보건기획은 지역보건체계의 리더십 개발과 지역사회 구성원의 참여를 강조하고, 프로그램 실행을 위한 기획뿐만 아니라 지역보건체계와 지역사회의 필수보건서비스를 고려한다.

(1) 기획과정

MAPP 모형은 6단계 과정이 MAPP의 4개 영역 사정 내용에 기반을 두고 진행되며, 4개 영역 사정 내용은 서로 연계되어 있고 수행 부분도 순환연결로 표시되어 있다. MAPP 모형의 구체적 기획과정은 다음과 같다.

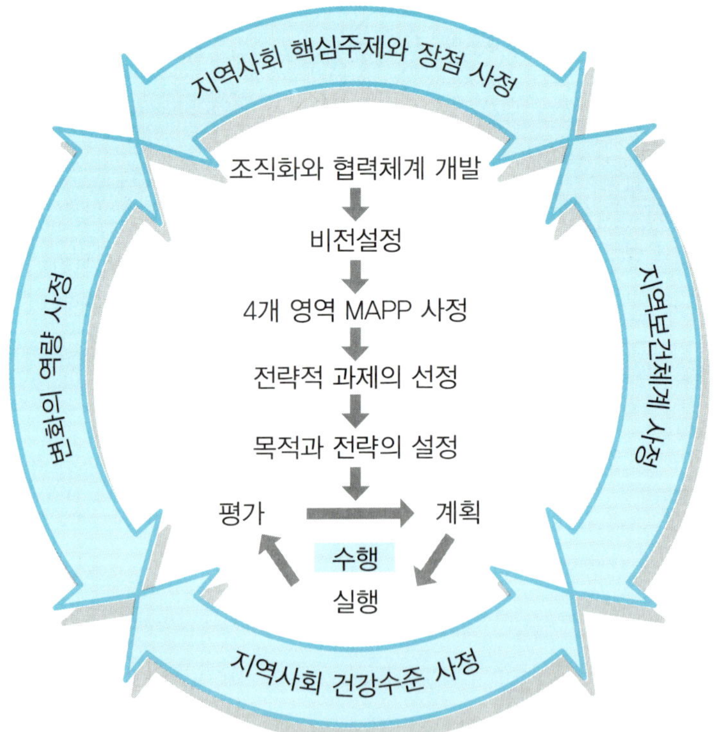

[그림 2-8] MAPP 모형(NACCHO, 2004)

① 1단계 : 기획의 성공을 위한 조직화와 협력체계 개발

지역사회 요구진단에서 시작하는 다른 모형들과 달리 MAPP은 지역사회가 지금까지 경험한 것을 이해하고 MAPP의 필요성을 공감하면서 기획과정에 참여할 조직 및 단체들을 파악하고 동참하는 지역사회 주도형 기획과정의 구성에서 출발한다.

② 2단계 : 비전 설정

MAPP은 지역사회가 공유할 수 있는 비전(vision)을 수립한다. 지역사회가 공유하는 비전과 가치를 문장으로 구성한다. 비전에는 건강한 지역사회의 의미와 특성, 5~10년 후의 변화될 모습이 포함되어야 한다.

③ 3단계 : 4개 영역의 지역사회 현황 분석

MAPP 모형에서 지역사회 현황 분석은 단순히 요구조사에 국한되는 것이 아니라 지역사회 건강수준 사성(community health status assessment), 지역사회 핵심주제와 장점 사정(community themes & strengths assessment), 지역보건체계 사정(local public health system assessment), 변화의 역량 사정(forces of assessment) 등의 4가지 영역에 대해서 포괄적이고 심층적으로 이루어진다.

4개 영역의 지역사회 현황 분석은 정해진 순서가 있는 것은 아니고, 지역사회에 대해서 종합적으로 판단하기 위하여 4개 영역을 모두 파악해야 한다는 것이 MAPP진단의 특징이다. MAPP 모형에서 제시하는 지역사회 진단 프로토콜을 구체적으로 살펴보면 다음과 같다.

㉠ 시역의 건강수준 사정

지역사회의 건강과 삶의 질과 관련된 주요 쟁점을 확인한다. 인구학적 특성, 사회경제적 특성, 보건자원 유용성, 삶의 질, 건강위험 요인, 환경지표, 정신건강, 모성건강, 사망, 질병, 부상, 감염성 질환 등을 통해서 확인한다.

㉡ 지역사회 핵심주제와 장점 사정

지역사회 주민이 느끼는 핵심 이슈를 이해하는 것은 매우 중요하다. 지역사회에서 가장 중요한 것은 무엇입니까?, 지역사회 주민이 느끼는 삶의 질은 어느 정도

입니까?, 우리는 지역사회의 건강을 증진시킬 수 있는 어떤 자산을 가지고 있습니까? 등과 같은 질문을 통해서 확인한다.

㉢ 지역보건체계 사정

지역사회 주민의 건강에 기여하는 모든 보건조직과 활동에 대해서 포괄적으로 확인한다. 우리 지역 공중보건체계의 활동, 장점, 역량은 무엇입니까?, 우리 지역에 제공되고 있는 필수적인 서비스는 어떤 수준입니까? 등과 같은 질문을 통해서 확인한다.

㉣ 변화의 역량 사정

지역사회의 건강문제와 보건체계에 영향을 미칠 수 있는 법적, 기술적, 기타 문제들을 확인한다. 우리 지역의 건강이나 보건체계에 영향을 미칠 수 있는 일로 어떤 것이 발생할 수 있겠습니까?, 이러한 발생에 의해서 어떤 종류의 구체적인 위협이나 기회가 있을 수 있겠습니까? 등과 같은 질문을 통해서 확인한다.

④ 4단계 : 전략적 과제의 선정

전략적 과제는 지역사회가 비전 달성을 위해서 추진해야 할 기본 정책이나 주요 사업으로 4개 영역 MAPP 사정을 고려할 때에 가장 우선순위가 높은 것이다. 전략적 과제를 선정하기 위해서는 4단계 이전까지의 MAPP 과정을 검토한 후에 브레인스토밍으로 전략적 과제 후보를 뽑고, 선정 기준을 근거로 각 후보 과제별로 검토과정을 거쳐서 결정한다.

⑤ 5단계 : 목적과 전략의 설정

전략적 과제를 해결하기 위한 방향이 목적이고 그 목적을 달성하기 위한 구체적인 방법이 전략이다. 목적을 설정하기 위해서는 앞 단계에서 선정한 전략적 과제와 지역사회의 비전을 검토하여야 한다. 목적을 설정한 후에는 각 목적별로 지역사회가 합의한 전략을 개발한다.

⑥ 6단계 : 순환적 수행(계획–실행–평가)

순환적 수행은 계획–실행–평가로 구성된다. 계획은 앞 단계에서 개발한 각 전략에 세부목표를 설정하고 수행 담당자와 조직을 정하여 구체적인 실행계획을 작성하는 것이다. 실행과정에서는 수립한 계획을 조율하고, 수행하며, 모니터링하게 된다. 평가는 평가팀 구성 및 평가 틀을 개발하는 것에서 시작하여 평가자료를 수집하고 평가결과를 지역사회 보건프로그램에 참여하는 모든 기관에 공유하는 것으로 마무리 된다.

[표 2-10] MAPP 모형의 6단계

단계	세부 내용
1단계	• 기획의 성공을 위한 조직화와 협력체계 개발
2단계	• 비전 설정
3단계	• 4개 영역의 지역사회 현황 분석 ① 지역의 건강수준 사정 ② 지역사회 핵심주제와 장점 사정 ③ 지역보건체계 사정 ④ 변화의 역량 사정
4단계	• 전략적 과제의 신징
5단계	• 목적과 전략의 설정
6단계	• 순환적 수행(계획－실행－평가)

(2) 전략적 기획

전략적 기획은 미래의 변화를 예측하여 전략을 수립하게 하며, 조직의 강 · 약점을 전략수립에 반영하여 조직이 경쟁과 급변하는 환경에 효과적으로 대응할 수 있도록 한다. 지역보건체계는 변화가 심한 환경에 노출되어 있다. 보건프로그램의 대상이 되는 주민의 인구구조와 질병구조가 빠르게 변화하고 있으며, 주민의 보건프로그램에 대한 선호도 변화하고 있다. 또한 급속한 보건의료기술의 발전으로 인해 보건프로그램에서 활용 가능한 기술도 변화하고 있다. 따라서 보건프로그램을 성공시키기 위해서는 지역보건체계와 관련된 여러 환경의 변화를 충분히 고려하고 적절하게 대응하여야 한다. 이런 이유로 보건프로그램을 기획할 때에 전략적 기획요소를 반영하게 된다.

(3) MAPP의 특징

MAPP의 전체 과정은 해당 지역사회의 특성을 반영한 지역보건체계의 구성과 운영의 활성화가 핵심이라고 할 수 있다. 지역보건체계는 지역사회 내에서 공중보건서비스 전달에 기여할 수 있는 모든 개체들의 유기적인 결합이다. 지역보건체계에는 지역사회보건을 위한 공동의 목적을 설정하고 목적 달성을 위해 활동할 수 있는 지역사회 내 다양한 조직이 포함될 수 있다. 여기에는 공공, 민간, 자발적 조직, 개인, 비공식 단체 등이 모두 포함될 수 있다.

지역보건체계 진단은 외부 전문가나 기획 모형에 따라 지역사회 보건문제를 진단하고 해결 방안을 모색하는 것이 아니라 지역사회가 가지고 있는 경험, 역량, 변화의 힘과 같은 내재된 특성을 이용하여 지역사회 자체적인 문제해결을 목표로 한다는 점에서 중요하다. MAPP은 첫단계에서 MAPP의 필요성과 공감대에 대한 지역사회의 인식 파악을 강조하는 것으로 시작하여 6단계 전반에 걸쳐 지역사회 구성원의 참여와 개입을 강조한다.

(4) 국내 적용 사례

우리나라에서 MAPP 모형을 적용한 대표적 사례는 4년마다 시군구에서 작성하는 지역보건의료계획이다. 특히 제5기(2011-2014년) 지역보건의료계획 안내서에는 지역사회협의체와 실무팀으로 기획팀 구성, 비전 및 목표 설정, 4개 영역에 대한 MAPP 진단으로 지역사회 현황 분석, 중점과제 도출 등이 제시되었다. 제5기 지역보건의료계획은 기획 초반부터 중점과제 도출까지의 과정에서 MAPP의 단계에 따라 지역사회 구성원의 참여와 협조를 강조하였다. 제6기(2015-2018년) 지역보건의료계획 안내서에는 MAPP 모형이 구체적으로 제시되지는 않았지만, 전체적인 흐름은 MAPP 모형을 근간으로 하고 부분적으로 PATCH 모형과 MATCH 모형을 적용하고 있다. MAPP 모형이 시군구 지역보건의료계획 작성에 많이 활용되는 이유는 지역보건체계의 개발, 지역사회 보건사업에 참여하는 조직 및 기관들 간의 상호협력에 대한 인식, 이를 위한 노력과 투자, 제도와 인식의 전환이 보건문제 해결에 중요하다는 것을 강조하기 때문이다.

2 학습내용 확인과제

1. 기획과정을 문제 중심과 목적 중심으로 나누어 비교 설명하시오.

2. 보건프로그램 기획의 일정 관리방법에 대해서 설명하시오.

3. PRECEDE-PROCEED 모형에서 소인성 요인, 강화 요인, 가능 요인에 대한 분석이 이루어지는 단계는?

4. 보건프로그램을 개발할 때에는 과거에 실행된 사례를 파악하여 그 경험과 정보를 활용하는 PRECEDE-PROCEED 모형의 중재조정 요소는?

5. 보건프로그램 또는 중재가 개발되기 전에 소비자를 이해하는 것이 우선적으로 고려되는 기획 모형은?

6. 광범위한 지역사회 구성원들을 능동적으로 참여시켜서 지역사회의 건강문제를 해결하려고 할 때에 적합한 기획 모형은?

7. 질병이나 사고에 대한 위험요인과 예방방법이 알려져 있고, 우선순위가 정해져 있을 때 보건프로그램 개발에 적합한 기획 모형은?

8. 지역사회 보건사업에 참여하는 모든 기관들의 연계를 강조한 기획 모형은?

Health Program

제 3 장

문제분석

1. 문제분석의 이해
2. 문제분석에서 고려할 사항
3. 문제분석 방법
4. SWOT 분석
5. 문제의 우선순위 결정

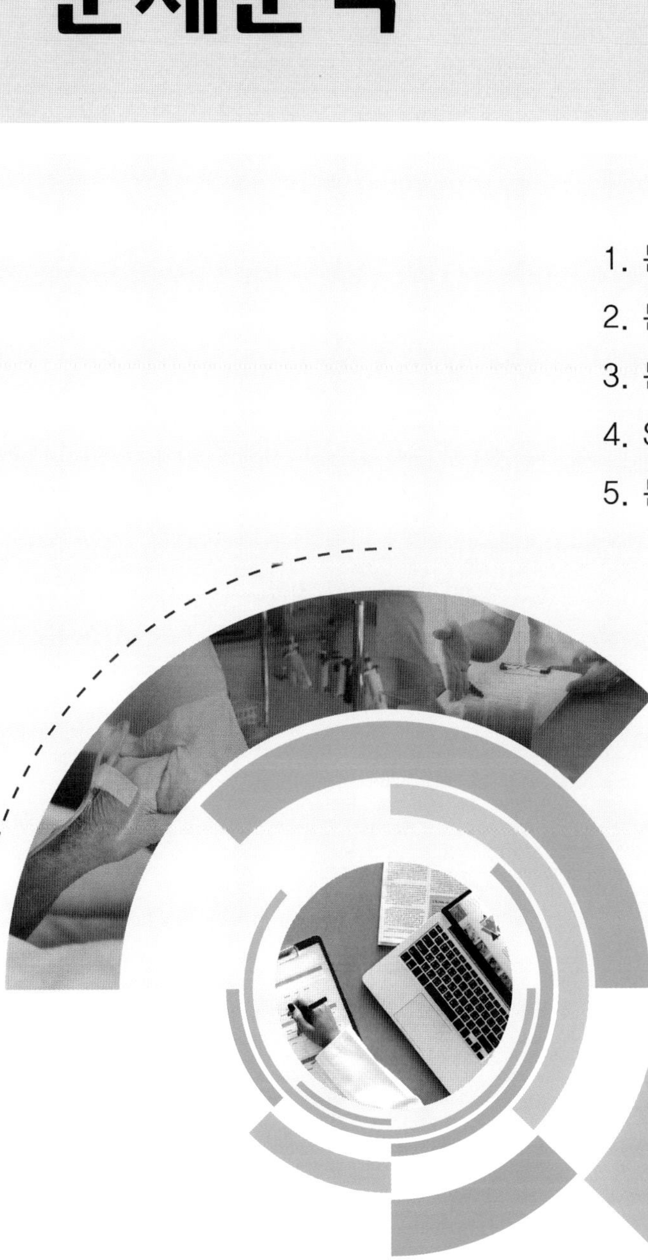

제 3 장

문제분석

목 차

것이다. 그런데 소주 10잔을 마시는 입장에서는 3잔과 4잔은 큰 차이가 없다고 생각할 수도 있다. 이와 같이 상황에 대한 해석이 다양할 수 있기 때문에 보건프로그램 기획에서는 가능한 모든 관점을 고려해야 한다. 그렇지 않으면, 불완전한 분석이 나올 가능성과 실행 단계에서 기준에 대한 논란이 발생할 수 있다.

2 | 문제분석에서 고려할 사항

담당자가 어느 지역사회에서 바람직하지 못한 건강문제를 파악했다고 했을 경우에 그 다음 단계에 수행해야 될 것은 그 문제가 해당 지역사회에 어느 정도, 어떤 형태로 분포되어 있는가를 측정하는 것이다. 담당자가 문제를 발견하고 분석할 때에 고려해야 될 사항들을 살펴보면 다음과 같다.

1) 문제의 정의

문제가 지역사회에 만연해 있는 것을 확인해야 한다. 이 단계에서는 해당 문제의 정의부터 확실히 할 필요가 있다. 문제로 인식된 상태라고 하더라도 그 구체적 내용을 파악하기 위해서는 개념에 대한 어떤 일정한 한계가 있어야 한다. 보건프로그램 개발을 효과적으로 실행하기 위해서는 참여하는 많은 사람들이 동일한 관점으로 문제를 명확하게 이해하는 것이 필요하다.

2) 문제의 원인

문제의 원인을 확인하고 개입하는 경우는 긍정적인 결과를 초래할 수 있지만 그렇지 않고 개입할 경우는 긍정적인 결과를 기대하기 어렵다. 일반적으로 원인분석은 주제에 대한 이론적 측면의 고찰과 연구문헌의 고찰, 문제의 내력과 발달에 대한 이해에서 나온다.

문제의 원인을 밝히고자 할 때에는 이론적 분석틀로 여러 보건프로그램 기획모형을 활용하는 것이 바람직하다. 문제와 원인에 대한 인과관계에 대한 이해를 바탕으로 보건프로그램이 개발되고 중재가 이루어지기 때문에 문제의 원인을 확인하는 것은 매우 중요하다.

3) 문제의 대상

문제의 범위를 잘 정하는 것은 그 문제의 위험에 노출된 사람들을 잘 규정하는 것과 같다. 문제의 대상집단을 정할 때는 그 문제로 피해를 많이 받은 위험집단을 파악해 내는 것이 필요하다. 이때 문제집단의 성별, 소득, 지역 등의 인구학적 정보를 담은 자료가 있을 경우에는 그 자료를 가지고 위험집단을 찾아내면 된다. 그러나 자료가 없을 경우에는 그 대상집단의 성격과 규모를 다른 자료를 이용해서 추정해야 한다.

4) 당사자의 문제인식

문제 당사자와는 상관없이 외부 전문가나 일반인에 의해서 문제가 규정되는 경우가 흔히 있다. 담당자가 파악한 문제를 당사자들도 문제로 보고 있는가를 확인해야 한다. 그러나 문제 당사자들은 문제라는 사실을 모르거나 문제라는 것 자체를 거부할 수 있다. 예를 들어, 대부분의 알코올 중독자는 자신에게 문제가 있다는 사실을 인정하려 하지 않는다. 당사자가 무엇이 문제인가를 정확히 인식할 때에 문제해결이 훨씬 수월하기 때문에 당사자가 문제를 어떻게 생각하고 있는지는 반드시 확인해야 한다.

5) 문제의 이득집단

문제가 해결된다면 손해를 볼 대상은 누구인가를 확인하는 것은 문제를 분석할 때 고려해야 할 중요한 내용 중 하나이다. 왜냐하면, 문제에는 그 피해자가 있는 반면에 다른 한편으로는 그 문제 때문에 이득을 얻는 또 다른 사람들이 있는 경우가 많기 때문이다. 이들 이득을 얻고 있는 사람들은 새로운 변화를 거부할 수 있어 문제해결을 위한 보건프로그램 개발 및 실행에 장애요소가 될 수 있다. 따라서 문제가 해결될 경우에 손해를 볼 대상을 확인하는 것은 원활한 보건프로그램 개발 및 실행을 위해서 필요한 과정이다.

6) 기존 보건프로그램

현재 실행되고 있는 보건프로그램을 확인하는 것은 문제를 해결하기 위한 대안을 찾는 과정에서 필수적으로 고려해야 된다. 먼저 현재 보건프로그램의 존재를 확인하고 다른 대안들과의 상대적인 위치에서 그 효과성을 평가해야 한다. 특히, 같은 표적집단 또는 같은 문제를 대상으로 이미 실시 중인 유사 보건프로그램의 존재를 파악하는 것은 중복을 방지하는데 필요하다.

3 | 문제분석 방법

문제분석 과정은 문제와 요구에 대한 명확한 정의가 이루어진 후에 구체적으로 누가, 그 문제 또는 요구를 얼마나 가지고 있는지를 계산하는 과정이다. 이 분석 과정에서 가장 중요한 것은 문제에 대한 정확한 개념 정의라고 할 수 있다. 문제의 구성요소들을 조작적으로 정의하는 작업이다.

그 다음으로 문제의 각 구성요소들이 대상집단의 각 하위 집단별로 어떻게 분포되어 있는가를 추적하는 것이다. 누가 어떤 문제를 얼마나 가지고 있는지를 측정하는 방법론이 흔히 요구조사로 일컬어지는 각종 조사기법들이다. 여기에서는 주로 문제가 이미 인지된 상태에서 이 문제의 확산, 분포를 집중적으로 분석하는 방법을 살펴보도록 한다.

1) 문제의 정의

문제를 분석하고자 할 때는 먼저 다루게 될 문제에 대한 개념을 정의해야 한다. 흡연예방 프로그램을 개발하고자 할 때는 흡연에 대한 조작적 정의를 내려야 한다. 또한, 문제를 측정하기 위해서는 그 개념을 계량적인 용어로 설명할 수 있어야 한다. 예를 들어, 어떤 상태를 정신건강의 문제라고 정의하고 어떤 개인을 대상으로 정신건강 상태를 측정할 것인가? 드러난 정신건강 문제만을 대상으로 할 것인가, 아니면 드러나지 않은 숨겨진 정신건강 문제까지 고려할 것인가? 이처럼 보건프로그램을 개발하고자 할 때는 그 문제의 개념과 분석 도구 단위 등을 조작적으로 정의할 수 있어야 한다.

2) 문제의 분포 확인

문제에 대한 개념 정의 이후에 해야 할 일은 그 문제 또는 요구가 어느 정도로 폭 넓게 퍼져 있는지를 파악하는 것이다. 이때 문제를 가진 집단 전체를 한 덩어리로 보고 피해인구의 규모를 조사할 수도 있지만, 전체 인구 중에서 어떤 성격의 사람들이 가장 피해를 입었는지 대상집단을 찾아내는 것이 좋다. 이 경우에 그 문제를 가장 많이 가지고 있는 집단을 위험집단 또는 보건프로그램의 표적집단이라고 부른다. 또한, 문제를 더 세분화해서 어떤 하위집단이 어떤 종류의 하위 문제를 가졌는지를 찾아낼 수도 있다. 이때 조사대상 집단을 성별, 소득, 지역 등의 인구학적 정보들을 이용하여 상호 중복되지 않는 몇 개의 하위집단으로 나누고, 문제의 세분화도 통계수집이 가능한 몇 개의 하위 항목들로 나누는 것이 좋다.

3) 표적집단 사전 계산

여러 가지 조사방법과 문제집단 구분을 통해 보건프로그램의 대상집단이 바로 파악될 수도 있으나 때로는 자료 없이 문제의 위험집단을 추정해야 할 때가 있다. 예를 들어, 보건소가 청소년 흡연예방 프로그램의 대상집단을 파악하고자 할 때에는 성별, 연령별, 지역별 등으로 문제집단을 나누고 흡연율을 점검해 어느 지역, 어느 연령층, 어떤 특징의 집단이 흡연에 가장 노출되는가를 찾아낸다.

그러나 많은 경우 이러한 분석을 위한 자료가 존재하지 않고 또 그럴만한 시간적인 여유가 없을 때가 많다. 이런 경우, 단순히 인구학적 정보만을 바탕으로 해당 문제의 발생 정도는 다른 조사자료 등을 이용해 문제집단의 규모를 추정하는 방법을 사용한다. 이를 표적집단 추정방법이라고 한다. 이 방법은 사후 결론보다는 이성에 의한 논리성에 바탕을 두어 사전에 표적집단의 개념을 정하고 그 분포와 규모를 대략적으로 추정하는 방법이다. 일반적으로 일반집단, 위험집단, 표적집단, 클리이언트 집단 등으로 구분해 범위를 좁혀가는 접근방법이 많이 사용된다.

4) 문제규모 계산

문제의 규모를 계산하는 추정방법에는 기존의 자료를 분석하여 표적집단을 찾아내는 방법과 반대로 처음부터 표적집단의 성격을 염두에 두고 자료를 찾아가는 방법이 있다. 이 방법들은 분석하는 문제의 규모가 어느 시점의 무엇을 의미하고 있는가 하는 것을 확실히 해야 한다. 범죄발생의 규모를 말할 때, 이 규모는 범죄발생 건수를 말할 수도 있고, 범죄를 일으키는 혹은 희생되는 사람 수를 지칭할 수도 있다. 여기서 시점이란 변수를 넣으면 발생건수는 어떤 일정한 기간 동안 새롭게 발생한 범죄건수 혹은 범죄자수를 지칭한다. 이에 대해 어느 한 시점의 범죄 총수라는 개념을 사용할 때도 있다. 이처럼 문제의 규모를 계산할 때는 시점이란 변수를 넣어 분석의 정확성을 기하는 것이 좋다. 이 문제의 크기를 계산하는 방법으로 경영학의 흐름과 재고라는 두 분석 개념을 원용하여 흐름을 발생, 재고를 확산이라 하며, 감염병 또는 보건학적 용어를 사용하는 방법론이 있다. 감염병이 얼마나 발생하고, 확산되어 있는가를 분석하는 것 같이 문제의 발생과 확산 정도를 이 개념으로 파악하는 것이다. 발생과 확산 개념이 어떻게 사용되는지 구체적 사례를 통하여 살펴보면 아래와 같다.

문제의 발생은 어떤 한 기간 중에 발생하는 새로운 사례나 상황 또는 문제의 건수를 의미할 때에 사용하는 개념이다. 예를 들어, 2026년 초반 3개월 동안 담배를 새로 피우기 시작한 사람의 수와 같은 개념이다. 2026년 1/4분기 중에 새로 담배를 피우기 시작한 여자 청소년의 발생건수는 1,000명 당 85명이다. 이처럼 발생의 개념은 감염병 환자가 새로 발생하듯이 특정 기간 중 어떤 문제 또는 요구에 새로 감염되는 사람 수 혹은 건수를 말할 때에 사용된다.

이와 달리, 확산은 한 특정 시점에서 현재 존재하고 있는 사례 또는 문제의 건수를 의미할 때에 사용한다. 예를 들어, 2026년 9월 현재, 전국에서 담배를 상습적으로 피우는 10대 여자 청소년의 확산건수는 1,000명 당 20명이다로 표현한다. 여기서 발생이나 확산이나 그 규모를 표현하면서 '몇 명당 몇 명'(또는 몇 건)으로 표현한 것에 유의할 필요가 있다. 이는 감염병학적 표현으로 단순히 "몇 명이다"라고 표현할 때 보다 전체 일반집단에서 문제에 감염되어 가는 인구비율을 알 수 있게 해 건강문제의 심각성을 훨씬 직접적으로 전달할 수 있다.

이 두 개념은 어떤 문제를 해결하려는 것이냐에 따라 그 용도의 중요성이 결정된다.

만약 부적절하게 정신보건시설에 입소하려는 노인들을 막기 위한 보건프로그램을 개발하는 것이라면 확산보다는 발생건수를 사용하여 신규 시설 입소자 규모를 계산하는 것이 바람직하다. 그러나 기존 시설에 입소한 노인들을 가정으로 돌려보내는 지역사회 정신보건서비스를 실시하려고 한다면, 이때는 발생보다 확산의 개념을 사용하여 현재 정신보건시설에 입소 중인 노인의 수를 계산하는 것이 바람직하다.

5) 문제의 경향 분석

문제의 경향 분석은 문제발생 성격이 시간에 따라 어떤 모습을 보이고 있는지를 시계열적으로 측정하는 것이다. 예를 들어, 흡연율을 본다면 최근 5년 사이 각 흡연요소들이 어떤 빈도를 보이고 있는지를 조사하는 것이다. 이때 조사 목적에 따라 그 통계의 모습은 얼마든지 달리할 수 있다. 전체 인구를 한 덩어리로 연도별 흡연 실태를 조사할 수도 있고, 하위 집단별 또는 하위 문제요소별로 그 혼합 형태를 달리할 수도 있다. 중요한 것은 통계의 모습이 논리적으로 문제의 전반적인 실태 및 경향을 잘 반영할 수 있도록 구성되어야 한다. 왜냐하면, 문제의 경향 분석은 문제의 심각 정도를 객관적으로 측정하는 데 아주 중요한 개념이기 때문이다.

6) 기존 서비스 분석

문제의 확인 과정에서 그 문제해결을 위해 현재 어떤 노력이 얼마 만큼 그리고 얼마나 효과적으로 이루어지고 있는지를 파악하는 것은 다음 단계의 목적 및 목표를 세우는 데 중요하다. 기존의 노력은 해당 기관의 기존 서비스나 관내의 타 기관이 제공하는 유사 서비스 등 모든 노력을 포함한다. 이렇게 기존의 대처방법에 대한 정확한 평가를 할 수 있어야 새로운 보건프로그램의 방향이 보다 명확해질 수 있다.

문제집단 중에서 기존 서비스가 얼마 만큼 포함하고 있는지를 분석하는 것은 보통 치료 및 예방 집단의 수를 분석도구로 한다. 전체 문제집단 중에서 현재 상태가 심각해 치료를 받고 있는 인구수가 얼마인가 그리고, 문제의 위험이 있어 예방서비스를 받고 있는 인구의 수가 얼마인가를 파악하게 된다. 이때에 치료 및 예방서비스는 해당 문제와 직접 관련된 전문기관일 수도 있고 간접적으로 관련된 다른 유관기관일 수도 있다. 해당 문제를 가지고 있는 사람들 중에서 이 서비스에 포함되어 있는 인구의 수를 뺀 나머지가 새로운 요구를 가진 신규 보건프로그램의 대상 인구가 되는 것이다.

4 | SWOT 분석

1) SWOT 분석의 이해

(1) SWOT의 개념

SWOT는 조직의 환경분석에 필요한 강점(strength), 약점(weakness), 기회(opportunity), 위협(threat)이라고 하는 4가지 요인들의 영문 머리글자를 따서 붙인 이름이다. 1970년대에 개발된 SWOT 분석은 전략적 목표를 수립하는데 많이 활용되는 기법이다.

SWOT 분석은 보건기획을 하기 전에 조직의 내부환경을 분석하여 강점과 약점을 도출하고, 외부환경을 분석하여 기회와 위협요인을 파악한다. 그 분석결과를 근거로 강점은 살리고 약점은 감소시키며, 기회는 활용하고 위협은 억제하는 방향으로 보건프로그램을 개발하게 된다.

(2) 환경분석의 의미

① 환경분석의 목적

환경분석은 조직의 전략적 활동에 중요한 영향을 미치는 내 · 외부의 환경요인을 다양한 관점에서 조사하는 것이다. 환경분석의 목적은 환경의 변화에 따라 요구되는 조직 내부의 적합성을 높이는 것이다. 이를 위해 조직의 미션과 전략에 영향을 미치는 내 · 외적인 환경요인들을 체계적으로 분석하여 조직의 현재 위치를 파악하고, 향후 나아가야 할 전략적 방향을 설정하게 된다.

② 환경의 구분

환경은 외부환경과 내부환경으로 구분될 수 있다. 외부환경은 조직이 통제할 수 없는 환경이고, 내부환경은 조직이 어느 정도 통제가 가능한 내부여건과 관련된다. 환경의 구분에 따른 구체적인 내용은 다음과 같다.

㉠ 외부환경 구분

외부환경은 거시적 환경과 미시환경으로 구분될 수 있다. 거시환경은 전체적으로 광범위하게 영향을 미치는 환경으로 정치, 법, 경제, 사회, 기술, 국제적 환경 등이 여기에 해당된다. 미시적 환경은 국부적으로 조직에 직접 영향을 미치는 환경으로 공급자, 경쟁기관, 대체기관, 이해관계자, 기타 압력단체 등이 여기에 해당된다.

㉡ 내부환경 구분

내부환경은 자원 환경과 역량 환경으로 구분될 수 있다. 자원 환경은 다른 조직과 비교해서 차별적으로 가지고 있는 자원으로 재무자산, 인적자산, 정보자산 등이 여기에 해당된다. 역량 환경은 조직의 목표를 달성하기 위해 진행하는 의사결정을 포함하여 관리 및 운영 방식 등이 여기에 해당된다.

③ 환경의 내용 진단

조직을 둘러싼 내 · 외부의 환경을 분석하여 환경변화의 내용을 파악하고 조직이 대처해야 할 여러 문제점들을 찾게 된다. 이를 통하여 향후 조직이 나아가야 할 방향을 모색하게 된다. 환경분석의 내용은 조직에 따라 다를 수 있으므로 조직의 특성에 적합한 내용을 선정하여 분석하는 것이 효과적이다.

한편, 외부환경을 체계적으로 분석하기 위해서는 조직을 둘러싼 전체적인 외부환경의 이해와 함께 조직에 직 · 간접적인 영향을 미치는 세부 환경요인들에 대한 변화의 통찰력이 필요하다.

(3) SWOT의 4가지 요인

① 강점(S)

S는 Strength의 약자로 조직내부에 초점을 맞추며, 조직의 장점이 되는 요소 및 활

동이다. 조직의 전통, 직원 간의 응집력, 직원들의 전문화, 재원 확보, 서비스 전달능력 등이 강점으로 고려될 수 있다.

㉠ 조직내부의 장점분석에 초점을 둔다.

㉡ 조직의 목적을 효과적으로 달성시키는데 도움을 줄 수 있는 요인이다.

㉢ 조직의 모든 장점을 정리한다.

② 약점(W)

W는 Weakness의 약자로 조직 내의 업무를 제한하거나 방해하는 요소 및 활동이다. 직원의 노령화, 직원들의 사기 저하, 보건프로그램의 비전문성과 낙후성, 재원고갈, 승진기회의 부족, 부서 간의 조정기능 약화 등이 약점으로 고려될 수 있다.

㉠ 조직내부의 취약점에 초점을 둔다.

㉡ 조직의 모든 단점을 정리한다.

③ 기회(O)

O는 Opportunity의 약자로 외부와의 환경적 요인이 잘 규합되면 조직의 목적달성에 상당한 혜택을 줄 수 있는 요소 및 활동이다. 지역사회에서의 지명도, 입지적 조건, 자원봉사자 확보와 교육성공 등이 기회로 고려될 수 있다.

㉠ 조직의 목적달성과 운영에 도움이 되는 요인이다.

㉡ 조직의 발전에 기여할 수 있는 긍정적인 외적 요인이다.

④ 위협(T)

T는 Threat의 약자로 발생 가능한 외부의 여건과 상황으로 실제로 발생한다면 조직에 상당한 피해를 줄 수 있는 여러 가지 요소들을 총칭한다. 해당 상부기관과의 갈등, 타 기관과의 경쟁력 약화, 경제 · 사회적인 여파로 인한 전반적인 지지기반 약화 등이 위협으로 고려될 수 있다.

㉠ 조직의 발전에 위협이 될 수 있는 외적 요인이다.

㉡ 발전 방해 요인을 정리한다.

2) SWOT 분석방법

(1) 분석의 모형

① 조직 환경분석

조직의 내 · 외부 환경에 대한 분석을 통하여 환경변화의 의미를 해석하고 정리한다. 아울러 조직이 대처해야 할 문제점의 발견이나 향후 나아가야 할 전략적 방향 등을 설정하기 위한 시사점을 도출한다. 이 시사점을 통해 조직의 미션을 검토하고 조직이 나아가야 할 전략적 방향을 설정하게 된다. SWOT 분석과 관련된 전제 분석모형은 아래와 같다.

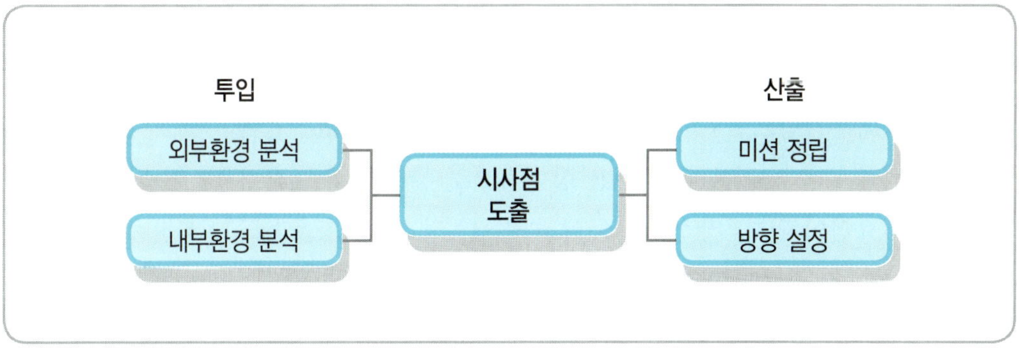

[그림 3-1] 분석모형

② 외부환경 분석

조직의 전략적 행위에 중요한 영향을 미치는 외부 환경요인을 분석하는 것으로 조직을 둘러싼 외적 환경들의 변화의 추이를 파악하게 된다. 파악된 환경변화가 조직에 어떻게 영향을 미칠 것인가를 체계적으로 분석하여 그에 대한 적절한 대응전략을 마련하게 된다.

환경변화가 조직에 긍정적인 경우는 기회적 요인이 되고, 부정적인 경우는 위협적 요인이 된다. 이렇게 파악된 기회요인과 위협요인의 각 항목을 정리하고, 조직에 미치는 영향정도에 따라 중요도를 평가하게 된다.

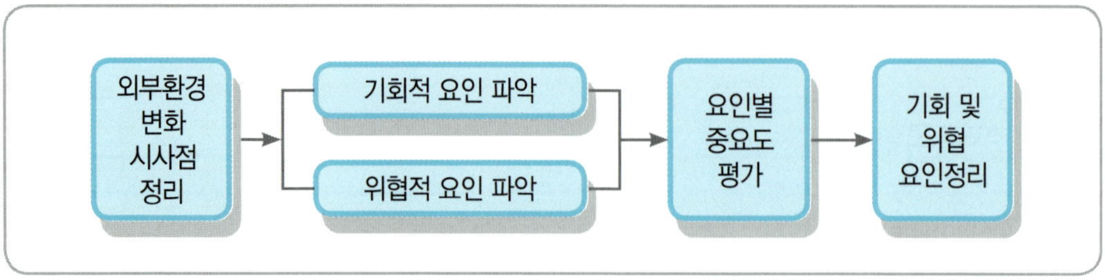

[그림 3-2] 외부환경 분석과정

③ 내부환경 분석

조직자체 내부에 보유하고 있는 자원이나 역량의 수준을 다양한 관점에서 체계적으로 조사한다. 내부환경 분석으로부터 조직이 보유하고 있는 자원이나 역량측면에서 경쟁력이 있는 부분과 그렇지 못한 부분을 체계적으로 파악하여 그에 대한 적절한 대응전략을 만들게 된다.

파악된 내부환경으로부터 시사점을 도출하여 각각의 요인들에 대해서 상대적으로 우수한 점과 부족한 점을 파악한다. 상대적으로 우수한 점은 강점요인이 되고, 부족한 점은 약점요인이 된다. 강점요인과 약점요인의 각 항목을 정리하고, 조직에 미치는 영향 정도에 따라 중요도를 평가하게 된다.

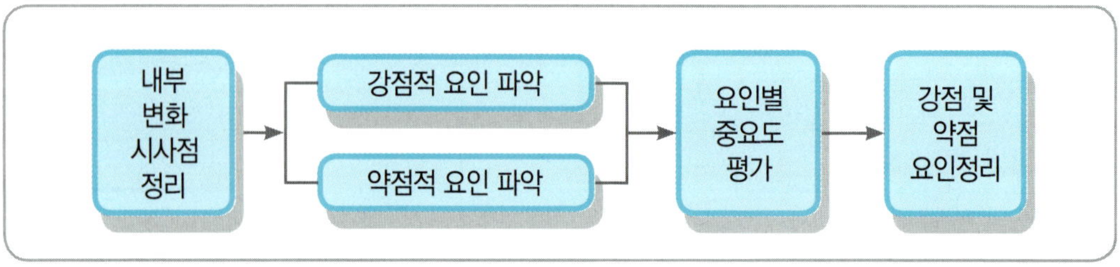

[그림 3-3] 내부환경 분석과정

(2) SWOT 매트릭스 분석

① 분석 진행과정

SWOT 분석은 강점과 기회는 무엇이고 어떻게 최대한으로 활용하고 있으며, 약점과 위협에 대해서는 어떻게 대응하고 있는가를 파악한다. 이를 위해서 기회 및 위협 요인 그리고 강점 및 약점 요인을 매트릭스로 구성해서 외부환경의 변화와 조직내부의 강점과 약점을 파악하여 전략적 방향을 설정하게 된다.

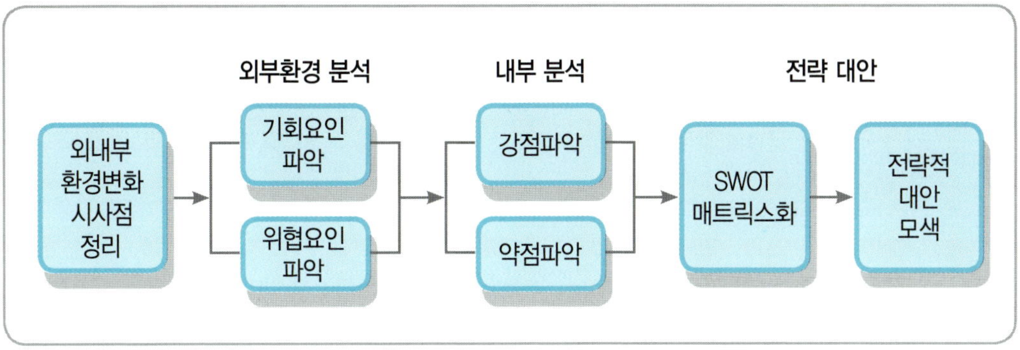

[그림 3-4] SWOT 분석 진행과정

② 매트릭스 분석과 전략 개발

SWOT 분석은 조직을 둘러싼 내 · 외부의 환경을 분석하기 위하여 외부환경 요인을 기회와 위협으로 구분하고, 내부환경 요인을 강점과 약점으로 구분하여 매트릭스를 구성한다. 매트릭스 분석을 통하여 조직의 강점을 강화하고 약점을 보완할 수 있는 구체적인 전략을 개발하게 된다. 구체적인 전략내용은 다음과 같다.

㉠ SO전략 : 기회와 강점을 결합한 공격적 전략으로 사업구조, 영역, 대상을 확대하는 내용을 전략으로 수립할 수 있다.

㉡ WO전략 : 기회와 약점을 결합한 상황전환 전략으로 구조조정, 혁신운동 등의 내용을 전략으로 수립할 수 있다.

㉢ ST전략 : 위협과 강점을 결합한 다각화 전략으로 신사업 개발, 신기술, 새로운 대상집단 개발 등의 내용을 전략으로 수립할 수 있다.

㉣ WT전략 : 위협과 단점을 결합한 방어적 전략으로 사업의 축소 또는 폐지 등의 내용을 전략으로 수립할 수 있다.

	강점(S)	약점(W)
기회 (O)	• SO전략(공격적 전략) • 기회를 포착할 강점을 활용하는 전략 • 역량확대 과제	• WO전략(상황전환 전략) • 약점을 극복하여 기회를 활용하는 전략 • 기회포착 과제
위협 (T)	• ST전략(다각화 전략) • 위험을 극복할 강점을 활용하는 전략 • 역량집중 과제	• WT전략(방어적 전략) • 약점을 최소화하고 위험을 피하는 전략 • 위협극복 과제

[그림 3-5] SWOT 매트릭스 분석을 통한 전략 개발과 과제 도출

	강점(S) • 업무담당자의 열정 • 보건소 팀 간의 연계 활성화 • 전담인력 확보	약점(W) • 지리적 접근성이 낮음 • 지역사회 자원 부족 • 취약계층이 많음
기회(O) • 중앙정부의 지원 강화 • 보건사업 긍정평가 증대 • 시민들의 참여 향상	SO 전략 • 보건소 조직의 확대 • 새로운 보건사업 개발 • 주민참여 중심으로 사업확대 • 과제명: ________	WO 전략 • 보건분소의 설치 • 보건사업의 적극적 홍보 • 취약계층에 대한 서비스 강화 • 과제명: ________
위협(T) • 물가상승으로 비용증대 • 서비스 질에 대한 관심 증가 • 지방정부 보건예산 감소	ST 전략 • 팀 간에 서비스 연계 강화 • 추가예산 확보를 위한 노력 • 보건소 인력을 적극적 활용 • 과제명: ________	WT 전략 • 비예산 사업 활성화 • 이동형 보건사업 최소화 • 기존사업의 현상유지 • 과제명: ________

[그림 3-6] SWOT 매트릭스 분석과 전략 개발 사례

5 | 문제의 우선순위 결정

1) 우선순위의 개념

우선순위(priority)는 처리해야 할 작업이 여러 개 있을 때 그 작업들 간 먼저 채택되는 순서 또는 중요도를 말한다. 특히 기획에서 우선순위는 자원배분과 관련해서 중요하게 고려된다. 하나의 목표를 달성하는 데는 여러 가지 방안이 검토될 수 있고 여러 대안들을 특정한 기준에 따라 비교하여 최선 및 차선의 방안들이 순서적으로 결정된다. 여러 가지 대안들 중에서 최선 및 차선의 방안을 선택하는 것은 결코 쉬운 일이 아니다. 특히 관련된 여러 이해당사자들로부터 결정된 방안에 대해서 동의를 얻기는 쉽지 않다. 따라서 우선순위를 결정하기 위해서는 먼저 체계적으로 관련 자료를 수집하여 고려할 수 있는 모든 대안들을 검토하고, 우선순위 결정기준을 선택하여 공정하고 합리적으로 의사결정이 진행되도록 해야 한다.

2) 우선순위 결정의 의미

일반적으로 우리가 사용할 수 있는 자원은 한정되어 있기 때문에 그 중에서 어떻게 우선순위를 결정하느냐 하는 것은 매우 중요하다. 우선순위 결정에 필수적인 자료는 보건분야의 관련 통계자료라 할 수 있다. 그러나 통계자료는 보건문제 현황을 파악하는데 필수적이지만 보건의료 문제와 관련하여 환경적인 요소, 사회문화적 관심, 심리적인 수용태도 등에 관한 점들은 고려되지 않는다. 그렇기 때문에 그 현상을 초래한 사람들의 가치관이나 태도 등을 이해하기는 어렵다. 그런데, 지역사회에 존재하는 각종 문제점과 관련하여 중요한 것은 사람들의 가치관과 태도라 할 수 있다. 보건문제 우선순위 결정이란 현황과 관련한 보건관련 통계자료 등의 일차자료에 사람들이 중요하다고 믿는 가치와 판단을 부여하는 방법이 중요하다.

이와 같은 방법의 가장 쉬운 사례는 정책결정자 또는 기획자의 가치를 기준으로 자신이 중요하다고 믿는 문제를 결정하는 것이다. 그러나 최근에는 의사결정집단에 다양한 인력의 참여가 이루어지도록 권고하고 있으며, 의사결정집단을 구성할 때에 고려해야 할 최소한의 집단은 소비자, 공급자, 공공조직, 지역사회 등이다. 지역보건의료계획을 수립할 때에 주민대표를 반드시 참여시키도록 명시한 것은 기획과정에서부터 주민참여를 보장하려는 것이다.

3) 우선순위 결정에서 고려할 사항

우선순위 결정 과정은 모든 현황을 파악할 수 있는 각종 자료를 수집한 후에 가능하다. 그러므로 건강 관련 현황을 파악하는 것은 문제의 우선순위 결정에서 중요한 선행작업이 된다. 우선순위를 결정하는 과정에서 자료를 분석하고 해석할 때 아래 내용을 신중히 고려해야 한다.

(1) 대표성 있는 자료 활용

현황을 파악할 수 있는 대표성 있는 자료를 비교하여 우선순위 결정이 이루어져야 한다. 전체 현황을 파악하지 않고 일부의 자료만 수집하여 전체의 우선순위를 결정해서는 안된다.

(2) 조직구성원들이 함께 결정

완벽한 우선순위 결정방법은 없다. 따라서 업무를 담당하는 구성원들이 현실적으로 가장 적절한 우선순위 결정방법을 함께 선택하면 된다. 특정 방법을 적용할 경우 준비하기 어려운 자료가 있을 수 있고 조직의 특성이 반영되지 않을 수 있다. 그러므로 기존의 방법은 참고로 하고 모든 조직구성원들이 동의하는 기준을 함께 만들어 가는 것이 중요하다.

(3) 동일한 기준 적용

일단 우선순위 결정방법이 결정되면 모든 후보 문제들에 동일한 기준이 적용되어야 한다. 모든 대안들에 동일한 기준을 적용해야 한다. 우선순위 결정방법이 객관적이고 합리적인 의사결정 과정이라는 것을 인식하고, 임의적이고 주관적인 의사결정을 배제하도록 한다.

4) 우선순위 결정방법

우선순위 결정방법은 우선순위 결정과정에서 결정기준을 선정하는 방법, 결정기준에 부여되는 점수산정 방식 등에 따라 다양하게 구분된다.

(1) 단순결정방법

단순결정방법은 도출된 문제점들에 대한 결정기준 항목을 구조화된 설문지로 작성하여 의사결정 집단에게 배포한다. 의사결정 집단에 참여하는 위원들은 설문지의 각 문항에 대하여 주관적으로 판단하고 개별적으로 완성하여 제출한다. 제출된 설문지의 점수를 집계하여 최고점 또는 최하점을 최고 우선순위로 결정한다. 단순결정방법의 진행 절차는 다음과 같다.

① 제1단계 : 설문지의 개발

- 설문지 작성팀(소위원회) 구성 및 시행, 의사결정 집단의 승인을 받는다.

② 제2단계 : 설문지 내용 설명

- 설문지의 개별 문항에 대하여 질문의 의도, 질문의 범주, 답변을 통한 기대효과 등에 대한 정보를 위원들에게 사전에 충분히 설명한다.

③ 제3단계 : 설문지 작성

- 설문내용, 결정기준 등에 대한 토론 없이 작성한다.

④ 제4단계 : 설문지 취합 및 점수통계

⑤ 제5단계 : 결과분석

- 점수순위에 따라 우선순위를 부여한다.

(2) 대표집단에 의한 결정방법

대표집단에 의한 결정방법은 전문적 지식과 식견을 갖춘 다양한 인사들로 의사결정

집단을 구성하고, 이들의 다양한 견해를 토론을 통해 수렴하여 의사결정의 합의를 도출하는 것이다.

이 방법은 우선순위 결정과정에서 계량적 조작이 적은 대신 집단 내부의 광범위한 토론과 정보의 교환을 통하여 결정요인과 결정기준을 도출하게 된다. 지역사회에 존재하는 모든 보건의료관련 문제를 나열하여 문제 목록을 작성하고, 이 문제들에 관한 정보를 교환하고 상호간의 활발한 토론을 거쳐서 결정기준을 선정하고, 이 기준에 근거하여 문제점들에 대한 토론을 통해 우선순위를 결정하게 된다. 대표집단에 의한 결정방법의 진행절차는 다음과 같다.

① 제1단계 : 대표집단 구성

- 보통 대표집단은 15~20명이 적당하다.

② 제2단계 : 문제목록 및 결성기준 작성

- 일정한 서식을 배포, 지정된 시간내에 독립적으로 작성하되 서술형으로 기재한다.
- 개별적으로 작성한 문제와 결정기준을 각각 하나의 차트에 전체 항목을 기재한다.

③ 제3단계 : 1차 토론

- 토론을 통해 기재된 항목을 명료화, 세분화하고 제안된 항목에 대한 지지 또는 반박이 이루어질 수 있도록 토론이 진행된다.
- 새로운 항목의 추가는 가능하지만 가능한 삭제는 허용하지 않는다.

④ 제4단계 : 문제평가

- 토론에서 선정된 기준에 근거하여 위원들은 각자가 선호하는 기준을 근거로 각 문제점들을 평가한다.

⑤ 제5단계 : 순위결정

- 문제별로 순위를 기재하여 모든 위원들이 부여한 순위를 집계한다.

⑥ 제6단계 : 순위에 대한 토론

- 선정된 순위에 대하여 지지, 반대 등의 토론이 이루어진다.

⑦ 제7단계 : 최종결정

- 가중치를 부과한 순위를 기재하여 전체 위원들이 부여한 순위를 집계한다.

(3) PATCH

미국 질병관리통제센터(CDC)가 지역보건 담당자의 보건기획 지침서로 개발한 PATCH(Planned Approach To Community Health)는 중요성과 변화 가능성을 건강문제의 우선순위를 결정하는 기준으로 사용하고 있다. PATCH를 이용하여 우선순위를 결정하는 경우 진행절차는 다음과 같다.

① 1단계

브레인스토밍 등의 방법을 사용하여 지역의 여러 건강문제를 파악한다. 우선순위 결정을 위하여 주요 건강문제를 정리한다.

[표 3-1] 주요 건강문제의 목록 작성

사 망	장 애	건강결정요인	
		행동 요인	비행동 요인

② 2단계

1단계에서 정리된 건강문제를 중요성과 변화가능성을 고려하여 다음 표의 해당 영역에 정리한다.

㉠ 중요성

건강문제의 중요성 평가는 건강문제가 지역사회에 얼마나 심각한 영향을 주는가, 건강문제를 변화시키면 건강수준에 얼마나 효과가 나타나는가, 건강문제가 얼마나 일반적인가 등을 평가기준으로 한다.

건강문제의 중요성을 판단하기 위해서는 건강문제의 크기와 해당 문제가 지역사회의 건강수준에 미치는 위중도를 평가하게 된다. 건강문제의 크기를 파악하는데 주로 이용하는 건강지표는 유병률 또는 발생률이고, 위중도는 특정 질병의 사망률이나 장애 발생률, 질병부담 비용 등을 이용하여 파악한다.

㉡ 변화가능성

변화가능성은 건강문제가 얼마나 쉽게 변화할 수 있는가를 의미하며, 건강문제가 고착되기 전인가, 다른 보건사업을 통해 건강행동이 성공적으로 변했는가, 건강행동이 변할 수 있다는 근거가 있는가 등을 평가기준으로 한다.

변화가능성을 평가하기 위해서는 문헌이나 다른 지역의 보건프로그램 실행 경험을 참고해야 한다. 또 평가하려는 건강문제가 질병이 아니라 건강행동 같은 건강결정요인일 때에는 그것이 고착된 경우보다 그렇지 않은 경우가 변화가능성이 높다고 할 수 있다.

[표 3-2] 건강문제의 우선순위 결정

	중요함	중요하지 않음
변화가능성이 높음		
변화가능성이 낮음		

③ 3단계

지역사회의 여러 건강문제 중에서 중요성과 변화가능성이 높은 문제들을 중심으로 다시 우선순위를 정한다.

[표 3-3] 우선순위에 따른 건강문제의 정리

우선순위	사 망	장 애	건강위험 요인	
			행동요인	비 행동요인

(4) Bryant의 우선순위 결정기준

브라이언트(John Bryant)는 처음으로 건강문제의 우선순위 기준을 체계화하였다. 문제의 크기, 문제의 심각성, 보건프로그램의 기술적 해결 가능성, 주민의 관심도 4가지 기준을 이용하여 건강문제의 우선순위를 결정한다. 그러나 각 기준의 측정방법이나 상대적 우선순위는 제시하지 않았다. 처음 3가지 기준은 PATCH의 기준과 일치하며, 여기에 주민의 관심도가 추가된 것이다.

(5) BPRS

① BPRS의 개념

BPRS(Basic Priority Rating System)는 1970년대에 핸런(John Hanlon)과 피켓(George Pickett)이 개발한 방법으로 보건프로그램의 우선순위 결정에 널리 활용되고 있다. 이것은 보건프로그램 개발과 우선순위의 주관적인 과정을 계량화할 수 있게 도와준다. 문제의 크기, 문제의 심각성, 사업의 개입효과에 기초하여 건강문제의 우선순위를 결정하는데, 공식은 다음과 같다.

$$BPRS = (A + 2B) \times C$$

(A: 문제의 크기, B: 문제의 심각성, C: 사업의 개입효과)

BPRS에서 사용하는 건강문제의 평가기준은 Bryant의 우선순위 결정기준에서 주민의 관심도를 제외한 나머지 3개인 것처럼 보이나 실제 내용을 살펴보면 문제의 심각도의 세부 평가 항목에 주민의 관심도가 포함되어 있다.

BPRS가 다른 우선순위 결정방식과 다른 점은 각 평가 항목을 점수화하는 기준을 제시하고 있어서 PATCH나 Bryant 방법보다 자의적으로 판단할 수 있는 여지를 줄이려고 노력한다는 점이다.

② BPRS의 절차

㉠ 건강문제의 크기

건강문제의 크기는 건강문제에 영향을 받는 인구비율을 반영하여 0~10점까지 점수를 부여하는 것이다. 만성질환은 유병률, 급성질환은 발생률로 건강문제의 크기를 점수화한다.

[표 3-4] 건강문제의 크기 계산

건강문제가 있는 인구의 크기	평점
25% 이상	9 혹은 10
10.0%~24.9%	7 혹은 8
1.0%~9.99%	5 혹은 6
0.10%~0.09%	3 혹은 4
0.01%~0.09%	1 혹은 2
0.01% 미만	0

㉡ 건강문제의 심각성

건강문제의 심각성은 건강문제의 심각한 정도를 매우 심각에서 심각하지 않음의 정도를 0~10점까지 점수를 부여하는 것이다. 건강문제의 긴급성, 중증도, 경제적 손실 및 타인에의 영향인 사회적 영향의 크기를 의미하며 점수가 높을수록 보건문제가 심각함을 의미한다. 다음 4가지 세부 항목을 고려하여 평가한다.

- 긴급성 : 문제가 긴급한 정도, 주민 입장에서의 상대적 중요성
- 경중도 : 조기 사망률, 잠재 수명손실 연수, 장애 정도
- 경제적 손실
- 타인에의 영향 : 집단 혹은 가정에 대한 잠재적 영향

[표 3-5] 건강문제의 심각성 계산

문제의 심각성	평점
매우 심각함	9 혹은 10
심각함	6, 7, 8
다소 심각함	3, 4, 5
심각하지 않음	0, 1, 2

㉢ 보건프로그램의 개입효과

보건프로그램의 개입효과는 정확한 추정이 어렵다. 보건프로그램의 최대 효과와

최소 효과를 추정하여 아래 표에 있는 점수를 부여한다.

[표 3-6] 보건프로그램의 개입효과 계산

건강문제 해결을 위한 사업효과	평점
매우 효과적	9 혹은 10
상대적으로 효과적	7 혹은 8
효과적	5 혹은 6
다소 효과적	3 혹은 4
상대적으로 비효과적	1 혹은 2
거의 전적으로 비효과적	0

③ BPRS 점수 계산을 위한 작업지

건강문제별로 평가항목별 점수를 기재하고, BPRS 계산 공식에 의해 최종 점수를 계산한다. 계산된 BPRS 점수의 크기에 따라 우선순위를 결정한다.

[표 3-7] BPRS 작업지 형식

건강문제	요 소			BPRS (A+2B)×C	순위
	A 문제크기 (0–10)	B 심각성 (0–10)	C 개입효과 (0–10)		

④ BPRS의 제한점

BPRS에서 건강문제의 심각성과 사업의 개입효과에 대한 점수 부여는 보건프로그램을 기획하는 사람의 주관적 판단에 의존하기 때문에 세분화된 점수 부여가 객관성을 더 제한할 수도 있다.

BPRS에서는 우선순위 결정에 사용하는 기준이 모두 동일한 중요성을 가지고 있다고 생각하지 않는다. BPRS=(A+2B)×C 라는 공식에 의해 계산되므로 건강문제의 크기 보다는 건강문제의 심각성이 BPRS 점수에 더 큰 영향을 미치게 된다. 그리고 건강문제의 크기나 심각성보다는 보건프로그램의 개입효과가 결정적 영향을 미치도록 계산 공식이 만들어져 있다. 효과 없는 보건프로그램을 시행하는 것은 예산의 낭비이므로 3가지 기준 중 보건프로그램의 개입효과를 더 중시하여야 한다는 견해는 합리적이다. 그러나 객관적 자료가 가장 부족한 보건프로그램의 개입효과가 BPRS 점수에 가장 큰 영향을 미친다는 것은 오히려 이 공식에 의해 산출된 점수의 타당성을 저해할 위험이 크다.

(6) NIBP

NIBP(Needs Impact-Based Planning)는 캐나다의 Metropolitan Toronto District Health Council(MTDHC, 1996)이 개발한 기획모형이다. NIBP에서는 우선순위 결정기준으로 건강문제의 크기(need)와 해결을 위한 방법의 효과(impact)를 사용한다. NIBP에서는 두 가지 우선순위 결정기준을 사용하지만 척도를 측정할 때에는 필요의 크기는 3점 척도, 효과의 추정은 4점 척도를 사용한다. 이렇게 결정된 우선순위를 사업실행의 가능성이라는 측면에서 CLEAR라는 기준을 이용하여 보완한다.

NIBP에서는 필요의 크기와 추정 효과의 정도에 따라 보건프로그램을 반드시 실행해야 할 문제, 실행해야 할 문제, 연구를 촉진해야 할 문제, 중단해야 할 문제로 구분한다.

[표 3-8] NIBP에서 보건프로그램 실행 여부

		필요의 크기		
효과의 추정		높음	보통	낮음
	매우 좋음	반드시 실행	반드시 실행	실행
	좋음	반드시 실행	실행	실행
	있을 것 같음	시행을 검토 또는 연구를 촉진	시행을 검토 또는 연구를 촉진	연구를 촉진
	없음	중지 또는 시작 금지	중지 또는 시작 금지	중지 또는 시작 금지

NIBP는 보건프로그램 실행에 윤리적 문제가 없는지를 검토하는 기준을 제시하고 있다. 보건 분야에서도 형평성이나 개인 비밀 보장 같은 윤리적 문제가 매우 중요하게 취급되고 있다. 따라서 보건프로그램을 실행하기 전에 윤리적 문제가 발생할 수 있는지를 평가하는 것은 필요하다. 윤리적 문제와 관련하여 NIBP에서 사용하는 평가항목은 다음과 같다.

첫째, 자원의 공정한 배분을 위한 기준은 무엇인가?

둘째, 예방, 치료, 재활 간에 공정한 자원배분이 가능한가?
셋째, 표적집단이 의사결정 과정에 참여할 수 있는가?
넷째, 의사결정 과정에서 과정의 공정성이 지켜지는가?
다섯째, 계획 결정에 있어 표적집단의 희망이 반영되는가?
여섯째, 서비스 이용에 차별이 없도록 사전에 주의하고 있는가?

(7) PEARL

빌뉴스와 단도이(Vilnius & Dandoy)가 개발한 방법으로 BPRS를 계산 후에 보건프로그램의 실행 가능성을 판단하는 기준으로 사용된다. PEARL은 보건프로그램의 적절성(propriety), 경제성(economics), 수용성(acceptability), 자원(resources), 합법성(legality) 등의 5개 항목을 이용하여 평가한다. 각 항목들의 영어 앞 문자로 만든 용어가 PEARL이다. 5개 항목의 실문 중에서 '아니오'라는 답이 있는 건강문제는 당분간은 고려에서 제외하거나 '아니오'라는 답의 이유를 살펴보고 수정할 수 있다면 다시 고려할 수 있다. 각 항목의 질문 내용은 다음과 같다.

① **적절성** : 보건프로그램이 건강문제 해결에 적절한가?
② **경제성** : 문제를 해결하는 것이 경제적으로 적절한 일인가?
③ **수용성** : 지역사회가 그 보건프로그램을 원하고 있는가?
④ **자원** : 재정은 조달할 수 있거나 조달할 가능성이 있는가?
⑤ **합법성** : 법을 위반하지 않고 프로그램을 수행할 수 있는가?

PEARL 점수 계산은 5개 항목에 대해서 각 항목마다 0점(아니오) 또는 1점(예)을 부여하고 이들 5개 항목의 점수를 곱하여 총점(PEARL=P×E×A×R×L)을 계산한다. 5개 평가 항목 중 하나라도 0점이 있으면, 해당 보건프로그램은 전체가 0점이 되어 실행하기 어렵게 된다. 모든 항목에서 0점이 없다면 총점은 1점이 된다. PEARL 점수화 방법을 적용하기 위해서는 건강문제와 지역사회의 특징에 대한 충분한 양의 자료를 수집하여야 한다. 한편, PEARL 점수는 아래 작업지를 이용하여 건강문제별로 계산한다.

[표 3-9] PEARL 작업지

건강문제	P 적절성	E 경제성	A 수용성	R 자원	L 적법성	PEARL (0 OR 1)

(8) CLEAR

CLEAR는 PEARL과 비슷하며 NIBP에서 사용하는 방법이다. CLEAR의 평가항목은 지역사회 역량(community capacity), 합법성(legality), 효율성(efficiency), 수용성(acceptability), 자원의 활용가능성(resource availability) 등의 5개 항목을 이용하여 평가한다. 각 항목들의 영어 앞 문자로 만든 용어가 CLEAR이다.

CLEAR 각 항목의 평가 내용은 다음과 같다. 첫째, 지역사회 역량은 건강문제에 대한 구성원들의 관심, 사업을 수행할 수 있는 지역사회의 역량, 환경변화에 대한 지역사회의 대처능력 등을 평가한다. 둘째, 합법성은 누구에게 위임되어 있는 문제인지와 문제를 해결하지 않으면 법적 책임이 발생하는지에 관한 내용이다. 셋째, 효율성은 비용-효과적인지에 관한 것이다. 넷째, 수용성은 표적집단이 보건프로그램 전략을 수용하겠는지, 문제해결을 위한 보건프로그램을 실행할 때에 다른 서비스가 중단되거나 제한되어야 하는지, 서비스 공급자나 표적집단이 서비스 축소를 수용하겠는지, 만일 보건프로그램 수행이 타당하지 않아 보건프로그램을 시작하지 않거나 중단한다면 클라이언트, 서비스 공급자가 받아들일 수 있는지 등에 관한 내용이다. 다섯째, 자원의 활용가능성은 대상 지역에 보건프로그램을 실행하는 것이 실제 가능한지, 보건프로그램을 중단할 경우 중단에 필요한 비용을 조달할 수 있는지, 적절한 인력, 재원, 시설이 활용 가능한지 등에 관한 내용이다.

3 학습내용 확인과제

1. 보건프로그램 기획 과정에서 SWOT 분석이 활용되는 단계는 무엇인가?

2. SWOT 분석에서 공격적 전략이라고 할 수 있는 유형은?

3. 건강문제의 우선순위를 결정할 때에 중요성과 변화가능성을 기준으로 결정하는 우선순위 방법은 무엇인가?

4. Bryant이 우선순위 결정기준은 PATCH기준에 무엇이 추가된 것인가?

5. BPRS 우선순위 결정방법에서 우선순위 점수에 가장 영향을 크게 미치는 평가기준은 무엇인가?

6. 건강문제의 크기와 해결을 위한 방법의 효과를 기준으로 보건프로그램의 지속성을 결정하는 우선순위 결정방법은 무엇인가?

7. BPRS의 계산 후 보건프로그램의 실행 가능성을 판단하는 기준으로 사용하는 우선순위 결정방법은 무엇인가?

8. 지역사회역량, 합법성, 효율성, 수용성, 자원의 활용가능성 등을 평가항목으로 하여 보건프로그램 실행의 우선순위를 결정하는 방법은 무엇인가?

제4장 Health Program

요구조사

1. 요구조사의 이해
2. 요구사정 진행 순서
3. 요구사정 방법
4. 자료수집
5. 보건프로그램 대상자 결정

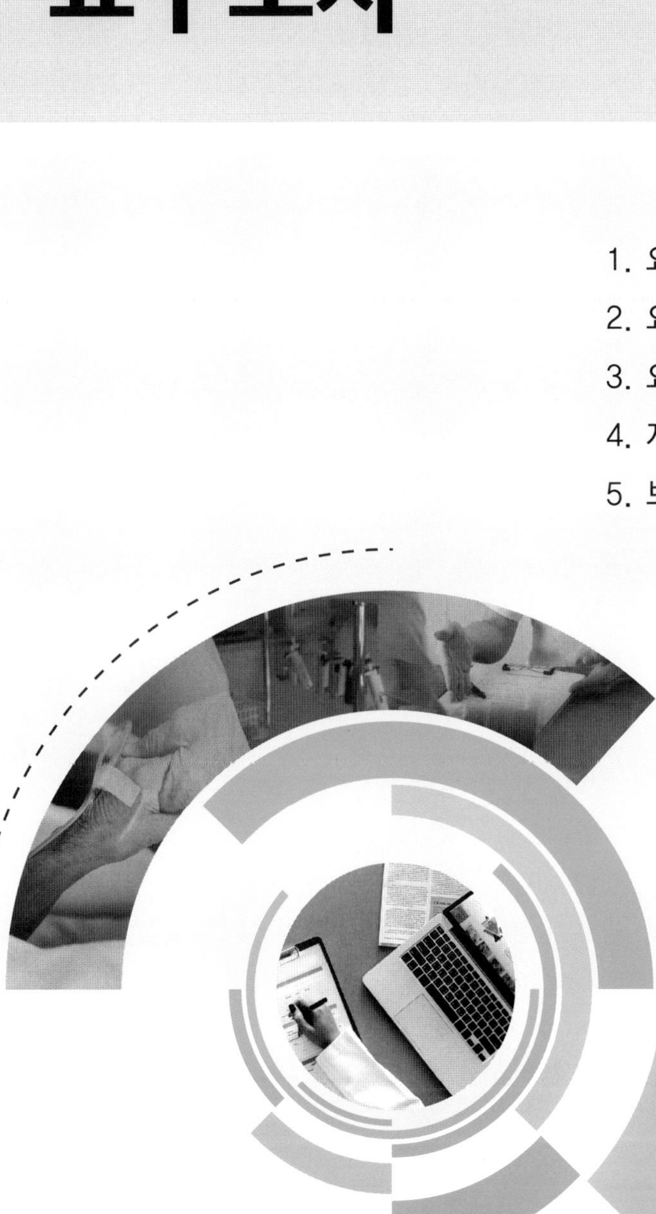

제 4 장

요구조사

목 차

1 | 요구조사의 이해

1) 요구의 개념

요구(need)는 무엇이 어떤 기준에 미달되어 그것을 필요로 하는 상태를 말한다. 한국어로는 '필요'로 번역되기도 한다. 이는 개인 또는 인구집단이 기대하는 가장 바람직한 상태와 현재 상태의 차이로 무엇이 결여된 상태라고 할 수 있다. 개인적 차원에서 발생하면 개인적 요구가 되고, 인구집단의 차원으로 확대되면 사회적 요구가 된다. 그런데 요구는 무엇을 얻거나 바라고 원하는 것이기 때문에 고정되어 있거나 절대적이지 않고 상대적이며 다양한 요인에 영향을 받아서 변화할 수 있다. 특히 요구는 사회적 가치에 의하여 형성되고 생활수준의 변화, 사회경제적 환경의 변화, 과학기술의 발전 등에 영향을 받아서 변화한다.

한편, 우리가 요구와 혼용해서 사용하는 용어로 욕구(want)가 있다. 욕구는 개인 또는 인구집단이 생존과 성장 발전을 위해서 필요성을 갖게 될 때에 만들어지는 심리적 욕망(mental wants)을 말한다. 욕구가 외부에 표현되기 전의 주관적 상태라고 한다면, 요구는 전문가가 지식에 근거하여 개인 또는 인구집단이 서비스를 이용할 필요가 있다고 판단할 때에 성립된다. 이것은 주로 전문가의 판단에 의존하게 된다. 그러나 이러한 구분은 개념적일 뿐이며 현실적으로 요구와 욕구는 대부분의 경우 일치하기 때문에 같은 의미로 혼용해서 사용되고 있다.

2) 보건프로그램과 요구

보건프로그램 개발에서 요구가 중요하게 다루어지는 이유는 개인 또는 인구집단의 요구에 따라 프로그램의 내용이 결정되고, 보건프로그램을 실행할 때에 보건자원의 효율적 구성 및 배치의 근거가 되기 때문이다. 따라서 보건프로그램을 개발할 때에는 개인 또는 인구집단의 실제 요구를 다양한 방법으로 파악해야 한다. 그런데 보건프로그램 실행을 고려한다면, 요구 이외에 다양한 사회경제적인 요인까지 고려한 수요(demand)를 분석대상으로 하는 것이 더 바람직하다. 요구에만 의존하여 투입할 자원규모를 결정하게 되면 과잉투자나 과소투자가 초래될 수 있기 때문에 자원낭비를 줄이기 위해서는 수요에 근거하여 결정하는 것이 바람직하다.

3) 요구의 유형

요구라는 용어는 브래드쇼(Jonathan Bradshaw, 1972)가 그의 논문에서 처음 사용한 이후 여러 분야에서 일반적으로 활용되고 있다. 그는 요구의 기준을 누가 설정하느냐에 따라 사회적 요구를 규범적 요구(normative need), 인지된 요구(felt need), 표현된 요구(expressed need), 상대적 요구(comparative need)로 분류하였다. 한편, 세계보건기구(1971)는 객관적으로 확인된 부족한 부분을 요구로 정의하였으며, 보건의료서비스와 관련하여 인지된 요구(perceived need), 전문적으로 정의된 요구(professionally defined need), 과학적으로 확인된 요구(scientifically confirmed need)로 분류하였다. 오늘날 브래드쇼가 제시한 요구의 개념 및 유형 구분이 가장 일반적으로 활용되고 있다. 구체적인 내용을 살펴보면 다음과 같다.

(1) 규범적 요구

규범적 요구는 전문가, 관리자 등이 규정한 상태를 말한다. 바람직한 기준을 정하고 현실의 상황과 비교해서 개인 또는 인구집단이 바람직한 기준에 미치지 못하면 요구로 간주된다. 전문가 집단에 따라 판단이 달라질 수 있으므로 규범적 요구는 절대적인 것이 아니다. 각 전문가들이 갖는 관점이나 가치에 따라 바람직한 기준이 다를 수 있고, 지식의 발전과 사회의 가치 변화로 규범적 기준이 변경될 수도 있다. 규범적 요구를 측정할 수 있는 통일된 기준이 없어서 논란을 일으킬 수도 있다. 그러나 절대적 기준을 제공하는 규범적 요구는 계량화가 쉽고 변화의 표적이 명확하다.

(2) 인지된 요구

인지된 요구는 개인이 주관적으로 느끼는 욕구(want) 또는 생각하는 것을 말한다. 인지된 요구는 욕구와 동일한 의미이다. 인지된 요구는 실제로 표출될 수도 있고 표출되지 않을 수도 있다. 지역사회 건강조사에서는 조사대상자에게 어떤 서비스가 필요하다고 생각하는지를 질문하게 되는데, 이때에 적용된 개념이 인지된 요구이다. 그런데 인지된 요구는 개인의 인식에 따라 부풀려지기도 하고 서비스가 제공될 가능성 정도에 따라 표현을 꺼리는 상황이 발생하기 때문에 실제 요구를 정확히 반영하기는 어렵다. 이러한 문제점을 해결하기 위하여 인지된 요구를 파악하는 방법으로 현재 상태에 얼마나 만족하는지 여부와 서비스 제공에 대한 희망여부를 동시에 질문하게 된다.

(3) 표현된 요구

표현된 요구는 인지된 요구가 실제로 표출된 것을 말한다. 표현된 요구는 수요(demand)와 동일한 의미이다. 서비스를 요청하거나 신청하는 사람들의 수가 서비스에 대한 표현된 요구라고 할 수 있다. 일반적으로 필요성을 강하게 느끼지 않으면 요구를 행동으로 표현하지 않는 경향이 있다. 표현된 요구에서는 서비스를 얻기 위하여 개인이 실제로 어떤 노력을 했는지를 중요하게 생각한다. 그런데 특정한 서비스에 대한 신청자 수가 표현된 요구를 측정할 수 있는 적절한 척도가 아닐 수 있지만, 쉽게 이용 가능하기 때문에 현장에서 많이 활용된다.

(4) 상대적 요구

상대적 요구는 형평성과 관련해서 다른 사람 또는 지역사회와 비교해서 규정되는 개념이다. 각각 다른 인구집단에 존재하는 서비스 수준의 차이를 설명한다. 어떤 집단이 갖고 있는 서비스의 수준이 다른 비교집단이 이용하는 서비스의 이용 수준보다 못할 경우 그 집단은 같은 서비스가 필요하다고 보는 것이다. 상대적 요구를 파악하기 위하여 기존에 특정서비스를 제공 받고 있는 대상자의 특성을 조사한 후 지역사회에서 비슷한 특성을 가진 사람 중에서 서비스를 받지 못한 인구를 추정하게 된다. 상대적 요구는 개인뿐만 아니라 지역사회에 존재하는 서비스 수준과 유사한 지역사회에 존재하는 서비스 수준 간의 차이로 측정되기도 한다. 그러나 여러 다른 특성을 고려하지 않고 바로 두 집단의 요구를 비교할 경우에 잘못된 결과를 초래할 수도 있다.

4) 요구사정의 개념

요구사정(need assessment)은 요구를 확인하는 과정을 말한다. 개인 또는 인구집단의 요구를 파악하고 그 요구를 해결하기 위하여 최선의 결정을 내릴 수 있도록 가치판단 관련 자료를 수집하고 활용하는 기법이다. 여기에서 사정(assessment)은 의사결정에 필요한 자료를 수집하고 평가하는 과정이며 유사 용어로 진단(diagnosis)이 사용되고 있으나, 진단은 원인을 강조하고 발견하는 과정으로 볼 수 있다. 사정은 관련된 정보를 진단에 더 첨가하게 된다. 사정을 통하여 양적 또는 질적 자료의 특성을 파악한 후 가치판단을 통하여 미래 방향을 설정하는 것을 평가(evaluation)라고 한다. 사정에서 어떤 자료가 수집되어야 하는지는 평가에서 내리고자 하는 의사결정의 유형에 따라 달라질 수 있다.

보건프로그램의 개발, 실행, 평가는 서비스 요구에 대한 체계적인 분석에 근거해야 하기 때문에 요구사정이 중요하게 고려된다. 요구사정에서는 문제 파악, 문제해결 역량 파악, 평가의 기초자료 확보, 환경변화 예측 등에 관심을 둔다. 요구사정을 통해 프로그램의 목적이 적절하지 못한 것으로 판단된 경우에는 목적을 수정하여 타당한 목적을 수립하여야 한다. 또한 요구사정을 통해 특정한 프로그램의 존재 이유와 명분을 정립할 수도 있으며 기존 프로그램의 개선 방향을 제시할 수도 있다. 그러나 현실적으로 요구사정을 통해 파악된 합리적인 결과들이 제대로 활용되지 못하는 경우가 많다. 그 이유는 적합한 자료가 부족한 경우도 있지만 상당수는 요구사정으로 도출된 결과가 보건프로그램 개발과 관련된 의사결정에서 무시되기 때문이다. 많은 경우에 요구사정은 형식적으로 진행되고, 실제 의사결정은 관리자를 중심으로 이루어지고 있다. 그래서 요구사정은 대개 의례적이고 상징적으로 되어버리는 경우가 많다. 이런 점은 요구사정을 체계적이고 과학적으로 진행하는데 큰 장애요인이 되고 있으며, 앞으로 보건 분야에서 반드시 극복해야 될 과제이다.

5) 요구사정의 유형

요구사정은 그것을 실시하는 조직의 형태나 보건프로그램의 성격에 따라 클라이언트 중심 요구사정, 서비스 중심 요구사정, 지역사회 중심 요구사정 등으로 구분될 수 있다.

(1) 클라이언트 중심 요구사정

클라이언트 중심 요구사정은 특정 서비스나 보건프로그램의 수혜자가 될 특정 인구집단의 요구를 조사하는 방법이다.

(2) 서비스 중심 요구사정

서비스 중심 요구사정은 특수한 서비스를 제공하는 조직이 해당 서비스에 대한 요구 정도를 파악하는 방법이다.

(3) 지역사회 중심 요구사정

지역사회 중심 요구사정은 지역사회 전반의 문제들을 확인하고 그 문제해결의 우선순위와 적절한 개입 대상 인구 및 서비스 수준 등을 확인하는데 중점을 둔다. 클라이언트 중심 요구사정과 서비스 중심 요구사정은 기존 조직이나 보건프로그램의 기획 및 평가에는 매우 유용하지만 다른 서비스 조직과의 관련성을 고려하지 않기 때문에 기관 간 또는 서비스 간 중복과 부족 현상을 해결하지 못하는 제한점이 있다. 이러한 제한점을 개선하기 위한 방법으로 지역사회 중심 요구사정이 이용된다. 보건 분야에서 가장 일반적인 요구 파악 방법이며, 흔히 지역사회 진단이라고 한다.

2 | 요구사정 진행 순서

다양한 접근방법으로 대상집단의 요구를 파악할 수 있다. 요구사정은 비공식적인 방법에서부터 포괄적인 연구조사까지 다양하다. 비공식적 방법을 사용하는 이유는 시간, 인력, 예산이 제한되기 때문이다. 요구사정은 계획수립과정에서 중요한 단계이기 때문에 절대로 가볍게 생각해서는 안 된다. 일반적으로 요구사정은 6단계로 나누어서 진행되는데, 첫째, 목적과 범위 결정, 둘째, 자료수집, 셋째, 자료분석, 넷째, 건강문제와 관련된 위험요인 파악, 다섯째, 보건프로그램의 초점 결정, 여섯째, 요구 검증 등이다. 각 단계의 구체적 내용은 아래와 같다.

1) 목적과 범위 결정

목적과 범위 결정(determining the purpose and scope) 단계에서는 요구사정의 목적과 범위를 결정하게 된다. 요구사정을 하려고 할 때에 현실적으로 처음 직면하는 문

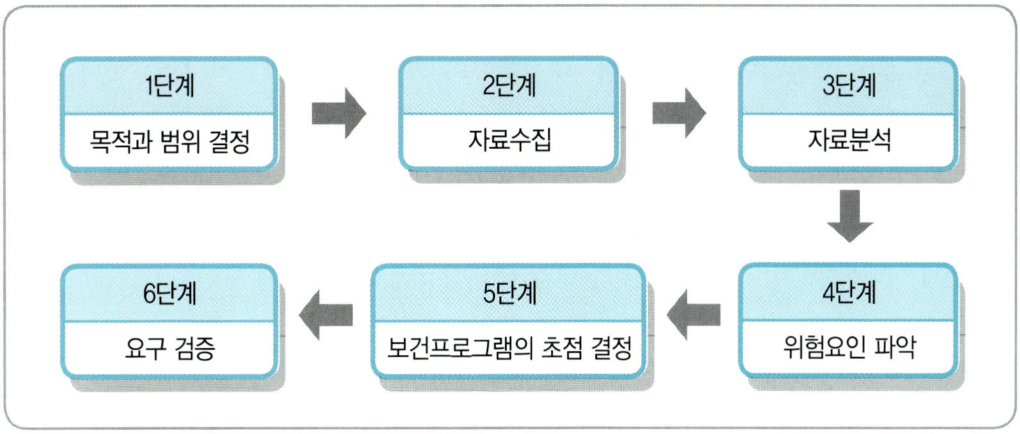

[그림 4-1] 요구사정 진행 단계

제는 요구사정을 해야 하는지, 필요한 것인지, 필요하다면 어떤 종류의 요구사정이 적절한지를 결정하는 것이다. 오랜 기간 동안 요구사정을 하지 않은 지역사회에서 보건프로그램을 개발하고자 할 때에는 다양한 정보를 수집하여 건강문제를 비교해 보고 우선순위를 결정해야 한다. 그런데 상황에 따라 건강문제를 꼭 요구사정을 통해서 파악해야 할 필요가 없는 경우도 있다. 예를 들어, 보건진료소에서 마을 특성화사업을 계획한다고 할 때 보건진료 전담공무원은 마을의 건강문제를 충분히 알고 있어 요구사정을 하지 않을 수 있다. 그렇지만 건강문제를 알고 있더라도 적절한 중재방법을 찾아내기 위하여 요구사정을 하기도 한다. 요구사정에서 고려해야 할 내용은 지역사회 구성원 또는 보건프로그램 클라이언트를 어느 정도까지 요구사정에 참여시키느냐 하는 것이다. 요구사정에서 자주 발생하는 문제 중의 하나는 소수의 대표자를 참여시켜서 전체 지역사회의 의견을 충분히 반영하지 못하는 것이다.

2) 자료수집

자료수집(gathering data) 단계에서는 가장 적절한 정보를 찾아내게 된다. 적절한 정보는 실제 요구를 정확하게 반영하고 계획을 수립할 때에 적용이 가능한 것을 의미한다. 일차적으로 관련된 2차 자료(secondary data)를 살펴보고, 그 다음에 대상집단의 요구를 좀 더 잘 이해할 수 있는 1차 자료(primary data)를 수집한다. 만약 2차 자료가 양적 자료(quantitative data)라면 1차 자료는 가능한 질적 자료(qualitative data)를 수집하는 것이 유용하다. 예를 들어, 대상인구와 관련된 2차 자료가 서비스를 얼마나 이용하고 있는지를 보여주는 통계 수치라면 1차 자료는 서비스를 이용하지 않는 이유를 파악해야 한다. 보건프로그램 개발자는 어떤 기본 정보를 수집할 것인지, 누구로부터 정보를 수집할 것인지를 결정해야 한다. 정확한 요구사정을 위해서는 2차 자료와 1차 자료를 모두 수집하면 좋지만 자료가 너무 방대할 수 있기 때문에 보건프로그램의 특성에 따라 어느 한 자료만 수집할 수도 있다.

3) 자료분석

자료분석(analyzing data) 단계에서는 요구사항을 분석하고, 요구사항의 우선순위를 적절하게 나열하게 된다. 보건프로그램 개발자는 수집한 자료를 통해 중요한 건강문제를 분석한다. 자료분석은 통계적 연관성을 활용하여 쉽게 진행될 때도 있지만, 대부분의 경우는 애매한 자료를 분석할 때가 많다. 특히 분석에 필요한 자료가 충분히 수집되지 못했을 경우에는 서로 다른 여러 자료들을 융합해서 분석을 진행하게 된다.

이때에 자료들의 특성을 잘못 이해하게 되면 엉뚱한 해석을 하게 된다. 체계적인 자료분석을 위해서 PRECEDE-PROCEED 모형을 활용하여 점검하면 도움이 된다. 한편, 파악된 요구사항의 우선순위 결정에는 다양한 방법을 적용할 수 있는데, 일반적으로 BPRS가 많이 활용된다.

4) 건강문제와 관련된 위험요인 파악

건강문제와 관련된 위험요인 파악(identifying risk factors linked to health problems) 단계에서는 이전 단계에서 파악된 건강문제의 결정요인을 분석하게 된다. 건강결정요인으로는 유전, 행동, 환경 등의 위험요인이 고려될 수 있다. 그런데, 유전적 요인은 바꾸기 어렵고 행동 및 환경요인과 상호작용을 하기 때문에 대상인구에서 건강문제를 낮출 수 있는 행동 및 환경적 요인에 우선적으로 관심을 둔다. 예를 들어, 건강문제가 폐암이라고 한다면 보건프로그램 개발자는 폐암과 관련되는 대상집단의 건강행동과 환경을 우선적으로 분석하게 된다.

5) 보건프로그램의 초점 결정

보건프로그램의 초점 결정(identifying the program focus) 단계는 PRECEDE-PROCEED 모형의 3단계 교육적 및 생태학적 사정과 유사하다. 즉, 앞 단계에서 파악된 요인들을 변화시킬 수 있는 교육적 방법을 구체적으로 개발하게 된다. 보건프로그램 개발자는 4단계의 행동 및 환경적 요인과 관련된 자료와 함께 건강행동에 직접적인 영향을 주는 소인성 요인, 강화 요인, 가능 요인을 분석하게 된다. 예를 들어, 절주문제의 경우에 과음에 대한 인식이 부족한지(소인성 요인), 절주 홍보가 부족한지(강화 요인), 음주문제 상담서비스가 부족한지(가능 요인) 등을 정확히 분석하여 보건프로그램이 어디에 초점을 두고 개발되어야 할지를 결정하게 된다.

6) 요구 검증

요구 검증(validating the need) 단계에서는 확인된 요구를 검증하게 된다. 검증은 파악된 요구가 꼭 해결해야 하는 문제인지를 확인하는 것이다. 이중 확인(double checking)을 위해서는 첫째, 지금까지 진행한 각 단계들에서 편향(bias)은 없었는지를 다시 확인하거나, 둘째, 대상인구에서 일부의 포커스 그룹을 만들어서 파악된 요구에 대한 의견을 들어보거나, 셋째, 보건전문가들의 의견 듣기 등을 할 수 있다.

3 | 요구사정 방법

요구사정의 기본 절차는 일반 조사의 절차와 거의 같고, 설계 면에서 볼 때 보건조사 방법 중 비실험 조사의 일원적 설계에 해당된다. 요구사정 방법은 직접 관찰법, 간접자료 조사법, 사례 조사법 등으로 구분할 수 있다.

1) 직접 관찰법

직접 관찰법은 대상집단의 요구를 직접 조사하거나 검증하는 방법이다. 일반인구 조사와 표적인구 조사, 델파이(delphi), 심층면접, 관찰, 직접 경험, 공청회 등이 포함된다. 이 방법은 인지된 요구를 밝히는 데 활용된다.

(1) 일반인구 조사

일반인구 조사(general population survey)는 지정된 지역의 전체 대상자 중에서 표본을 추출하여 질문지나 면접을 통하여 자료를 얻고, 이를 기초로 요구를 파악하는 방법이다. 이 방법은 인력, 시간, 비용이 많이 소요되고 전문적인 조사기술이 필요하다. 그러나 수집된 자료를 활용하면 여러 문제를 동시에 파악할 수 있을 뿐만 아니라 응답자의 서비스 요구를 쉽게 파악할 수 있다.

(2) 표적인구 조사

표적인구 조사(target population survey)는 일반인구 중에서 어떤 특성을 가진 특정 인구를 대상으로 질문지나 면접을 통하여 그들의 요구를 파악하는 방법이다. 표적인구가 갖는 문제와 표적인구가 원하는 서비스를 보다 구체적이고 세밀하게 파악할 수 있다.

표적집단은 일반인구를 소득, 연령, 건강, 성별, 학력 등으로 구분하고 서비스의 이용 수준, 지역별 특성 등으로 계층화해서 나눈 집단을 말한다. 표적인구를 선정하는 작업은 일반인구 조사의 절차와 비슷하며, 일반인구를 단계적으로 나누어서 그 일부만을 표본으로 하면 된다.

(3) 델파이

델파이(delphi)는 추정하거나 해결하려는 문제에 대한 정확한 정보가 없을 때에 전문가들의 직관과 판단을 집합적으로 적용하여 미래를 예측하거나 연구하는 방법이다. 1960년대 초에 미국 랜드(Rand)연구소가 개발한 의견조사 방법으로 미래예측을 위해 창안되었지만, 최근에는 정책수립이나 목표설정에도 많이 활용되고 있다. 한 곳에 모여 직접 얼굴을 마주보고 토론할 경우에 발생할 수 있는 다수의 횡포나 권위 있는 사람의 독점적 발언 등 바람직하지 못한 심리적 효과를 제거한 조사방법이다. 일반적으로 델파이는 관련된 전문가 또는 이해집단으로 패널을 구성하고, 3~4회에 걸쳐 문제에 대한 개방형 질문(제1회)과 폐쇄형 질문을 활용하여 자료를 수집한다.

델파이 방법의 장점은 관련된 폭넓은 분야에서 심층적으로 의견을 수렴할 수 있고, 비교적 경제적이며, 시간을 효율적으로 사용할 수 있다. 또한, 전혀 타인으로부터 방해받지 않은 자유로운 의사결정이 가능하다. 그러나 단점은 질문내용이 모호하게 작성되어 내용이 정확히 전달되지 않을 수 있으며, 패널을 잘못 선정했을 때 생기는 비협조적 태도와 비전문가의 왜곡된 참여 가능성도 있다. 또한, 반복되는 통계처리와 질문지 송부와 회송 등에 소요되는 번거로운 절차 등이 단점으로 지적될 수 있다. 델파이 진행과정은 아래와 같이 3단계로 구분할 수 있다.

① 1단계

예측하려고 하는 주제를 구체화하고, 참여할 전문가의 명단을 작성한다. 전문가 선정은 관련 논문 발표자나 연구자들의 추천으로 진행한다. 서로 다른 시각을 가진 전문가들이 고르게 분포될 수 있도록 하여, 관점의 편향으로 결론이 왜곡되지 않도록 한다. 가능한 각 분야에서 동일한 수의 전문가를 선정하여 참여시키는 것이 바람직하다.

② 2단계

질문지의 작성과 조사, 분석, 분석결과를 활용한 다음 라운드 질문지의 개발 등의 순환과정으로 이루어진다. 1라운드 조사와 2라운드 이후의 질문지는 다소 차이가 있다. 1라운드 설문지는 예상 사건과 발생 일시를 응답하게 하는 개방형 질문을 제시하여 해당 주제의 델파이에 필요한 정보와 판단을 얻는다. 조사는 필기구와 질문지를 이용하는 방법과 컴퓨터를 활용한 온라인 방법으로 진행할 수 있다. 인터넷을 활용하여 델파이 조사를 기획하는 것도 매우 효율적이다. 1라운드 조사가 끝난 후에는 초기의 모든 예측에 대하여 일목요연하게 목록을 작성해야 한다. 이렇게 분석된 조사결과는 익명성을 보장하여 모든 참여자들에게 제공된다.

2라운드 조사의 질문지는 정보의 제공과 조사의 두 가지 목적을 위해 좀 더 복잡하게 구성된다. 2라운드 질문지의 응답에 대하여 집중경향과 분산도를 산출하여 이 결과와 해당 전문가의 2라운드 응답을 환류하여 각 항목에 대한 본인의 예측을 수정할 수 있는 기회를 제공한다. 만일 다수의 의견으로부터 극히 벗어난 의견을 수정하지 않고 계속 다수와 다른 의견을 유지할 경우에는 그 이유를 밝히도록 요청할 수도 있다. 조사는 참여자들의 의견이 어느 정도 수렴될 때까지 몇 차례 반복하고, 충분히 의미 있는 의견합의가 이루어지면 종료한다.

③ 3단계

계속된 각 라운드에서 추출된 내용을 시기별, 우선순위별, 빈도수별 등 각종 통계기법을 응용하여 정리한다. 중위수(median)와 사분위수(quartile)에 해당하는 참여자의 의견을 정리하고, 이를 활용하여 최종 응답결과를 정리한다. 마지막으로 정리된 내용을 가지고 전문가들을 초청하여 세미나를 개최하여 최종 결과를 보완하고 보고서를 작성한다.

[표 4-1] 델파이 과정별 진행 내용

과정	주요 내용
1단계	문제의 명료화
	참가자 선정
2단계	제1라운드 응답 분석
	후속 질문지 개발
	동일 방법으로 제 2, 3, 4라운드 계속 가능
3단계	최종 응답 결과 정리
	응답 결과 통계적 분석
	전문가 세미나 개최
	최종 결과보고서 작성

(4) 심층면접

심층면접(depth interview)은 대상집단 중에서 중요한 정보를 제공해 줄 수 있는 특정인을 다수 선정하고, 조사자가 참가자를 대상으로 자유롭게 말할 수 있도록 면담을 실시하여 자료를 수집하는 방법이다. 심층면접과정에 조사자는 개방적 질문으로 참여자의 생각, 의도, 행동유형을 알아내고 비언어적 의사표현의 의미로 밝혀낼 수 있다. 또한 조사자는 반구조화된 질문으로 핵심적 내용에 관해서 어느 정도 윤곽을 정해서 정보를 수집할 수 있다. 심층면접에서 조사자가 참가자에 대해서 행하는 질문은 참여자의 태도, 감정, 지식, 행동 등에 대해서 이루어진다. 태도와 관련된 질문은 참가자의 특정 사안에 대한 의견을 물어서 시작하고, 감정 상태에 관한 질문은 정서적 반응을 유도한다. 또한 지식은 그 사안에 관해서 알고 있는 정도를 파악하고, 행동은 그 사안과 관련된 구체적 행위가 무엇이었는지에 관해서 내용을 묻는다.

그런데 심층면접에서는 조사자의 면담기술이 중요하다. 조사자는 참가자가 이해하기 어려운 이야기를 할 때는, 이를 명확하게 하기 위하여 구체적으로 질문하는 방법을 알아야 한다. 심층면접은 조사자와 참가자가 상호 편안하고 비밀보장을 위해서 안전하다고 느끼는 장소에서 진행되어야 한다. 심층면접을 진행할 때 조사자는 우선 참가자와 친근한 관계를 만든 후에 이야기를 시작한다. 조사자는 참가자가 말하는 내용을 상세히 기록한다.

(5) 관찰

관찰은 조사자가 현장을 직접 방문하여 필요한 정보나 상황을 알아내는 방법이다. 관찰한 결과를 유효하게 활용하기 위해서는 그것을 관찰일지 등의 방법으로 정리해야 한다. 관찰법의 장점은 조사자가 직접 눈으로 현장을 확인하기 때문에 어떤 상황의 발생과정을 잘 파악할 수 있다. 단점은 똑 같은 행동이라 하더라도 조사자에 따라 다르게 의미를 부여할 수 있고, 행동은 주어진 특수한 상황에 따라 다르게 나타날 수 있기 때문에 관찰 결과의 신뢰성과 타당성을 결정하는데 어려움이 있다.

(6) 직접 경험

직접 경험은 조사자가 실제 상황을 직접 체험하면서 요구를 파악하는 방법이다. 단순한 현장 방문이 아니고 요구를 파악하기 위한 현장 체험이기 때문에 사전에 관련된 다양한 정보를 알고 있어야 효과적으로 활동할 수 있다.

(7) 공청회

조사자가 지역사회의 모든 사람들이 참여할 수 있는 공개적인 모임을 개최하여 요구나 문제들을 파악하는 방법이다. 공청회의 장점은 광범위한 주민계층 및 집단의 의견을 짧은 시간에 청취할 수 있다. 단점은 관심 있는 사람들만 참석하여 의견을 제시하기 때문에 편향(bias)이 있을 수 있고, 의견을 발표하는 사람의 수도 매우 제한된다는 점이다.

2) 간접자료 조사법

간접자료 조사법은 기존의 기록이나 자료를 활용하거나 대상집단을 정확히 알지 못하지만 그와 관련이 있는 증거들을 이용하여 그 대상집단의 요구를 조사하는 방법이다. 보건지표 분석방법, 행정자료 조사방법, 개인별 기록자료 조사방법, 비활동 자료 분석방법 등이 포함된다. 이 방법은 규범적 요구를 밝히는데 활용된다.

(1) 보건지표 분석

보건지표(health index)는 인간의 건강상태뿐만 아니라 이와 관련된 제반 사항 즉, 보건정책, 보건의료제도, 보건의료자원, 인구구조, 보건의식 등에 대한 전반적인 수준이나 특성을 말한다.

보건지표와 관련된 대표적인 자료는 인구센서스 및 인구동태자료, 사회지표 통계연보, 국민건강영양조사결과, 건강보험자료 등이 있다. 각 지역별로 실시되는 지역사회건강조사 결과도 중요한 보건지표를 제공한다.

(2) 행정자료 조사

행정기관이 업무 추진을 위해서 수집하거나 보관하고 있는 자료는 요구사정에 큰 도움이 될 수 있다. 이러한 자료는 주민들의 특성에 관한 정보를 흔히 포함하고 있기 때문에 주민들이 문제를 파악하는 데에 이용할 수 있기 때문이다. 특히, 행정자료는 주민들의 요청 사항, 공익사업의 동향, 특별한 관심을 요하는 대상 인구 또는 지역에 관한 중요한 정보를 제공한다.

(3) 개인별 기록자료 조사

개인별로 기록되어 있는 각종의 자료를 분석하여 그의 요구를 확인하는 방법이다. 예를 들면, 학생들의 생활기록부나 병원 시설에 입원한 사람들의 개인별 차트(chart) 또는 정신보건시설에 보관되어 있는 개인별 기록들을 분석하여 요구를 확인하는 방법이 여기에 해당된다.

3) 사례 조사법

사례 조사법은 대상집단을 직접 상대하거나 관련이 있는 제3자를 접촉하여 그들의 요구를 조사하는 방법이다. 보건프로그램 운영자 및 서비스 제공자 조사, 주요 정보 제공자 조사 등이 포함된다. 이 방법은 표현된 요구를 밝히는데 활용된다.

(1) 보건프로그램 운영자 및 서비스 제공자 조사

서비스를 직접 제공하거나 보건프로그램의 운영을 담당하고 사람을 만나 이용자와 관련된 여러 가지 상황들을 조사하여 관련자들의 요구를 확인하는 방법이다.

이 방법의 장점은 잘 알려져 있지 않거나 이야기하기가 어려운 문제들에 관한 정보를 얻을 수 있다. 단점은 제공자들은 주로 수혜자만을 상대하기 때문에 수혜자에 관한 자료만을 제공할 수 있다.

(2) 주요 정보 제공자 조사

보건프로그램 운영이나 서비스 전달에는 직접 참여하지 않지만 지역사회에서 오랫동안 거주했거나, 그 지역의 사정을 잘 알며, 대상 주민들의 사정을 대변할 수 있는 사람들을 주요 정보 제공자라고 한다. 이들로부터 대상집단의 요구 및 서비스 이용 상태를 파악하는 방법이다.

이 방법의 장점은 주민 대다수의 문제나 지역적인 관심사 또는 논의 대상이 될 가능성이 있는 문제를 알 수 있다. 단점은 주요 정보 제공자가 보는 문제는 흔히 정치적 의식이나 감정으로 결정될 가능성이 많기 때문에 어떤 집단은 그들의 관심에서 제외될 수 있다.

4 | 자료수집

1) 자료의 구분

자료는 직 · 간접적으로 이용되는 일체의 정보이다. 자료는 수집방법에 따라 1차 자료와 2차 자료로 구분하고, 자료의 특성에 따라 양적 자료와 질적 자료로 구분할 수 있다.

(1) 자료수집 방법

① 1차 자료

1차 자료는 조사자가 직접 조사를 통해 수집하고 작성한 자료이다. 조사목적에 따라 조사설계를 하고 직접 수집한 자료로 2차 자료에 비해 자료를 수집하는데 비용, 인력, 시간이 많이 소요된다. 따라서 조사목적에 적합한 2차 자료의 존재 및 사용 가능성의 유무를 확인한 후 2차 자료가 없는 경우에 한하여 1차 자료를 수집하는 것이 경제적이다.

② 2차 자료

2차 자료는 기존 타인의 조사결과를 이용하는 자료이다. 개인, 집단, 조직, 기관 등에 의해서 이미 만들어진 여러 종류의 자료로 연구목적을 위해 사용될 수 있는 기존의 모든 자료이다. 2차 자료는 현재의 연구목적과는 다른 목적을 위해서 독창적으로 수집된 정보라고도 할 수 있다. 2차 자료는 자료수집 기간과 비용을 절약할 수 있고 바로 사용할 수 있으므로 가능한 2차 자료를 최대한 활용하는 것이 바람직하다.

(2) 자료의 특성

① 양적 자료

양적 자료(quantitative data)는 자료가 수량화되어 있는 것으로 양적 조사(quantitative research)를 통하여 수집된다. 양적 조사는 구조화된 측정을 이용하여 모든 조사대상에게 일관된 측정을 적용하고, 자료가 수량화되어 있기 때문에 통계분석에 의하여 결과가 나타난다. 양적 자료에는 설문조사자료(survey data), 관측자료(observational data), 실험자료(experimental data) 등이 포함된다.

② 질적 자료

질적 자료(qualitative data)는 자료가 수량화되어 있지 않은 것으로 질적 조사를 통하여 수집된다. 질적 조사(qualitative research)는 연구문제를 이해할 목적으로 적은 수의 표본을 가지고 진행하는 구조화되지 않은(unstructured) 탐색적 조사방법이다. 질적 조사는 적은 수의 참여자를 대상으로 심층분석이 이루어진다는 측면에서 양적 조사와 구분되는 특성을 갖는다. 그러나 선택된 적은 수의 참여자는 모집단에 대한 대표성을 갖지 못하기 때문에 질적 조사에 대한 결과를 일반적인 상황에 적용시키는 경우에는 일반화 문제가 발생하게 된다.

질적 자료에는 포커스그룹 인터뷰(focus group interview)자료, 심층면접(depth interview)자료, 관찰자료, 내용분석 자료 등이 포함된다.

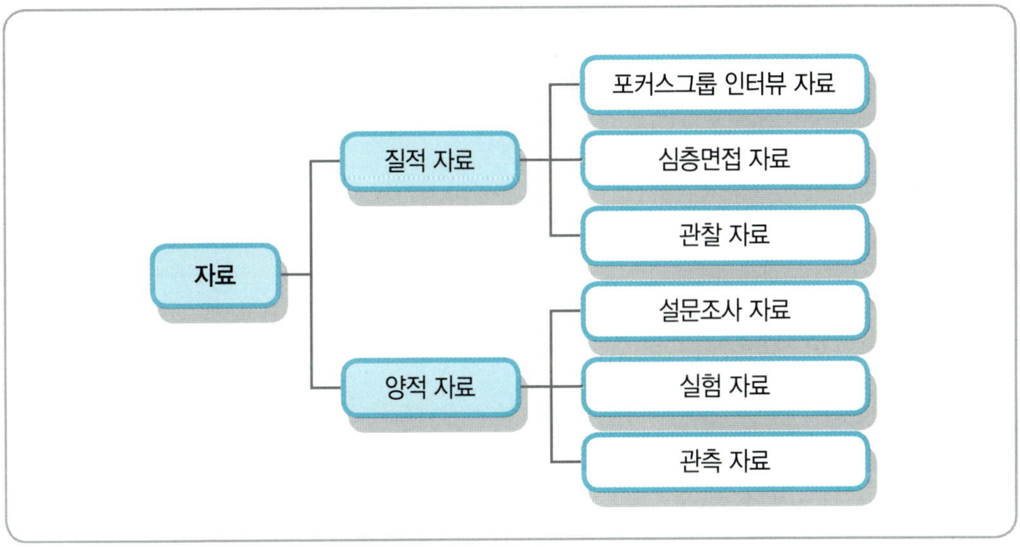

[그림 4-2] 자료의 특성에 따른 구분

2) 자료수집의 기본 원칙

(1) 비교가 가능하도록 자료를 수집한다.

건강문제는 절대적 크기만이 아니라 상대적 크기도 중요하게 고려되어야 한다. 건강형평성 달성은 보건프로그램이 추구하는 궁극적 가치의 하나이다. 제한된 자원의 효율성을 높이기 위해서는 표적집단의 선정이 중요하다. 이를 위해서는 자료를 수집할 때에 건강수준이나 보건서비스 이용에 차이를 가져올 수 있는 여러 특성별로 자료를 수집해야 한다. 예를 들어, 지역사회의 흡연율 자료도 중요하지만 소득계층별 및 연령별로 세분화해서 흡연율 자료를 수집하는 것이 필요하다.

(2) 2차 자료를 최대한 활용한다.

1차 자료를 수집할 경우에는 비용이 많이 소요되기 때문에 가능하면 2차 자료를 적극 활용하는 것이 바람직하다. 최근에는 사회적으로 통계자료에 대한 관심이 크게 증가하여 다양한 2차 자료가 생산되고 있다는 점을 고려해야 한다. 2차 자료의 경우 별도의 비용으로 구입해야 하는 경우가 있고, 협조 공문을 통하여 자료 사용을 허락받을 수도 있다. 현황분석에 양적 자료 및 질적 자료가 모두 필요하다.

(3) 포괄적으로 자료를 수집한다.

지역사회 건강상태를 파악할 때 어떠한 종류의 자료를 가지고 분석하고 해석하는 가에 따라 지역사회에 대한 이해가 달라질 수 있다. 그러므로 지역사회의 건강상태를 파악하기 위해서는 수집 가능한 자료를 다양하게 확보하고, 이 자료를 이용하여 분석 가능한 지표를 모두 산출해 보아야 한다. 또한, 지역사회 건강지표를 얻어낼 수 있는 자료들의 출처 및 발표 간격을 파악하였다가 새로운 자료가 나오면 바로 업데이트한다.

(4) 수집된 자료의 질을 평가한다.

수집된 자료는 분석하기 전에 자료의 질을 평가해야 한다. 자료의 질을 평가할 때 고려해야 할 내용은 첫째, 자료가 필요한 정보를 모두 가지고 있어야 한다. 둘째, 분석하고자 하는 자료가 타당성과 신뢰성을 가지고 있어야 한다. 셋째, 조사 대상자가 전체 모집단을 대표해야 한다. 넷째, 가능한 최근 자료를 활용한다. 다섯째, 다른 자료와의 연계가 쉬워야 한다.

3) 자료수집 방법

(1) 양적 자료수집 방법

① 질문지법

질문지는 일상적으로 말하는 설문지의 형태이다. 질문지는 조사하고자 하는 질문들을 체계적으로 열거한 문서이며, 응답자 스스로가 자신의 의견을 직접 기입하는 것을 원칙으로 하는 조사도구이다.

이 질문지는 조사자가 필요로 하는 자료를 수집하기 위하여 정리된 여러 개의 문항으로 구성되며 그 형태도 다양하다. 질문지에 포함된 모든 문항은 하나의 변수 내지는 지표의 역할을 하기 때문에 질문지법은 자료수집 방법으로 가장 널리 활용된다. 그러나 질문지에 표시된 질문의 한도 내에서만 자료수집이 가능하고 응답자의 표현에 의존한다는 제약이 있다.

㉠ 질문의 유형

ⓐ 개방형 질문

개방형 질문(open-ended question)은 응답자 스스로가 질문의 중요성을 이해하고 자신의 생각을 자유롭게 응답하는 것이다. 질문을 일정한 범주로 나누지 않고 응답범위도 무제한적이어서 비체계적 질문이라고 할 수 있다. 주관식 개방형 질문은 응답자의 의견, 태도, 동기 등에 대하여 보다 정확한 응답을 얻을 수 있고, 응답항목에 의하여 발생할 수 있는 편의(bias)를 없앨 수 있다. 또한, 응답자들의 응답에서 새로운 정보를 얻을 수 있다는 점에서 사전조사에서와 같이 응답자가 어떻게 응답하는가를 탐색적으로 살펴보고자 할 때에 적합한 질문 방식이다.

그러나, 자료를 처리할 때에 코딩 작업이 어렵고 시간이 많이 소요되며 자료가 표준화되어 있지 않기 때문에 통계적 분석이나 비교가 어렵다. 또한, 응답자들이 응답을 하는데 어느 정도의 교육수준을 가지고 있어야 하며, 즉각적 응답을 하기 때문에 못하는 경우에는 무응답이나 응답을 거부하는 경우가 많을 수 있다.

ⓑ 폐쇄형 질문

폐쇄형 질문(closed-ended question)은 응답자에게 응답의 자유를 주지 않고 응답할 내용을 사전에 범주화하여 제시된 응답범주 중에서 하나를 선택하게 하는 형태이다. 응답범주가 미리 결정되어 있고 그 범위 내에서 응답을 하기에 체계적 질문이라 할 수 있다. 폐쇄형 질문은 응답자에게 응답할 내용을 제공하므로 민감한 문제에도 응답을 얻어내기가 수월하고 자료의 처리가 용이하다.

그러나, 구조화된 질문은 자칫 응답자들에게 제시된 응답범주들을 선택하도록 강요할 수 있는 문제점이 있다. 모든 응답범주는 상호배타적이어야 하고 포괄성을 지니고 있어야 하는데, 그렇지 못하면 응답자가 원하지 않는 응답을 하는 경우와 응답자의 편견이 개입될 수 있다.

㉡ 질문지법 적용방법

ⓐ 자기기입법

자기기입법(personal self-administration)은 직장 또는 가정의 조사대상자에게 질문지를 전달하고, 응답자가 직접 질문에 대한 응답을 기입하게 한 후 다시 회수하는 방법으로 배포조사법이라고도 한다. 자기기입법은 응답자가 자신의 생각을 솔직하게 표현할 수 있도록 다른 사람의 개입이나 방해가 없는 상황에서 응답하도록 하는 것이 중요하다. 이 방법은 우편조사보다 더 많은 비용이 소요되지만 응답률을 더 높일 수 있다는 장점이 있다. 또한 응답형태로서의 자기기입법은 질문지법에 가장 널리 쓰이는 응답형태이다.

ⓑ 집단조사법

집단조사법(group survey)은 조사대상자와 개인적인 접촉이 어려운 경우에 대상자를 같은 장소에 집단적으로 모아 놓고 질문지를 배포하고 자신이 직접 질문지에 응답하게 하는 방식이다. 이 방법은 각종 조직이나 집단을 대상으로 연구할 때 유용하고 편리한 방법이다. 먼저 응답자들에게 조사의 목적과 질문지의 내용 및 응답 요령을 자세히 알려주어야 한다. 이 경우 질문지에 대한 의문점들에 대해 직접 질문하고 대답할 수 있기 때문에 질문지 내용에 대한 오해를 줄일 수 있고 비용과 시간이 절약된다. 그러나 조직 및 집단, 개별 응답자들의 협조를 구하기가 어렵고, 조직 및 집단의 상황이 응답을 왜곡할 수 있으며, 응답자들에 대한 통제가 쉽지 않다는 단점이 있다.

ⓒ 우편조사

우편조사(mail questionnaire)는 개별 대상자들에게 우편으로 질문지를 발송하여 질문지에 응답한 후 반송용 봉투를 이용하여 반송하게 하는 방법이다. 우편조사의 장점은 첫째, 면접을 실행할 숙련된 조사원이 필요 없고, 질문지의 작성과 복사, 발송 및 반송 비용만 고려하면 되기 때문에 비용이 절약된다. 둘째, 응답자에게 익명성을 보장한다는 느낌을 줄 수 있어 다른 사람들에게 공개적으로 드러내놓기 민감한 문제들에 대한 조사에 적합하다. 셋째, 응답자가 응답할 시간적 여유를 제공하므로 사안에 따라서는 보다 질 높은 자료를 수집할 수 있다.

그러나 우편조사의 단점은 첫째, 인쇄된 문자들을 통해서만 응답자에게 전달되기 때문에 응답자들이 스스로 이해할 수 있는 단순한 문제에 제한되기 쉽다. 이해하기 어려운 까다로운 질문들을 담은 우편조사는 응답에 대한 강제성의 느낌을 크게 갖지 않기 때문에 응답률을 현저히 낮출 가능성이 높다. 둘째, 조사가 완료되면 그에 따른 추가질문이나 불확실한 응답에 대한 추가 질의 등과 같은 심층규명(probing)이 어렵다. 셋째, 우편으로 배달된 질문지가 어떤 상황에서 작성되었는지를 통제할 방법이 없다. 따라서 연구자는 자신이 의도했던 사람들이 응답했는지 아니면 대리인이 응답했는지 등에 대한 확신이 어렵다. 넷째, 전형적인 면접조사의 경우 90% 내외의 회수율을 보이는 반면 우편설문은 대개 20~40%의 회수율을 보여 조사결과의 일반화를 어렵게 한다.

한편, 우편조사의 응답률 향상을 위하여 질문지에 적절한 후원자를 거명하여 응답자의 신뢰를 높이고 응답에 대한 적절한 보상을 제공하는 등의 응답유인책을 사용하는 것도 한 방법이다. 또한, 질문지의 표지를 친근감 있게 작성하고 우표가 붙은 반송용 봉투를 제공한다. 한번 이상 응답을 독려하는 엽서를 발송하는 것도 회수율 향상에 도움이 된다.

② 면접법

면접법(interview)이란 조사자와 응답자 간에 얼굴을 마주 보고 대화하면서 필요한 자료를 얻어내는 방법이다. 면접법에서는 사용되는 질문지와 조사원의 역량이 중요한 요인이다. 면접유형은 면접상황과 면접내용의 구조화 정도에 의해 구분된다.

㉠ 구조화 정도에 따른 유형분류

면접의 구조화는 면접상황과 내용을 얼마나 구조화시켰는지에 의해 구분한다. 구조화 정도의 차이는 현장에서 면접에 사용되는 면접조사표의 표준화 정도와 조사원의 역할 차이로 나타나게 된다.

ⓐ 구조화 면접

구조화된 면접(structured interview)은 가장 구조화의 정도가 높은 면접법으로 표준화 면접(standardized interview)이라고도 한다. 구조화 면접에 사용되는 면접조사표가 질문항목, 질문형식, 질문항목의 배열순서 등이 구체적으로 표준화되어 있기 때문이다. 모든 질문 내용과 응답범주가 사전에 미리 결정되어 질문지에 담겨져 있다. 또한 조사원의 질문, 언어 표현, 순서 등이 정해져 있어 면접상황에서 조사원의 자유재량을 허락하지 않는다. 단순한 언어 표현의 차이조차도 응답자들은 크게 다른 의미로 받아드릴 수 있기 때문에 이러한 위험을 줄이기 위해 사전에 철저히 구조화된 면접조사를 준비한다.

ⓑ 비구조화 면접

비구조화 면접(unstructured interview)은 비표준화 면접(nonstandardized interview) 혹은 비유도 면접(nondirective interview)이라고도 한다. 가장 구조화되지 않은 면접법으로 사전에 구체화된 질문도 없고, 질문의 순서도 없다. 즉, 구조화된 질문지도 없고, 질문형식이나 순서에 관한 조사원의 지침도 없다. 이 면접법은 조사원이 자유롭게 질문할 수 있고, 응답자가 조사원의 일정한 지시없이 자유롭게 질문에 응수하고 자신의 경험과 태도, 의견, 느낌, 상황에 대

[표 4-2] 구조화 · 비구조화 면접의 장단점 비교

구분	장점	단점
구조화 면접	• 조사원 행동의 일관성 • 신뢰성이 높음 • 활용범위가 넓음 • 면접결과의 비교가 가능함 • 면접결과의 분석이 공통적임	• 사실의 발견가능성이 희박함 • 면접상황에 대한 적응도가 낮음 • 조사자 재량의 신축성이 없음
비구조화 면접	• 면접상황에 대한 적응도가 높음 • 면접결과의 타당성이 높음 • 새로운 사실의 발견이 가능함 • 조사원의 재량이 신축적임	• 비교가능성이 낮을 수 있음 • 신뢰도가 낮음 • 면접결과의 처리가 쉽지 않음

한 정의, 사건들에 대한 설명 등을 표현하도록 권장한다. 깊이 있는 질의응답이 가능하기 때문에 심층면접이라고도 한다. 비구조화 면접은 문제에 대한 사전지식이 희박할 때 유용하다. 그러나 비구조화 면접법은 수집된 자료에 대한 처리와 각 면접 자료들 간의 상호신뢰도가 낮다는 단점이 있다.

ⓒ 준구조화 면접

준구조화 면접(semi–structured interview)은 구조화 면접과 비구조화 면접의 두 가지 유형을 혼합한 형태로 구조화 면접에 비해 표준화가 낮은 면접조사표가 이용되기 때문에 준표준화 면접(semi–standardized interview)이라고도 한다. 준구조화 면접은 질문, 응답, 조사원의 구조화 정도 등에 따라 조금씩 다른 형태를 가지게 된다. 각 유형별 구체적인 내용은 다음과 같다.

i) **자유응답 면접**

자유응답 면접(free response interview)은 질문의 구조화 정도는 다소 높지만, 응답의 구조화 정도는 비구조화에 가깝다. 사전에 미리 결정된 질문문항에 대하여 응답자가 자유로운 방식으로 응답하는 형태로 면접이 이루어진다.

ii) **개방식 면접**

개방식 면접(open–ended interview)은 질문의 구조화는 비구조화에 가깝고 응답의 구조화는 높은 편이다. 구조화되어 있지 않은 질문에 응답자는 구조화된 방법대로 응답해야 한다.

iii) **집중면접**

집중면접(focused interview)은 질문이 준구조화되어 있고, 조사원의 역할이 구조화되어 있다. 질문지에 의해 질문이 구조화되어 있지는 않지만 질문의 주제와 내용은 표준화되어 있어 구조화에 가깝고, 조사원에게 질문순서나 캐묻기 재량을 주어 조사원의 역할의 구조화가 약한 면접방법이다. 집중면접은 특정한 경험과 그 효과에 집중하여 비교적 융통성 있는 질문을 전개한다. 특정 경험이 있는 응답자들에게만 집중적으로 질문을 하여 응답자 스스로의 내면적 경험과 상황규정을 파악하고자 하는 목적에서 실시한다.

iv) 임상면접

임상면접(clinical interview)은 특정 경험 대신 개인의 생활사 전체를 통한 동기와 감정 같은 것을 찾아내기 위해 융통성 있는 질문을 한다. 질문이 준구조화되어 있고, 조사원의 역할이 구조화되어 있는 면접방법이다. 임상면접은 질문지에 의해 질문이 구조화되어 있지는 않지만 질문의 주제와 내용은 표준화되어 있어 구조화에 가깝고, 조사원에게 질문순서나 캐묻기 재량을 주어 조사원의 역할의 구조화가 약한 면접방법이다.

③ 면접법의 조사유형

㉠ 개별 면접조사

개별 면접조사(personal face-to-face interview)는 조사원이 조사대상자를 개인적으로 만나 응답을 얻는 방법이다. 직접조사는 조사원이 응답자로부터 직접 정보를 얻는 방법으로 문항의 모호함이나 표현의 부적절함을 조사원이 객관적으로 보충 설명함으로써 정확한 조사가 이루어질 수 있으며 우편조사보다 응답률이 높다. 가장 보편적인 방법이지만 조사대상자의 수와 범위가 넓을 경우에는 비용 문제가 발생한다.

응답자가 설문내용을 잘 이해하지 못할 경우에는 조사원의 설명으로 효율적인 조사가 이루어진다. 그러나 조사원이 중립적인 위치에서 설명하지 않을 때는 조사원에 의한 편의가 응답에 반영될 수 있는 단점이 있다.

㉡ 집단 면접조사

집단 면접조사(group interview)는 집단토론 과정에서 개인 각자가 자신의 문제를 깨닫고 치유를 경험하는 정신요법 형식을 사용해 조사자가 질문을 통해 집단을 자극하고 대상자들 간의 자유로운 대화를 유도해 정보를 수집하는 방법이다.

개인의 불충분하고 불분명한 정보가 집단상황에 의해 정정되는 이점이 있지만 집단의 구성 자체에서 형성되는 지위와 규범에 따라 개인의 의견이나 태도가 달라질 수 있다는 단점이 있다.

ⓒ 전화조사

전화조사(telephone interview)는 조사원이 직접 응답자를 만나야 하는 다른 면접법과는 달리 전화로 간접 대면하게 된다. 전화조사의 장점은 첫째, 조사대상자와의 접촉이 용이하며 조사비용이 적게 든다. 둘째, 익명성이 보장되므로 면접조사에서 어려운 민감한 질문도 가능하며 광범위한 지역을 신속히 조사할 수 있다. 셋째, 조사책임자의 중앙집중식 통제 하에서 일관된 형식의 인터뷰를 수행할 수 있어 자료의 질적 향상에 도움이 된다. 전화조사의 단점은 조사대상자가 전화를 쉽게 끊을 수 있다. 응답자가 자의적으로 전화를 끊을 수 있어 많은 문항을 조사하기는 어렵다.

ⓓ 인터넷 조사

인터넷 조사는 e-메일이나 웹을 이용한 조사방법이다. 초기에는 컴퓨터와 인터넷의 낮은 보급률로 인해 수집된 자료의 대표성과 편향성 문제로 선호되지 못했지만 인터넷의 광범위한 확산으로 인해 이러한 문제에 대한 염려가 많이 감소되고 있다. 인터넷을 이용할 경우 기존 조사방법들에 비해 조사비용 절감, 조사기간 단축, 응답자 접근 용이성 등의 장점뿐만 아니라 기술의 발달로 인해 상호작용적인 질문이나 음악 또는 동영상을 활용할 수 있고 실시간 통계분석이 가능하다. 또한, 후속 독촉도 우편조사 보다 쉽고 응답자들이 자신이 원하는 시간에 설문에 응할 수 있어 응답의 질적 향상을 도모할 수 있다. 반면에 컴퓨터와 인터넷에 접근이 어려운 저소득층, 노인, 어린이 등에는 자료수집이 제한적이고, 응답률이 낮은 단점이 있다.

(2) 질적 자료수집 방법

① 포커스그룹 인터뷰

포커스그룹 인터뷰(focus group interview)는 어떤 것에 공통점을 가진 사람들을 함께 모은 다음에 특정한 주제에 대해서 그들에게 의견과 아이디어를 질문하는 방법이며, 질적 연구에서 가장 많이 사용된다. 숙련된 면접자(moderator)가 적은 수의 응답자로 구성된 그룹을 대상으로 자연스럽게 인터뷰를 진행한다. 이 방법의 목적은 자연스러운 토의과정을 통하여 미처 생각하지 못하였던 새로운 사실을 발견하는 것이다.

㉠ 포커스그룹의 구성

포커스그룹은 일반적으로 8~12명 사이가 적절한 것으로 알려져 있다. 포커스그룹이 너무 적은 수의 응답자로 구성되면 다양한 의견을 듣지 못하게 되고, 너무 많은 수의 응답자로 구성되면 의견들이 너무 산만해져서 한 주제에 대하여 집중적으로 토의하기가 어려워진다. 포커스그룹을 구성하는 응답자들은 나이, 사회경제적 측면에서 동질의 집단으로 구성하는 것이 바람직하다. 예를 들어, 대학생과 직장인을 같은 포커스그룹의 구성원으로 포함시키는 것은 바람직하지 않다.

포커스그룹에 참여하는 응답자들은 논의할 주제에 대하여 경험이나 관심이 있어야 한다. 논의 시간은 1~3시간 사이로 하는 것이 바람직하다. 토의내용을 녹음하지 않고 기록하게 되면 중요한 많은 내용을 놓칠 수 있고, 토의 후 보다 정확한 내용분석(content analysis)을 위해서는 녹음이나 녹화를 하는 것이 필요하다.

㉡ 장점 및 단점

포커스그룹 인터뷰의 장점은 여러 사람이 모여서 한 주제에 대하여 다양한 범위의 생각이나 아이디어, 내용을 논의하기 때문에 폭 넓은 의견을 들을 수 있다. 여러 사람이 모여서 논의하기 때문에 응답자는 훨씬 편안한 마음으로 의견을 제시할 수 있게 된다. 한 사람의 의견제시를 시작으로 다른 사람들의 의견이 연속적으로 표현되므로 이러한 과정을 통하여 참신한 아이디어들이 나타나게 된다. 따라서 독창적이고 창의적인 의견들이 제시될 가능성이 높아진다.

포커스그룹 인터뷰의 단점은 얻은 결과를 일반적인 상황에 적용시킬 수 없다는 것이다. 적은 표본 수에 동질의 포커스그룹을 형성하여 이로부터 얻은 내용은 시험적인 내용으로 이러한 내용을 일반적인 내용으로 취급하여 결정을 내리는 것은 적합하지 않기 때문이다. 또한, 포커스그룹 인터뷰에서 나타나는 다양하고 풍부한 정보를 조사자가 자기방식으로 결과를 해석하는 위험에 빠질 수 있다. 따라서 포커스그룹 인터뷰에서 올바른 조사결과를 얻기 위해서는 객관적이고 남의 의견을 받아들일 수 있는 자세가 매우 중요하다.

② 심층면접

㉠ 면접방법

심층면접(depth interview)은 숙달된 면접자가 구조화되지 않은 직접법을 이용하여 어떤 주제에 대한 응답자의 숨겨진 의도나 신념, 태도, 느낌 등을 조사하는 개별면접(personal interview) 형태의 질적 자료 수집하는 방법이다.

포커스그룹 인터뷰와 다른 차이점은 숙달된 면접자에 의하여 면접이 일대일로 이루어진다는 것이다. 심층면접은 일반적으로 30분부터 시작하여 1시간 이상 소요되는 경우도 있다. 심층면접은 일반적인 질문으로부터 시작하여 구조화되지 않은 형식으로 질문이 이어져야 한다. 즉, 다음의 질문은 응답자의 응답 결과에 따라 다른 질문들이 연결이 되어야 한다.

예를 들어, '정부의 건강정책에 더 이상 관심이 없다'고 응답을 하였다면, 이러한 응답 결과와 관련하여 '왜 정부의 건강정책에 관심이 없습니까?'라고 연결되는 질문이 이어져야 한다. 이 경우에 응답자가 본인의 생각을 나타내지 않는 형태의 응답인 '정부의 건강정책이 마음에 들지 않기 때문이다.'라고 응답하였다면, 면접자는 '그 전에는 어떠한 이유에서 정부의 건강정책에 관심이 있었으며, 지금은 무슨 이유로 무관심하게 되었습니까?' 라고 깊이 있는 질문을 하여야 한다. 이와 같이, 면접자는 주제에 대한 전반적인 윤곽만을 가지고 있으며, 질문의 구성이나 순서는 응답자의 응답 결과에 따라 결정되는 것이 일반적이다. 심층면접에서 깊이 있는 질문을 하는 것은 응답자의 숨겨진 의도를 파악하려는 것이다.

㉡ 장점 및 단점

심층면접의 장점은 포커스그룹 인터뷰와 비교하여 응답자의 상당히 깊은 내용까지 파악할 수 있다는 것이다. 포커스그룹 인터뷰에서는 응답결과가 누구의 응답자에게서 나왔는지 확인할 방법이 없지만, 심층면접에서는 누구로부터 응답결과가 나타났는지를 정확하게 알 수 있다는 장점을 가지고 있다. 포커스그룹 인터뷰에서는 그룹의 의견이나 분위기에 따른 압력으로 인하여 마음 놓고 자신의 의견을 표현할 수 없는 경우가 발생하지만 심층면접에서는 자유스럽게 이러한 개인적인 의견이 교환될 수 있다.

심층면접의 단점은 숙련된 면접자를 확보하기 어렵다. 심층면접은 숙련된 면접자의 역할이 매우 중요하다. 잘못 구성된 질문을 하거나 면접자의 영향을 받아서 응답의 결과가 바뀌게 되는 경우에는 심층면접을 통하여 얻는 결과는 믿을 수 없게 된다. 또한, 심층면접을 통하여 얻은 자료를 분석하고 해석을 위하여 전문성을 가진 심리학자의 도움이 필요하다. 그런데 이러한 전문성을 가진 심리학자와 숙련된 면접자를 섭외하려면 많은 비용이 필요하다.

③ 관찰법

㉠ 면접방법

관찰법(observational method)은 어떤 상황에서 일어나는 사실들을 직접 목격하고, 목격하는 대로 그에 대한 정보를 기록하는 질적 자료수집 방법이다. 관찰은 인간의 자연스러운 일상생활 태도이다. 무엇인가를 보고 그것에 대한 정보와 이미지를 기억한다. 과학적 의미의 관찰은 일정한 목적을 가지고 체계적으로 계획해서, 기록하고 이를 일반화된 명제로 연결시켜 타당성과 신뢰성을 확인하고 통제하는 것이다. 관찰법은 면접법이나 질문지법에 비해 더 자연스러운 상황에서 정보수집이 가능하다.

㉡ 장점 및 단점

관찰법의 장점은 첫째, 자료의 수집이 발생 즉시 가능하다. 둘째, 관찰에 의한 비언어적 자료의 수집이 가능하다. 셋째, 자연스러운 상태의 정보수집이 가능하다. 넷째, 조사대상자에 대한 접근방법이 다양하다. 다섯째, 다양한 종류의 많은 자료를 수집할 수 있다.

관찰법의 단점은 첫째, 수집된 자료의 질적 특성으로 인하여 수량화가 어렵다. 둘째, 자연스러운 상황에서의 관찰이 갖는 장점으로 인해 외부적 요인의 통제가 어려운 경우가 많다. 셋째, 많은 대상을 동시에 관찰할 수 없어 일반화가 어렵다. 넷째, 보안이나 프라이버시를 이유로 관찰이 어려운 경우도 있다. 다섯째, 조사대상자의 익명성이 보장되지 않고 조사자의 신분과 관찰사실을 숨기는 것에 대한 윤리적 문제가 발생한다. 여섯째, 비언어적 자료의 해석과 처리가 어렵다. 일곱째, 장시간의 시간과 노력이 필요하고 이로 인한 경제적 · 심적 부담이 크다.

4) 신뢰도와 타당도

(1) 신뢰도의 개념

신뢰도(reliability)는 같은 대상을 반복 측정하는 경우 일치하는 값을 얻을 수 있는 정도이다. 측정을 반복할 때 동일한 측정결과를 가져온다면, 측정결과를 예측할 수 있고 안정성이 높다고 볼 수 있다.

신뢰도는 측정결과의 총분산에 대한 참값 변량의 비율로 표시되고, 0~1 사이의 값을 가지게 된다. 실제 조사에서 실제값이 얼마인지 알 수 없으므로 측정값에서 오차정도를 추정해야 한다. 일반적으로 기본적 신뢰수준은 0.7 정도이지만, 연구수준의 신뢰도는 0.8, 임상적 결정을 위한 신뢰수준은 0.8 이상으로 알려져 있다.

(2) 종류

신뢰도의 종류는 신뢰도의 추정방법에 따른 구분이다. 신뢰도의 추정은 재검사법, 복수양식법, 알파계수, 이분법 등이 있다.

① 재검사법

재검사법(test-retested method)은 신뢰도의 개념적인 정의에 가장 적절한 방법으로 여겨진다. 재검사법은 두 번 이상의 동일한 측정결과값 사이의 상관정도를 통해 신뢰도를 평가한다. 자료의 수집방법이 면접, 질문시, 실험 등인 경우에는 2번 정도가 적당하고 직접관찰이면 그 이상 반복하는 것이 좋다.

재검사법을 통해 신뢰도를 추정하는 경우, 검사와 재검사의 기간 동안 측정의 타당성을 저해하는 검사요인의 효과(처음의 측정이 재검사 점수에 영향을 미치는 효과), 역사요인의 효과(측정간격이 길 때에 조사대상집단의 특성변화에 따른 변화), 성숙요인의 효과(측정기간 중 발생한 사건의 영향) 등이 발생할 수 있다.

② 복수양식법

복수양식법(multiple forms techniques)은 재검사법이 검사의 시간적 차이로 인해 발생하는 문제점을 보완하여 유사한 형태의 두 개 이상의 측정도구를 사용하여 동일한 표본에 적용한 결과를 비교하여 신뢰도를 측정한다. 재검사법과 달리 동시에 이루어지기 때문에 평행양식법(parallel forms techniques)이라고도 하며 또는 대안양식법(alternative forms techniques)이라고도 불리기도 한다.

복수양식법도 두 가지 또는 그 이상의 측정도구를 통하여 얻은 측정값을 서로 비교하여 그 상관관계를 가지고 신뢰도를 추정한다. 그러나 둘 이상의 측정도구의 등가성(equivalence)을 미리 확인할 수 없다는 문제점이 있다. 몇 가지 통계학적 절차를 통해 두 양식이 유사한지 알 수 있다고 하더라도 두 개의 양식으로 나누는 작업은 직관적인 판단에 의존할 수 밖에 없다.

③ 알파계수

알파계수는 이분법과 함께 내적 일관성에 의해 신뢰도를 추정하는 방법으로 현재 가장 널리 쓰이는 신뢰도 측정 기법 중 하나이다. 이분법이 단일의 신뢰도 계수를 계산할 수 없다는 점에 착안하여 한 측정에서 가능한 모든 이분법 신뢰도들의 평균값을 신뢰도로 추정하는 내적 일관성 분석방법을 쿠더와 리차드슨(Kuder & Richardson)이 개발하였고 이후 크론바하(Cronbach)가 이에 대한 수학적 설명을 시도하여 이 계수를 크론바하의 α값으로 표시한다. 이 방법은 가능한 모든 이분법을 사용하여 각각의 상관관계를 계산하고 그 평균값을 측정도구의 신뢰도 값으로 사용한다.

크론바하의 α값은 0.60을 넘어야 만족할 만한 신뢰수준으로 여겨진다. 크론바하의 α값은 계산과정이 방대하고 길다는 단점이 있지만 최근에는 SPSS와 같은 통계 프로그램을 통해 산출이 가능하기 때문에 쉽게 수행할 수 있다. 크론바하의 α값도 신뢰도를 추정하기 위한 계수이므로 0~1 사이의 값을 가진다.

④ 이분법

이분법(split-half metnod)은 알파계수와 함께 내적 일관성(internal consistency) 방법에 근거하고 있다. 재검사법을 사용하는 경우에는 시간적 차이로 인한 신뢰도의 저해가 발행하고, 복수양식법을 사용하는 경우에는 측정도구의 등가성을 미리 담보할 수 없다. 이분법은 측정도구를 반으로 나누어 이들의 측정결과를 비교하는 방법이다.

이분법은 측정도구가 같은 개념을 측정한다는 점이 명백하고, 양분된 측정도구 각

각 완전한 척도를 이룰 수 있을 만큼 충분한 문항수가 필요하다. 이분법은 항목들을 나누는 방식에 따라 신뢰도 계수의 추정이 달라지는 문제점이 있다. 짝수 문항과 홀수 문항으로 구분하는 것이 일반적이지만 반드시 그런 것은 아니다.

(3) 타당도의 개념

타당도(validity)는 측정 타당도(measurement validity)와 조사연구 타당도(study validity)로 나누어진다. 측정 타당도는 어떤 측정방법이 측정하고자 하는 것을 어느 정도까지 측정할 수 있는지 그 정도를 나타낸다. 조사연구 타당도는 어떤 평가에서 얻어진 결과를 평가의 대상이 된 보건프로그램에 의한 것이라고 할 수 있는지의 여부(내적 타당도)와 어떤 특정한 상황에서의 평가결과를 더욱 일반적인 상황에도 적용될 수 있는가의 여부(외적 타당도)를 문제 삼는다.

① 측정의 타당도

타당도(validity)는 인과관계를 얼마나 진실에 가깝게 추론하는지와 관련되며, 측정의 정확성을 의미한다. 측정하려는 것을 제대로 측정하고 있는지에 대한 것이다. 측정도구가 원래 측정하고자 하는 내용을 올바르게 측정하고 있는가, 측정결과가 측정하고자 하는 대상이 갖는 사실 상태를 그대로 나타내고 있는가의 문제와 관련된다. 높은 타당도는 측정도구의 적합성을 말해준다. 측정도구의 적합성은 수집된 자료의 질을 보장할 수 있기 때문에 자료수집에서 타당도에 관심을 갖는 것이다.

㉠ 내용타당도

내용타당도(content validity)는 어떠한 측정방법이 측정해야 할 영역을 어느 정도 적절하게 반영(cover)하고 있는가를 표시하는 개념이다. 측정도구를 구성하는 측정지표가 측정하고자 하는 내용을 대표하고 있는가를 나타낸다.

내용타당도는 해당분야의 전문가들이 측정도구가 얼마나 적합한가를 검토하여 구한 주관적인 측도이다. 따라서 내용타당도는 평가자에 따라서 타당도가 달라질 수 있기 때문에 과학적 측도는 될 수 없다. 그러나 전문가에게 측정도구가 조사연구에 적합한지를 확인하는 것이 좋다. 연구자 외의 다양한 전문가를 통하여 주관적 소지를 줄이고 측정도구의 적합성을 검증받을 수 있다.

㉡ 기준타당도

기준타당도(criterion-related validity)는 경험적 근거를 통해 타당도를 확인한다. 새로운 측정도구와 기존의 측정도구를 비교하여 새로운 측정도구의 타당도를 판단한다. 새로운 측정도구에 의해 산출된 측정값이 비교 기준이 되는 다른 측정 결과들과 높은 연관성을 가질 때 기준타당도가 높아진다.

기준타당도는 평가의 기준변수가 미래의 시점에 관한 것이면 예측타당도(predictive validity)라고 하고, 현재 상태를 나타내면 동시타당도(concurrent validity)라고 한다. 예를 들어, 장애인 생활 수행 척도(DLA)로 연구대상자의 장애정도를 중증, 경증으로 구분하는 경우 그 척도는 동시타당도가 있다고 한다. 또는 고등학생의 약물수용 행태를 측정한 결과 수년 뒤 약물중독을 예상할 수 있으면 예측타당도가 있다고 한다.

측정대상(U)과 밀접한 관련이 있을 것으로 기대되는 비교기준(Q)의 값을 기준으로 삼아 측정값(M)과 비교기준(Q)이 어떤 상관관계를 가지고 있는지 경험적으로 확인한다. M과 Q가 높은 상관관계를 가지면, M과 U는 적절하게 반영하고 있다고 보고 측정도구가 타당도를 가진다고 할 수 있다. 타당도 계수(r_{MQ})는 측정값(M)과 비교기준(Q) 사이의 상관관계(r)로 설명된다. 따라서 측정값(M)과 비교기준(Q) 사이의 상관관계의 크기를 나타내는 상관관계 계수(correlation coefficient)를 타당도 계수로 주로 사용한다.

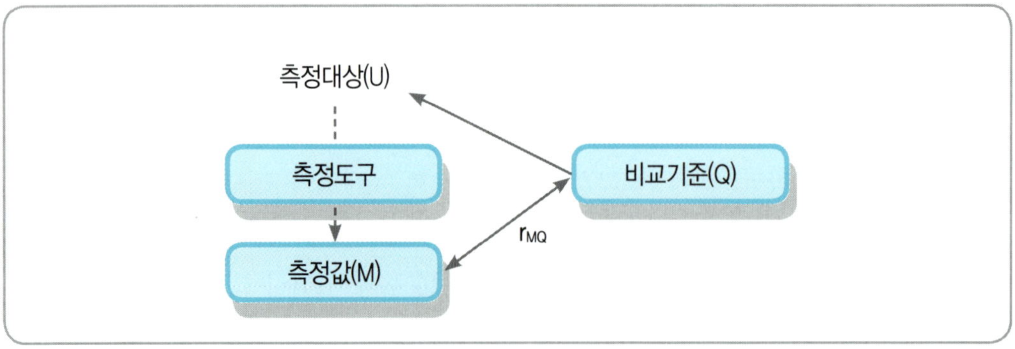

[그림 4-3] 기준타당도의 측정

㉢ 구성개념 타당도

구성개념 타당도(construct validity)는 연구자가 측정하고자 하는 추상적인 개념이 실제로 측정도구에 의해 제대로 측정되었는지의 정도를 나타낸다. 체중은 체중계로 측정할 수 있지만, 불안은 어떻게 하면 측정할 수 있을까? 불안과 같은 추상적인 개념을 구성개념이라고 한다. 이것은 어떤 이론을 설명하기 위하여 구성된 설명개념이다. 구성개념 타당도는 불안을 측정하는 특정 측정방법이 어느 정도 불안을 측정할 수 있는가를 조사하는 방법이다.

구성개념의 측정에 있어서 타당도가 확보되려면 수렴적 타당도(theoretical construct)와 차별적 타당도(discriminant validity)가 높아야 한다. 수렴적 타당도는 같은 개념을 서로 다른 측정방법으로 측정했을 때 그 측정값 사이의 상관관계 정도를 나타낸다. 같은 개념을 측정하는 여러 지표들 간에 상관관계가 높으면 측정지표는 타당도가 높고, 낮으면 타당도가 낮다. 차별적 타당도는 서로 다른 이론적 구성개념을 나타내는 측정지표들 간의 관계를 나타내는 개념으로 서로 다른 구성개념을 측정하는 측정지표들 간의 상관관계가 낮을 때 타당도가 높다고 할 수 있다.

㉣ 신뢰도와 타당도의 관계

측정에서 신뢰도와 타당도를 동시에 확보한다는 것은 중요한 문제이다. 그러나 실제로 측정을 수행하는 과정에서는 이 두 가지 측면에 대한 강조들 사이에서 갈등하게 될 수도 있다. 타당도를 강조하다 보면 신뢰도가 약해질 수 있고, 신뢰도를 강화하기 위한 노력들은 타당도를 저해하는 결과를 초래할 수 있기 때문이다.

타당도와 신뢰도의 관계를 살펴보면 [그림 4-4]와 같다. 측정방법 중에는 신뢰도는 높으나 타당도가 낮은 방법(B), 타당도는 높으나 신뢰도가 낮은 방법(C), 신뢰도와 타당도가 모두 낮은 방법(D)도 있을 수 있으므로 주의하여야 한다. 신뢰도와 타당도가 모두 높은 A와 같은 결과가 얻어지는 측정방법과 척도가 가장 바람직하다. 신뢰도와 타당도가 높은 척도를 새롭게 작성한다는 것은 간단한 일이 아니며 노력과 비용이 필요하다. 따라서 보건교육사는 타당도와 신뢰도가 내포하는 의미들을 정확하게 파악하여 상황에 따라 최선의 선택을 해야 한다. 특히, 신뢰도와 타당도가 높다고 이미 확인된 기존의 척도를 사용하는 것이 바람직하다.

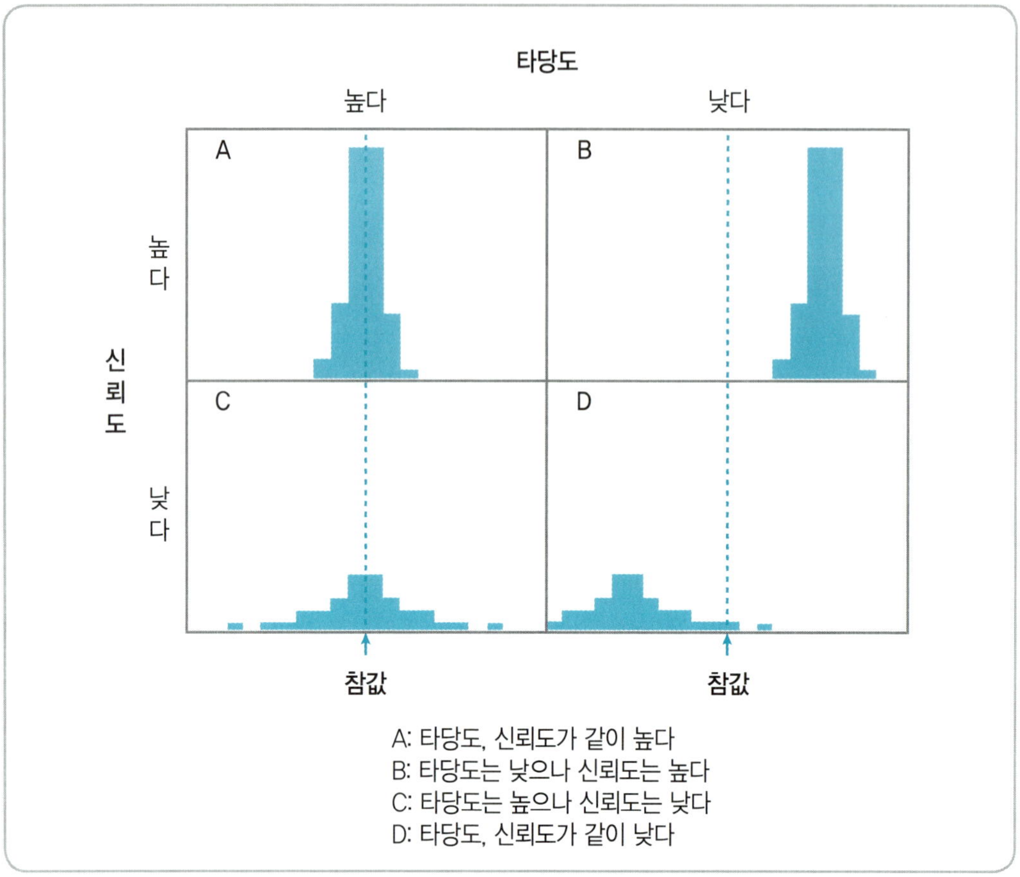

[그림 4-4] 신뢰도와 타당도의 관계

출처: Fletcher, R. H.외(1988), 방숙(1998) 재인용

② 조사연구의 타당도

㉠ 내적 타당도

내적 타당도(internal validity)란 종속변수에 나타나는 변화가 독립변수의 영향이라는 것을 확신할 수 있는 정도를 말한다. 어떤 평가에 의해 얻어진 결과를 그 평가의 대상이 된 보건프로그램 때문이라고 해도 좋을지에 대한 문제이다. 내적 타당성이 높다는 것은 인과성에 대한 추론가능성이 높다는 뜻으로 검증능력이 강하다는 것을 의미한다.

내적 타당도를 위협하는 요인은 대상자, 교란변수, 평가방법, 대상자의 반응 등과 관련된다. 따라서 중요한 것은 내적 타당도를 위협하는 요인을 제거하는 것이 중요한 과제가 된다. 실험설계를 할 수 있으면 내적 타당도를 위협하는 요인의 대부분을 제거할 수 있는데, 반응효과에 대해서는 맹검법, 이중맹검법, 삼중맹검법, 가벼운 평가법을 사용하는 것이 일반적이다.

ⓐ 맹검법

대상자를 실험군과 대조군으로 무작위 할당을 할 때에 어느 군에 할당되는지를 모르게 하면 개입에 대한 반응효과가 적어진다.

ⓑ 이중맹검법

복수의 방법이 보건교육에 사용될 경우에는 대상자와 보건교육사를 각 방법으로 회전(rotation)시킴으로써 어느 방법이 평가의 대상이 되어 있는지를 대상자에게도 담당자에게도 모두 모르게 할 수 있다.

ⓒ 삼중맹검법

코드(code) 번호를 사용하여 자료는 편지나 전화로 수집하거나 컴퓨터의 자판에서 직접회답하게 하는 방법을 사용하면 대상자, 보건교육사와 평가자의 반응효과를 없앨 수 있다.

ⓓ 가벼운 평가법

고지된 동의(informed consent) 등의 윤리적인 문제를 분명하게 하면서 대상자 중에 섞여서 평가하는 방법으로 대상자와 평가자와의 반응효과를 적게 할 수 있다.

ⓛ 외적 타당도

외적 타당도(external validity)는 조사를 통하여 파악한 결과를 다른 경우에도 일반화할 수 있느냐의 문제이다. 특정한 상황에서 조사한 결과를 다른 집단, 다른 시기, 다른 상황에 일반화시킬 수 있는 범위를 말한다. 일반화는 다음의 두 가지로 대별된다.

ⓐ 대상자의 일반화

i) **모집단으로의 일반화**

일반화라고 하면 표본에서 모집단으로의 일반화를 말하는 경우가 많다. 이것은 표본연구에서 얻어진 결과가 그 표본이 속한 모집단 전체에도 맞는 것인지 여부의 문제이다.

표본이 모집단에서 무작위 추출되지 않았을 경우 표본연구에서 얻어진 결과를 그 표본이 속하는 모집단 전체에 일반화하고자 하면 타당도가 위협을 받는다. 따라서 무작위 추출을 실시하는 것이 바람직하다. 한편, 표본조사에 의한 결론은 추출된 모집단에 대해서만 통용되는 것이 원칙이며, 다른 모집단으로 일반화하는 것은 추리에 지나지 않으며 통계적 추론은 아니라고 할 수 있다.

ii) **타 모집단으로의 일반화**

어느 모집단에 관한 결론이 타 모집단까지도 일반화될 수 있는지의 여부이다. 여기에는 외국에서의 연구결과가 우리나라에도 맞는 것인지 여부의 문제나 보건프로그램 실행의 시간적인 문제(실행의 계절 등) 등이 포함된다. 예를 들어, 직장에서 체중감량교실을 실시한 경우에 일반적으로 12월과 1월은 회식의 기회가 많고 식생활이 불규칙하게 되기 쉬우므로 다른 달에 실행한 경우보다 성적이 나쁘게 나올 것이라는 것은 충분히 생각될 수 있다.

ⓑ 실험적 상황에서 본 시험으로의 일반화

큰 집단에 대해 보건교육을 실시하기 전에 예비적으로 작은 집단을 대상으로 하여 보건교육을 실시하는 경우가 많다. 이 예비시험의 결과가 본시험에도 맞는 것인지를 문제 삼는다. 이것은 대상자의 일반화와 혼동되지만 예비시험의 단계에서의 평가자와 대상자와의 반응 효과의 역할을 중시한 생각 때문이다.

예비시험의 단계에서는 본시험을 실시할 가치가 있는가의 여부를 판단하는 것이 대단히 중요하므로, 본시험 때보다도 더욱 개입에 주의를 기울이는 경향이 있다. 그래서 보건프로그램 이외에 보건교육사, 평가담당자 또는 평가방법들이 대상자에게 영향을 끼친다고 생각되며, 그 요인과 대상자 간의 반응효과가 외적 타당도를 위협하는 요인이 된다. 따라서 외적 타당도를 위협하는 요인을 제거하기 위해서는 예비시험을 가능한 한 본시험과 동일한 조건에서 실시하도록 노력하여야 한다.

5 | 보건프로그램 대상자 결정

1) 매핑 기법

보건프로그램의 대상자 결정은 잠재적 클라이언트 집단에 대한 매핑(mapping)을 말한다. 매핑은 구체적으로 일정한 기준을 가지고 경계를 정하여 구획하는 것이다. 보건프로그램 개발과 관련하여 잠재적 클라이언트 집단의 매핑은 앞으로 개발될 보건프로그램이 대상으로 할 잠재적 집단의 윤곽을 정하는 것이다. 보건프로그램을 개발할 때에 잠재적 참여 대상자를 규정하는 것은 실행의 성패에 영향을 미치게 된다. 따라서 보건프로그램을 개발할 때는 보건프로그램에 참여가 예상되는 대상이 누구이며, 이들의 특성에 대해서 대략적으로 파악해야 한다. 이러한 확인 과정을 잠재적 클라이언트 집단에 대한 매핑이라고 한다. 보건프로그램 개발 과정에서 활용할 수 있는 매핑 방법에는 사회체계분석, 사회계층화, 사회차별화, 문화분석이 있다. 구체적인 내용은 다음과 같다.

(1) 사회체계분석

사회체계분석(social system analysis)은 사회체제 속에 소속된 인간 집단의 사회적 구조(social structure)를 일정한 기준에 의해 분석하여 유형화시키는 것을 말한다. 사회체계는 인간의 사회적인 관계를 형성하는 네트워크와 이것에 함께 연결된 모든 사회 구성원의 총수를 말한다. 이들은 사회체계의 구성요소인 신념, 감정, 목표, 시설, 지위 역할, 권력, 규범, 사회적 서열, 제재 등에 의해서 상호작용을 한다. 그러므로 이들은 사회체제 속에서 이해될 수 있다. 보건프로그램을 개발하는 과정에서 보건교육사가 잠재적 클라이언트 집단을 매핑하기 위해 사회체제분석에서 제시하는 준거를 사용하여 구획하는 것은 클라이언트 집단을 이해하는데 많은 도움을 준다.

(2) 사회계층화

사회계층화(social stratification)는 특정 사회구성원의 사회경제적 지위와 관련된 변인들을 토대로 우등-열등의 척도로 서열화하는 것이다. 보건교육사가 보건프로그램을 개발할 때에 클라이언트 집단을 소득수준, 직업, 교육수준 등에 의해 분류하여 이들 집단들을 향후 보건프로그램에 참여시킬 수 있는 전략을 수립하는데 도움을 얻을 수 있다.

(3) 사회차별화

사회차별화(social differentiation)는 사회구성원들을 특정 기준에 의해 서열화시키는 것이 아니라 사회구성원이 가진 고유한 특성에 의해 차별화시키는 매핑 기술이다. 차별화시키기 위한 요인들은 연령, 성, 사회적 역할, 사회경제적 지위, 생활 방식, 교육경험 등이다. 보건프로그램을 개발하는 초기단계에서부터 차별화시키는 매핑 기법을 실시하면 보다 효과적인 프로그램을 운영할 수 있다.

(4) 문화분석

문화분석(cultural analysis)은 문화인류학자들에 의해서 가장 널리 사용되는 개념적인 틀로 대규모의 사회집단을 분류하고 그 속에 소속된 사회구성원들을 이해하는 매우 유용한 기법 중의 하나이다. 문화는 한 사회집단의 모든 것이 통합된 포괄적인 개념으로 언어, 신념, 태도, 생활방식 등을 포함한다. 이러한 문화요소들은 개인들에게 독특한 경험을 가지게 하고 그들이 가진 다양한 경험은 그들의 행동에 영향을 미치게 된다.

2) 대상자 결정모형

보건프로그램은 특정 집단의 문제해결을 돕는 활동으로 구성되기 때문에 그 대상집단이 명확하게 선정되어야 한다. 이러한 과정이 제대로 이루어지지 못하면 보건프로그램의 적절성과 정체성에 문제가 제기된다. 클라이언트 집단의 선정을 적절하게 하기 위해서는 보건프로그램의 기획과정에서 서비스 수혜자 결정모형에 따라 대상자를 확정지어 나가야 한다.

여기에서는 보건프로그램 대상자를 선정하는 방법으로 랩과 포트너(Charles A. Rapp & John Poertner, 1992)가 제시한 프로그램 대상자 결정모형을 소개한다. 이 모형에서 프로그램 적용 대상을 매핑하는 과정은 일반집단(general population)으로부터 위험집단(at-risk population), 표적집단(target population), 클라이언트 집단의 순서로 좁혀간다. 보건프로그램의 최종 대상이 되는 인구집단은 클라이언트 집단으로 이는 보건프로그램이 수립되었을 때 실제 보건프로그램을 이용할 것으로 예상되는 참가자들이다. 이 클라이언트 집단을 추정해 가는 과정으로 가장 넓은 범위의 일반집단으로부터 개념을 좁혀 나가는 것이다. 대상자 결정모형의 각 집단의 특성은 다음과 같다.

(1) 일반집단

해당 문제를 가질 수 있다고 판단되는 가장 포괄적인 대상인구집단이다. 이는 보통 대상지역 내에 거주하고 그 문제의 속성과 관련이 있는 전체 인구집단을 지칭한다.

(2) 위험집단

보건프로그램이 겨냥하고 있는 문제에 노출되어 취약한 상태에 있는 사람들을 지칭한다. 일반집단 중에서 보건프로그램이 겨냥하고 있는 문제에 직접적으로 관련되어 있어 특정의 개입을 필요로 하는 사람들을 추정하여 산출하게 된다.

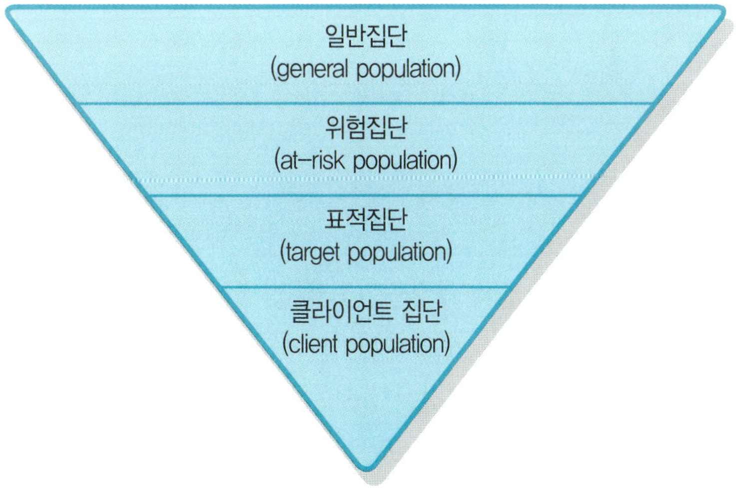

[그림 4-5] 보건프로그램 대상자 결정모형

출처 : Rapp & Poertner(1992)

(3) 표적집단

위험집단 중에서 보건프로그램이 직접 개입대상으로 고려하는 인구집단을 말한다. 표적집단에 구체적인 보건프로그램이 개입된다. 보건프로그램이 제공하는 서비스의 성격과 중재 내용을 기준으로 표적집단을 선정하게 된다.

(4) 클라이언트 집단

표적집단 중에서 보건프로그램의 실제 참가자가 될 수 있는 인구집단을 말한다. 현실적으로 서비스에 대한 접근성 문제로 표적집단 전체가 클라이언트 집단이 되기는 어렵다. 표적집단 중에서 클라이언트 집단을 선정할 때 자발적인 참여를 원칙으로 하지만 상황에 따라 특별한 자격 조건을 갖춘 사람을 선정하는 경우도 있다.

[표 4-3] 보건소 고혈압프로그램 대상자 결정 사례

구 분	사업대상	인구	
		인원수	유병률(%)
일반집단	지역사회 전체주민 (412,685명)	110,599명	26.8
위험집단	30세 이상 주민 (253,718명)	67,996명	26.8
표적집단	50세 이상 주민 (106,051명)	28,421명	26.8

3) 대상자 세분화

매핑이 보건프로그램의 잠재적 클라이언트를 결정하는 것이라고 한다면, 세분화(segmentation)는 보건프로그램을 실행할 구체적 대상자를 특성에 따라 구분하는 것이라고 할 수 있다. 세분화 개념은 사회마케팅 이론의 시장세분화(market segmentation)에 근거한다. 시장세분화는 서비스를 제공하기 위하여 전체 대상자를 비슷한 성향을 지닌 동질성 집단을 다른 성향의 사람들과 분류하여 하나의 집단으로 묶는 과정을 말한다. 세분화를 통하여 다양한 요구를 갖는 클라이언트를 동질적 집단으로 구분하고 각각에 적절한 서비스를 제공하는 것이다. 보건프로그램 대상자를 세분화하는 기준으로

성, 연령, 경제상태, 교육수준 등 인구학적 특성, 지리적 특성, 건강 관련 특성이 많이 활용된다.

보건프로그램 대상자에 따라 개발하는 프로그램의 내용이나 접근방법이 다르기 때문에 보건프로그램 대상자를 세분화할수록 맞춤형 서비스 제공이 가능하다. 대상자의 규모가 클수록 세분화의 필요성은 증가하며, 보건프로그램을 세분화하지 않고 포괄적으로 실행할 경우에는 효과적인 성과를 기대하기는 어렵다. 그런데 실제 현장에서는 보건프로그램을 세분화해서 실행할 경우에 업무적으로 번거롭고 관련 예산이 증가한다는 이유로 기피하는 경향이 있다.

4 학습내용 확인과제

1. 공개적인 모임을 개최하여 요구나 문제들을 파악하는 요구사정의 직접관찰법은?

2. 추정하거나 해결하려는 문제에 대한 정확한 정보가 없을 때에 전문가들의 직관과 판단을 집합적으로 적용하여 미래를 예측하거나 연구하는 요구사정 방법은 무엇인가?

3. 대상집단에서 중요한 정보를 제공해 줄 수 있는 특정인을 다수 선정하고, 조사자가 참가자를 대상으로 자유롭게 말할 수 있도록 면담을 실시하는 요구사정 방법은 무엇인가?

4. 조사자가 현장을 직접 방문하여 필요한 정보나 상황을 알아내는 방법으로 어떤 상황의 발생과정을 잘 파악할 수 있는 요구사정 방법은 무엇인가?

5. 요구조사를 위한 자료수집의 기본 원칙을 설명하시오.

6. 우편조사와 전화조사의 장 · 단점을 각각 비교하여 설명하시오.

7. 사회구성원이 가진 고유한 특성에 따라 클라이언트를 차별화시키는 매핑 기법은?

8. 개발될 보건프로그램을 이용할 잠재적 대상자의 윤곽을 정하는 과정을 무엇이라고 하는가?

9. 흡연 청소년을 대상으로 금연프로그램을 운영할 경우에 클라이언트 집단에 해당되는 대상자는 누구인가?

제5장 Health Program

목표설정

1. 목적의 이해
2. 목표의 이해
3. 목표의 유형
4. 목표설정 방법

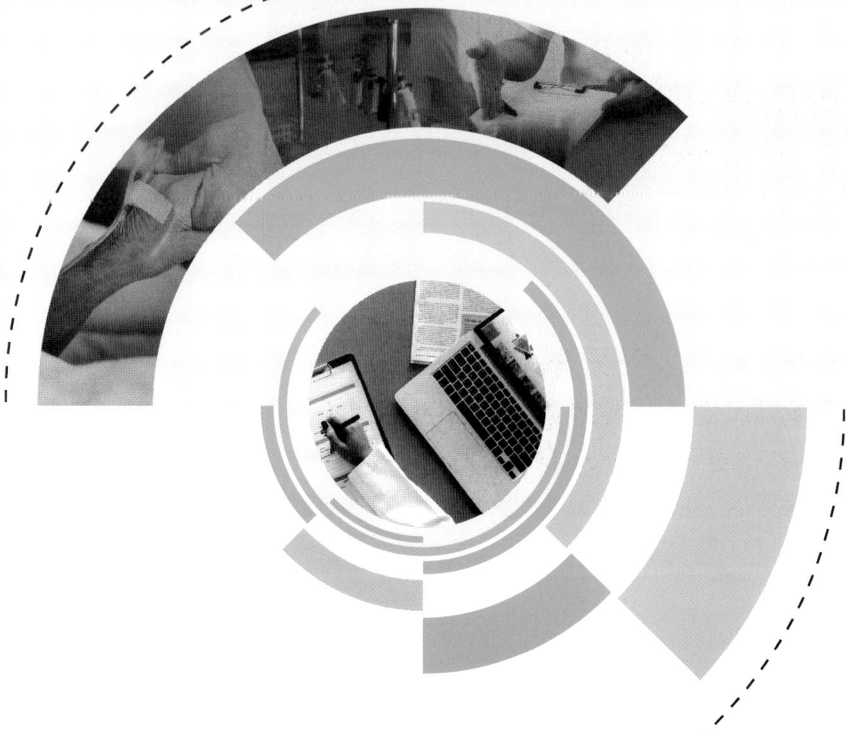

제5장

목표설정

목 차

여섯째, 목적은 관찰 및 측정이 가능하도록 설정되어야 한다. 비록 목적 자체는 추상적이지만, 추후에 관찰되고 측정될 수 있도록 설정되어야 한다.

일곱째, 목적은 가능한 긍정적으로 설정되어야 한다. '무엇이 성취된다'는 방식으로 설정되어야 한다. 그러나 긍정적인 목적설정이 오히려 목적의 정확성과 명확성을 약화시킬 경우에는 '무엇이 감소된다'라고 표현할 수도 있다.

[표 5-1] 목적의 기술 사례

구분	목적
잘못된 기술	청소년들에게 흡연예방 교육을 제공한다.
적합한 기술	흡연예방 교육을 강화하여 청소년의 흡연율을 감소시킨다.

3) 보건프로그램의 목적 작성 방법

보건프로그램의 목적을 작성할 때는 사업의 방향이 명확히 제시돼야 한다. 여기서 사업의 방향은 질병을 기준으로 왼쪽 방향(예방 관련 사업)인지 또는 오른쪽 방향(임상 관련 사업)인지를 분명하게 기술해야 한다. 예를 들어, 노인의 건강을 향상시키기 위한 보건프로그램이 치매예방을 실시하려는 것인지 또는 치매 치료를 강화하려는 것인지 목적에 수단이 분명하게 기술돼야 한다. 특히 보건프로그램의 목적에 예방 관련 사업과 임상 관련 사업을 함께 기술하는 것은 적절하지 않으며, 이런 경우에는 사업목적을 두 개로 구분해서 각각 기술해야 한다.

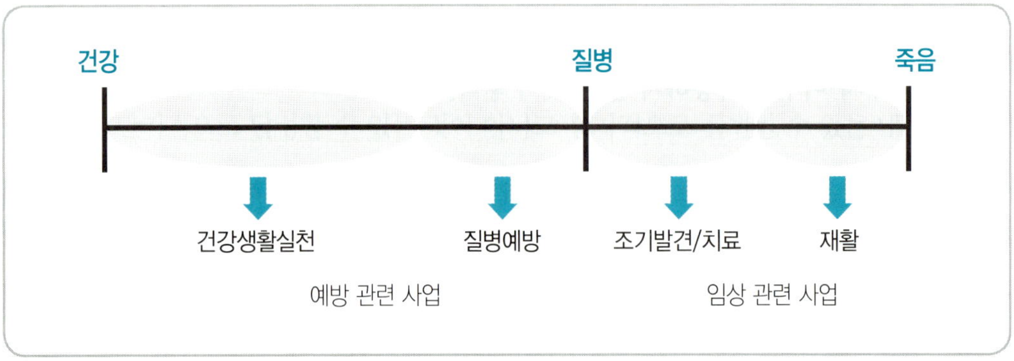

2 | 목표의 이해

1) 목표의 개념

목표(objective)는 목적에 도달하기 위한 세부 단계들을 의미하며, 목적을 달성하는데 필요한 변화를 구체적으로 제시한 것이다. 모든 세부 단계들이 완성되면 목적을 달성하게 된다. 목표는 보건프로그램을 통하여 달성하려고 하는 구체적인 결과라고 할 수 있다. 목표는 누구를 대상으로 어느 기간 내에 어느 만큼의 변화를 일으킬 것인지를 구체적이고 측정 가능한 문장으로 기술하여야 한다.

보건프로그램에서 목표의 역할은 기획단계에서는 구성 방향을 제시하고, 실행단계에서는 활동지침이 되며, 평가단계에서는 평가기준이 된다. 따라서 목표를 매우 구체적이고 정확히 기술해야 한다. 목표가 정확하게 기술될수록 보건프로그램은 효과적이고 효율적으로 실행될 수 있다. 모호한 의미의 동사와 형용사들을 사용하여 목표를 설명할 경우에는 목표의 구조가 애매하고 혼란스러워진다. 그래서 목표는 구체적인 문장을 사용하여 계획이 분명해질 수 있도록 해야 한다.

앞에서 설명한 것처럼, 바람직한 목표는 목적 및 문제해결과 직접적으로 관련성(relevant)이 있어야 하며, 측정 가능(measurable)하도록 구체적(specific)으로 기술되어야 한다. 또한, 목표는 적극적으로 성취가능(aggressive and achievable)한 수준이어야 하고, 목표달성을 위한 기간(time limited)이 명시되어야 한다. 이와 같이 목표가 갖추어야 할 5가지 기본 요건을 영어단어의 첫 글자로 표시해서 'SMART'라고 한다.

첫째, Specific : 구체적으로 제시되어야 한다.

둘째, Measurable : 측정 가능해야 한다.

셋째, Aggressive and Achievable : 적극적으로 성취 가능한 수준이어야 한다.

넷째, Relevant : 목적 및 문제해결과 직접적으로 관련성이 있어야 한다.

다섯째, Time limited : 목표달성을 위한 기간이 명시되어야 한다.

그런데, 목표를 구체적으로 기술할 때는 무엇을(What), 언제까지(When), 어디서(Where), 누구에게(Whom), 얼마나(How much) 등 5가지 내용이 포함되어야 한다. 이 중에서 '얼마나'에 해당되는 목표치(target value)는 수량화(양적 표시)할 수 있다. 목표를 기술할 때는 반드시 목표치를 제시해야 한다. 목표치 존재여부에 따라 목적과 목표를 구분할 수 있다.

[표 5-2] 목표가 갖추어야 할 기준 적용 사례

기준	잘못된 목표 기술	적합한 목표 기술
S(구체성)	신체활동을 강화시킨다.	주 3회 운동실천을 강화시킨다.
M(측정 가능)	운동실천율을 증가시킨다.	운동실천율을 25%로 증가시킨다.
A(성취 가능)	모두 100%를 달성한다.	평균 70%가 되도록 한다.
R(관련성)	성인 흡연율 감소를 위해 유치원 흡연예방 교육을 강화한다.	성인 흡연율 감소를 위해 사업장 흡연예방 교육을 강화한다.
T(기간)	성인 흡연율을 20%로 감소시킨다.	향후 2년 간 성인 흡연율을 20%로 감소시킨다.

2) 목표설정의 의미

서울에서 천안까지 이동할 경우 현재의 위치는 서울이고 목적지는 천안이다. 이를 목적과 목표로 설명하면, 현재의 위치는 문제에 해당되고 목적은 천안이다. 한편, 목표는 천안은 서울에서 몇 km가 떨어져 있는 곳이라는 것을 아는 것이다. 이처럼 구체적인 목표가 있어야 현재 얼마나 왔는지를 알 수 있다. 보건프로그램 개발에서도 문제를 얼마나 해결하겠다는 구체적인 목표를 설정해 두어 현재 보건프로그램이 어느 정도 진행되고 있는지를 알 수 있다. [그림 5-1]에 설명된 것과 같이 목표에는 현재위치, 기간, 목표치가 반드시 포함되어야 한다.

목표설정은 파악된 문제와 요구의 실태를 바탕으로 그 원인을 추적하고 중재의 방향과 수준(중재방법)을 결정하는 과정이다. 목표설정을 임상과정으로 설명하면, 각종 검사를 통하여 질병의 원인을 진단하고 현재의 상태를 장차 어떤 상태로 만들겠다며 치료의 방향과 목표를 정하는 것이다. 목표설정은 치료방법을 어떤 것으로 할 것인가의 선택기준을 정하는 것이며, 나중에 치료가 얼마나 효과적이었는지를 점검하는 평가와도 직접 연결된다.

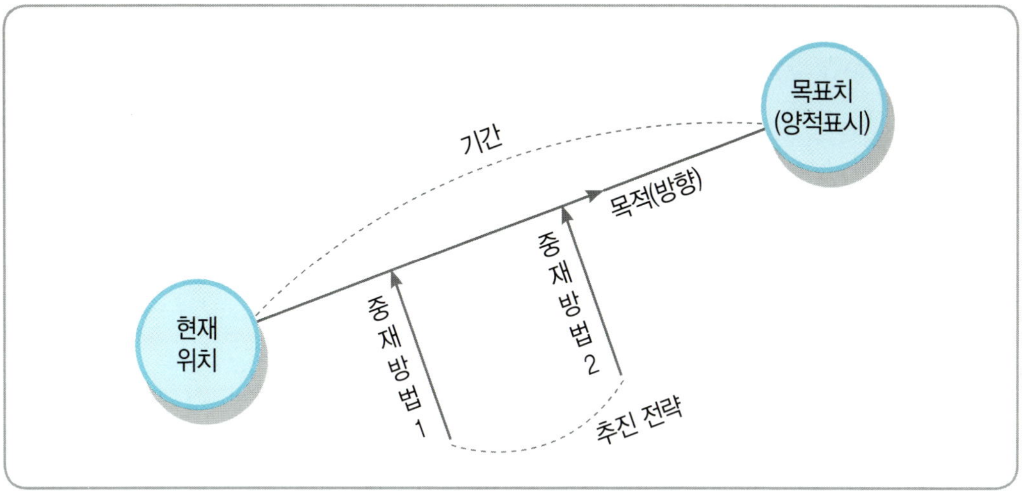

[그림 5-1] 목표의 의미

[표 5-3] 목표의 기술 사례

구분	목표
잘못된 기술	2027년까지 청소년 흡연율을 지속적으로 감소시킨다.
적합한 기술	2022년 22%인 청소년 흡연율을 2027년 18%로 감소시킨다.

3) 목표설정 기준

목표는 포괄적인 관점에서 보면, 설정된 목적을 세분화하여 클라이언트로 하여금 특정의 행동변화를 하도록 하는 신술의 형태이다. 목표설정의 기준은 앞에서 살펴본 목적설정의 기준과 큰 차이는 없으나 목적과 목표의 개념이 다르기 때문에 그 설정기준에 약간 차이가 존재한다. 앞에서 설명한 목표의 기본 요건(SMART) 및 [그림 5-1]의 내용과 관련하여 목표설정의 기준은 다음과 같이 정리될 수 있다.

첫째, 목표는 설정된 목적에 논리적으로 적절히 연관되어야 한다. 아울러 목표는 보건프로그램의 목적뿐만 아니라 조직 또는 기관의 사명(mission)과도 일치해야 한다.

둘째, 목표는 가능한 클라이언트에 대한 성과목표를 포함해야 한다. 영향목표까지 포함하면 좋겠지만 그것이 현실적으로 쉽지 않다면 최소한 클라이언트에 대한 성과목표는 포함해야 한다. 투입요소나 활동내용을 목표로 설정하는 것은 바람직하지 않다.

셋째, 목표는 달성 수준을 측정할 수 있도록 설정되어야 한다. 목표는 변화의 방향뿐만 아니라 기대되는 변화의 수준도 구체적으로 나타내야 한다. 기대되는 변화의 수준이 수량적으로 표시되어야 평가를 할 때 명확한 측정이 가능하다.

넷째, 목표는 단 하나의 명확한 평가기준을 포함하고 있어야 한다. 각 목표가 여러 개의 평가기준을 포함하거나, 불분명한 평가기준으로 표현된 경우는 바람직하지 않다. 하나의 확실한 평가기준을 담고 있는 목표는 보건프로그램의 실행력과 효과성을 높이는데 도움이 된다.

다섯째, 목표는 시간과 연계되어야 한다. 얼마 동안에 목표를 달성할 것인지 그 기간을 명시해야 한다. 일반적으로 단기목표는 단일 회계 연도에서 완성되어야 하는 것으로 생각하기 때문에 기간을 생략하는 경우가 많다. 그러나 단기목표도 월별, 분기별로 기간을 적용하여 추진할 수도 있다.

여섯째, 목표는 현실적이어야 한다. 목표는 달성 가능해야 한다. 그러나 지나치게 쉬운 목표를 설정하는 것은 바람직하지 않다. 목표는 너무 쉬워도 안 되고, 달성하기에 너무 어려워도 안 된다. 성취지향적인 사람들에게 쉬운 목표는 동기를 유발하지 못하며, 그와 반대되는 사람들에게 도전적인 목표는 거부감을 준다.

4) 목적과 목표의 특성

목적과 목표설정은 보건프로그램을 개발하는 과정에서 가장 어려운 일 중의 하나이다. 왜냐하면, 목적과 목표에는 보건프로그램의 실행 결과가 포함되어야 하는데 프로그램의 실행은 상황에 따라 유동적이어서 그 결과를 예측하기 쉽지 않기 때문이다. 보건프로그램의 목적과 목표는 기본적으로 개인, 가족, 집단 및 지역사회를 변화시키는데 초점을 두고 있다. 목적과 목표는 변화 대상자의 규모를 구체화하고, 변화 행동수준을 제시하며, 문제해결의 방향을 명확히 표현해야 한다. 아울러 보건프로그램에 투입할 수 있는 인력과 자원도 최대한 계량적으로 표현하며, 그 달성여부를 쉽게 평가할 수 있도록 구체적으로 기술해야 한다.

한편, 보건프로그램의 목적과 목표는 합리성, 실천성, 다원성, 위계성, 차별성, 변화가능성 등의 속성을 가지고 있다. 각 속성들의 구체적인 내용을 살펴보면 다음과 같다.

첫째, **합리성** : 목적과 목표의 진술에는 논리적인 형식이 요구된다.

둘째, **실천성** : 목적과 목표는 미래에 성취될 수 있는 실천가능성을 내포하고 있다.

셋째, **다원성** : 목적과 목표는 단일 차원의 행동 특성의 성취를 지향하기보다는 다차원적인 특성을 갖는다.

넷째, **위계성** : 특정의 목적과 목표는 상하의 위계적 관련성을 가진다.

다섯째, **차별성** : 각각의 목적과 목표는 특정 행동만을 기술하기 때문에 각 목적과 목표들 간에는 중복되지 않고 배타적이다.

여섯째, **변화가능성** : 설정된 목적과 목표라고 할지라도 보건프로그램의 실행과정에서 필요에 따라 융통성 있게 수정될 수 있다.

[표 5-4] 목적과 목표의 특성 비교

특성	목적	목표
의미	활동방향 제시	활동내용 제시
형태	광범위하고 추상적	구체적이고 실제적
달성 기간	특정한 시기 없음	특정한 시기 표시
측정 방법	비계량적	계량적
내상사 규정	포괄적으로 제시	구체적으로 제시

3 | 목표의 유형

1) 공식목표와 작업목표

공식목표는 공식적으로 표명되는 조직의 일반적 목표이고, 작업목표는 공식목표와 상관없이 실제로 수행되고 있는 목표를 말한다.

2) 행정목표와 보건프로그램 목표

행정목표는 기관이나 서비스 체계가 그 기능을 증진시키기 위해 세우는 목표이다. 보건프로그램 목표는 대상자의 어떤 상태에 관련된 목표이다. 행정목표는 조직의 유지, 기능 향상과 관련해서 세우는 목표이고, 보건프로그램 목표는 조직의 산출에 초점을 두는 목표이다.

3) 절대목표와 상대목표

절대목표는 바람직하지 못한 상태가 완전히 제거되거나 바람직한 상태가 특정인이 아닌 일반적으로 이루어지는 상태를 목표 달성의 기준으로 삼는다. 상대목표는 현재 상태에서 비율상의 향상을 달성기준으로 선택하는 경우를 말한다. 예를 들어, 금연단체는 완전 금연이라는 절대목표를 선택할 수 있으나, 현실적으로 달성이 쉽지 않기 때문에 흡연율 감소 정도를 상대목표로 설정하게 된다.

4) 투입목표, 산출목표, 결과목표

투입목표는 보건프로그램 운영 기반 조성에 관한 것으로 인력, 예산, 시설, 장비 등의

[표 5-5] 투입, 산출, 결과 목표의 내용

항 목	내 용	지 표
결과목표	건강수준, 건강결정요인의 변화	삶의 질
		평균수명
		사망률
		지식, 태도, 행동의 변화
산출목표	의도하는 사업량	교육이수자 수, 이용자 수
투입목표	사업기반 조성에 관한 지표	인력, 예산, 시설, 장비

자원과 관련된 것이다. 산출목표는 보건프로그램의 운영 결과 나타나는 활동의 양적 수준으로 교육이수자 수, 이용자 수 등과 관련된 것이다. 결과목표는 표적집단의 삶의 질의 변화에 관련된 것이다. 결과는 서비스가 제공된 후 참여자의 상태와 그 변화의 정도라 할 수 있다.

5) 단기목표, 중기목표, 장기목표

목표달성에 필요한 시간에 따라 단기, 중기, 장기 목표로 분류한다. 단기목표는 지속적이고 장기적인 변화를 야기하기 위해 필요한 단기적인 결과 변화에 대한 목표이다. 보통 2~3개월부터 2년 이내에 달성될 수 있는 목표를 의미한다. 대상자에 대한 보건프로그램의 직접적 효과를 측정하며, 지식수준의 변화, 정책에 대한 지지 수준의 변화 등이 그 예이다.

중기목표는 3~7년 사이의 기간 동안 달성하고자 하는 목표를 의미한다. 우리나라의 시군구 지역보건의료계획에서 제시하는 4년간 목표들은 중기목표의 사례가 된다. 장기목표는 달성에 10년 이상이 소요되며 보건프로그램의 최종목적을 달성하기 위해 필요한 변화를 의미한다.

[표 5-6] 단기, 중기, 장기 목표의 내용

분류	내 용
단기목표	정책에 대한 지지의 변화
	지식, 태도, 믿음의 변화
중기목표	서비스 이용의 변화정도
	행동의 변화
장기목표	사망, 질병 등 건강상태의 변화
	사회적 가치의 변화

4 | 목표설정 방법

1) 목표의 위계

목표의 위계는 추상적인 최종 목적을 몇 단계의 구체적인 하위목표로 구분하는 것이다. 실제적으로 측정 가능한 목표들을 여러 단계로 나누어 각 목표들 간의 종적인 관계를 구성한 것이다. 가장 높은 차원의 궁극적인 목표가 있고, 그보다는 낮지만 포괄적인 일반목표가 있으며, 그 아래 다시 부분목표가 있다. 이렇게 목표가 세분화되고 구체화되어 마지막에 세부목표가 설정된다. 이와 같이 상위목표와 하위목표 간에는 목표의 위계가 존재하는 것이다. 각 목표들 간의 관계를 구체적으로 살펴보면 [그림 5-2]와 같다.

목표의 위계 구조에서 하위목표는 상위목표가 지향하는 바람직한 상태나 활동을 실현할 수 있는 전략적 수단이 된다. 하위목표가 차상위 목표의 수단이 되고 다시 차하위 목표는 하위목표의 수단이 되는 종적 연결 관계를 목표-수단 연쇄라고 부른다. 목표는 그 내용 면에서 상위목표일수록 추상적이고 가치 함축적이며, 하위목표일수록 구체적이고

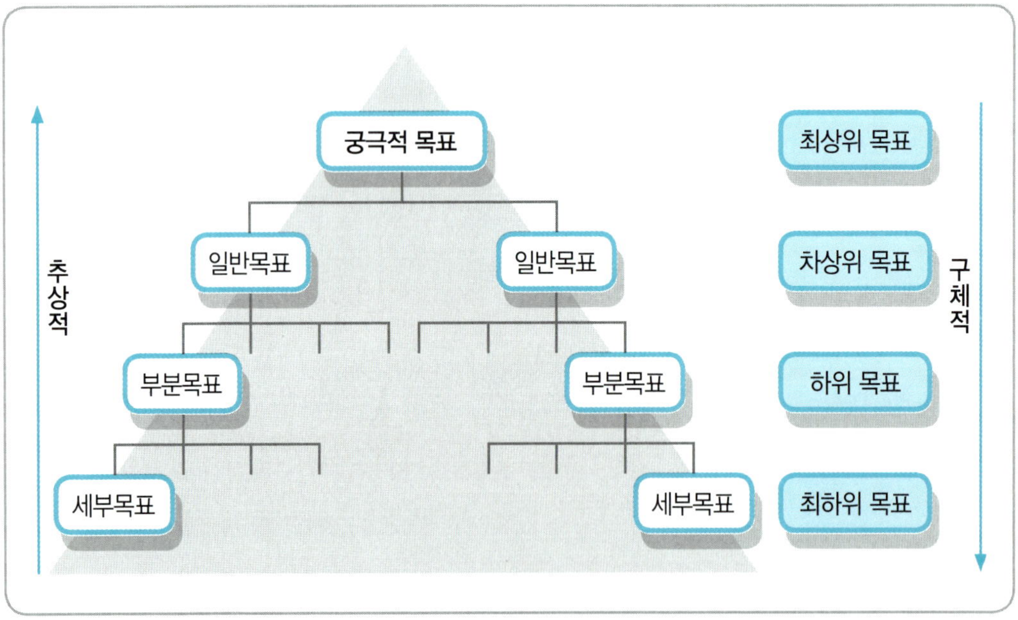

[그림 5-2] 목표의 위계

실제적인 성격이 강하다. 중요성이나 영향력에 비추어 보면 상위목표일수록 관련 집단의 광범위한 참여 속에 신중히 결정되어야 한다. 그러나 실제에 있어서는 추상적, 일반적 차원의 목표에는 쉽게 합의를 구할 수 있으나 구체적인 하위목표는 이해관계 때문에 합의가 쉽지 않은 경우가 많다. 차상위 목표들은 이상적인 기본 정책방향을 제시한 선언적인 성격이 강하여 다른 의견이 있을 가능성이 작지만, 추진일정과 예산, 사업계획이 포함되는 세부목표는 실행과 연결되므로 이해당사자들의 갈등이 생기게 되는 것이다.

목표는 시간적 차원에서도 하나의 위계를 형성한다. 가장 기본이 되는 것은 장기적 목표이며, 그 하위목표로 단기 혹은 당면 목표가 있다. 따라서 중기목표는 장기목표의 실천수단과 동시에 단기목표의 범위를 제시해 준다.

[표 5-7] 목표의 위계 사례

구분	목표의 내용
궁극적 목표	• 청소년 건강수준을 향상시킨다.
일반목표	• 1년간 중학생의 비만율을 2% 감소시킨다. • 1년간 고등학생의 흡연경험률을 2% 감소시킨다.
부분목표	• 중학생의 운동실천율을 3% 증가시킨다. • 고등학생의 금연교육 경험률을 3% 증가시킨다.
세부목표	• 매일 아침 등교 후에 개인별로 30분 간 줄넘기를 한다. • 분기별로 각 학급별 금연교육을 1회 실시한다.

2) 목표의 수준

목표의 수준은 측정 가능한 목표들을 여러 단계로 나누어 위계화한 것이다. 이것은 각 다른 수준에서 보건프로그램을 효율적으로 수행하는데 도움이 된다. 다른 수준의 목표들은 일관적이고 상호 보완적인 역할을 수행할 수 있어야 한다. 여기에서는 맥캔지(James F. McKenzie, 2013) 등이 제시한 행정목표, 학습목표, 행동목표, 환경목표, 결과목표를 살펴보기로 한다.

(1) 행정목표

행정목표(administrative objectives)는 매일 해야 할 일, 활동, 작업계획으로 다른 수준의 목표를 성취하는데 도움을 준다. 이 목표들은 프로그램과 관련된 예산, 시설, 장비 등이 적절했는지, 프로그램 참여자들의 출석과 활동이 적절했는지, 일정에 따라 프로그램이 진행되었는지 등에 초점을 둔다.

(2) 학습목표

학습목표(learning objectives)는 보건프로그램에 참여한 결과로서 클라이언트가 얻게 되는 변화된 인식, 지식, 태도, 실천방법 등을 표현한 것이다. 예를들어, 보건교육이 끝난 후 흡연이 건강에 미치는 폐해 3가지를 말할 수 있다로 설정한다. 클라이언트가 건강행동을 실천하기 위해서는 우선 무엇이 건강문제인가를 알아야 하고, 그 다음 단계로 건강문제에 대한 관심과 지식을 가져야 한다. 그리고 건강문제를 해결할 수 있도록 해주는 태도를 수용하고 유지해야 하며, 마지막으로 건강행동에 필요한 기술을 알고 있어야 한다. 학습목표가 갖는 기능은 다음과 같다. 첫째, 학습목표는 목적 달성을 위해서 계획되어야 할 학습경험의 범위를 명확히 제시한다. 둘째, 학습목표는 교육의 내용, 방법, 방향을 규정한다. 셋째, 학습목표는 평가의 방향, 내용, 결과 해석의 방향을 규정한다.

(3) 행동목표

행동목표(behavioral objectives)는 클라이언트가 건강문제 해결을 위해 실천해야 할 행동을 설명하고, 프로그램의 목적을 분명하게 알려준다. 일반적으로 행동목표와 관련된 내용은 유지(예: 규칙적인 운동), 준수(예; 약 복용), 소비패턴(예; 음식물), 대처(예; 스트레스 감소 활동), 예방 행동(예; 칫솔질), 자기관리(예; 응급처치), 활용(예; 적절한 응급시설 사용) 등과 관련된다.

(4) 환경목표

환경목표(environmental objectives)는 건강문제를 유발하는 물리적 환경(예; 깨끗한 공기, 물 등), 사회적 환경(예; 건강관리에 관한 접근), 심리적 환경(예; 정서학습 풍조) 등과 관련된다. 학자에 따라 환경목표를 영향목표의 범주에 포함시키기도 한다.

(5) 결과목표

결과목표(outcome objectives)는 프로그램의 최종목표로 건강상태, 사회적 편익, 위험요인 또는 삶의 질 변화에 초점을 두고 있다. 이러한 목표들이 달성되면 프로그램 목적도 달성된 것으로 본다. 결과목표의 달성 여부는 유병률, 사망률, 위험 측정, 생리학적 측정, 신체적 징후와 증상 등을 통해서 평가하게 된다.

[표 5-8] 목표의 위계와 평가 내용

목표의 종류	프로그램 결과	평가측정 방법	평가유형
행정목표	활동 발표 작업 완료	모임개최 횟수, 출석일수, 참여 활동횟수, 일정 준수 정도 등	과정평가
학습목표	인식 변화 지식 변화 태도 변화 기술 변화	인식, 지식, 태도의 향상 정도와 기술 습득 정도	영향평가, 과정평가
행동목표	행동 변화	현재 행동이 개선되거나 중단 또는 새로운 행동 실천 여부	영향평가
환경목표	환경 변화	환경으로부터 보호하거나 위험요인 또는 장애물 제거 여부	영향평가
결과목표	삶의 질 변화 건강상태 변화 위험요인 감소 사회편익 변화	유병률, 사망률, 위험 측정, 생리학적 측정, 신체적 징후와 증상 등	결과평가

출처 : McKenzie, et al. (2013)

3) 목표의 조정

(1) 목표 간의 갈등요인

여러 가지 목표들을 동시에 추구하거나 보건프로그램이 다원적인 목표를 달성하고자 할 경우에 각 목표들 사이에는 갈등이 일어나기 쉽다. 목표들 간의 갈등을 가져오는 요인을 살펴보면 다음과 같다.

첫째, 목표를 추구하는 데 필요로 하는 자원이 한정되어 있다. 그러나 소요되는 자원의 형태, 질 그리고 소재지 등에 따라 갈등 정도가 달라진다.

둘째, 목표가 산출의 확대와 공평한 자원을 동시에 추구하는 경우에 갈등이 생기기 쉽다. 여기서 자원의 형평은 지역 간뿐만 아니라 사회계층, 인종, 종교, 남녀 등 여러 차원에서 비교할 수 있다.

셋째, 목표가 지향하는 성취수준에 따라 갈등 정도가 달라진다. 어떤 정책이 산출을 극대화하는데 목표를 둔다면 다른 목표와 상충되기 쉽다. 그러나 최소한의 산출 또는 만족스러운 정도의 산출을 얻는데 목표를 둔다면 다른 목표와의 갈등은 크지 않을 것이다.

(2) 목표의 수정과 변경

일단 설정된 목표라 할지라도 수정해야 할 경우가 있으며, 그 필요성은 여러 측면에서 제기된다. 첫째, 목표달성을 위한 수단을 비교하는 과정에서 목표 자체의 타당성과 실현가능성이 검토되기 때문에 보다 합리적인 목표를 수립하기 위해서 원래의 목표를 수정하는 것이 바람직한 경우가 많다. 둘째, 기획의 과정에서 새로운 정보와 자료가 획득되면 목표설정의 기초가 되었던 원래의 관점과 판단을 수정해야 할 필요성이 생기게 된다. 셋째, 기획이 장기에 걸쳐 수행되는 경우에 목표와 관련된 상황과 여건이 변화될 가능성이 있으며, 이때에도 원래 제시된 목표의 수정이 불가피하다.

그런데, 기획과정에서 목표 자체를 수정하는 것이 바람직한지는 기획의 접근방법에 따라 관점이 다르다. 순수합리성 모형에서는 목표가 확정적으로 제시되어 대안선택의 객관적인 기준이 되어야 하고 집행과정에서도 그대로 추진되어야 한다고 본다. 반면에 점증주의 모형에서는 이러한 전제를 부인하고 일단 설정된 목표도 수단탐색 및 선택과정에서 재조정 내지 수정되어야 한다고 주장한다. 목표를 먼저 전제한 다음에 수단을 분석하는 것이 아니라 양자를 상호 조정함으로써 계속적으로 수정이 있어야 한다는 것이다. 일반적으로 필요한 경우 목표의 수정은 가능하다고 본다. 다만, 목표의 수정은 임의적으로 해서는 안되고 일정한 절차와 심의과정을 통해 결정하는 것이 적절하다. 목표의 수정형태를 정리하면 다음과 같다.

① 목표의 왜곡

원래의 목표가 다른 목표와 바뀌는 경우로 계획의 산출이 왜곡되는 결과를 가져온다. 정당한 목표 대신에 그렇지 못한 다른 목표를 내세워 보건프로그램 운영 결과가 다르게 나타난다. 공식적으로 표방된 목표 대신에 숨겨놓았던 실제목표를 추구하는 경우가 대표적인 사례이다. 원래의 목표를 망각하고 오히려 수단이 목표의 위치를 차지하게 되는 경우도 여기에 해당된다. 계획이 추구해야 할 궁극적인 목표 대신에 하위목표나 정책수단을 목표로 삼는 경우가 흔히 있다. 상위목표일수록 추상적이기 때문에 가시적인 유형의 효과가 나타나지 않으므로 당장에 눈에 보이는 효과에 얽매여 하위목표에 집착하는 경향이 있는 것이다.

② 목표의 확대 또는 축소

이미 제시된 목표에 새로운 대상을 추가하거나 목표의 범위를 넓히는 경우와 반대로 목표의 대상이나 범위를 줄이는 경우이다. 이러한 형태의 목표수정은 목표의 조정에 속한다고 볼 수 있으나, 목표의 조정이 타 목적과의 관련성에 초점을 두는 것이라면, 목표수정은 당해 목표 그 자체의 변동에 중점을 둔다. 계획수립의 과정에서 자원요소나 기타 제약조건에 비추어 각 목표의 대상과 범위를 수정하는 것은 당연하다. 또한, 계획의 실행과정에서도 제반 여건의 변화에 따라 목표를 수정하는 경우가 발생한다.

③ 목표의 추가 또는 삭제

원래 설정된 목표와 같은 유형의 목표를 더 보태거나 기존의 목표마저 제외시키는 경우를 말한다. 계획수립의 과정에서 목표의 중요성이 한층 강조되거나 반대로 목표의 타당성이 부정되는 경우에 이와 같은 추가 또는 삭제가 필요하게 된다. 분석의 결과를 토대로 기존의 목표를 새로운 목표로 바꾸는 것은 넓은 의미에서 이 범주에 속한다.

④ 목표의 승계

원래 추구하던 목표가 완전히 달성되거나 달성될 가능성이 전혀 없을 때에 그 목표를 폐기하고 새로운 목표를 설정하는 형태이다. 목표의 승계는 실행이 완료된 다음에 그 달성 여부를 평가하여 다음 계획수립에 반영하는 것이 일반적이다. 이 경우에는 새로운 기획과정이 시작되는 것으로 볼 수도 있다.

4) 목표의 구체화

목표가 기획, 실행, 평가의 각 단계에서 실효성 있는 지침으로 활용되려면 구체적이고 측정 가능한 형태로 제시되어야 한다. 목표는 복합적이고 질적 측면을 많이 다루게 되므로 수량화하는데 기술적인 제약과 한계가 있는 것이 사실이다. 그러나 계획수립 과정에서 가능한 한 시행착오와 낭비를 줄이고 실행결과에 대한 평가를 충실히 하기 위해서는 목표를 객관적으로 명료하게 규정하고 측정평가가 가능하도록 수량화할 필요가 있다.

(1) 목표의 조작적 정의

언어로 표시되는 목표들은 사용되는 개념이나 의미가 추상적이고 모호하여 기획과정의 각 단계에 참여하는 사람들 간에 의사소통상의 혼란을 가져오거나 전달내용이 왜곡되는 경우가 흔히 있다. 그러므로 목표를 구성하는 주요 개념과 변수, 그 관계들을 객관적으로 규정할 필요가 있다. 조작적 정의는 개념이나 구성요소를 경험적, 객관적으로 측정하기 위하여 필요로 하는 행동이나 실증적 절차를 기술하는 것을 말한다.

어떤 개념 또는 변수나 명제를 조작적으로 규정하려면 그것들이 갖는 기본적인 의미와 속성을 정확히 이해하고 그 차원과 범위를 한정시켜야 한다. 이런 이유로 조작적으로 정의된 개념이나 목표는 부분적이고 제한적일 수밖에 없다.

실제로 제시된 목표들을 보면 기초개념에 관한 명확한 규정 없이 지나치게 일반적이고 추상적인 문구로 표현된 경우가 많다. '국민 건강을 증진한다', '건강사회의 분위기를 조성한다' 등의 목표도 그 기초개념들이 조작적으로 규정되어 있지 않은 채 나열식의 추진방안만 제시된 사례이다. 이러한 목표들은 달성정도를 평가하기 어렵다. 따라서 목표를 조작화 할 때에 가장 중요한 것은 그 측정단위 내지는 효과성 척도를 발굴하는 것이다. 척도를 선정 또는 개발하게 되면 목표는 그 측정결과로서 정의될 수 있기 때문이다.

(2) 목표의 세분화 및 지표화

목표의 세분화 과정은 가치의 구체화 과정과 병행하는 것이다. 목표를 구체화시키는데 있어서 몇 개의 하위목표만으로 상위목표가 지향하는 바를 완벽하게 포괄할 수 없으므로 상당한 정도의 누락과 단순화가 불가피해진다. 한편, 목표를 개발할 때 지표를 선정하는 것은 프로그램을 통해서 달성하려는 목표치의 변화량을 설정하는데 도움을 준다. 따라서 활용할 수 있는 기존의 비교지표를 먼저 확인하고 지표를 선정해야 한다.

일반적인 지표의 요건은 첫째, 상호연계성을 가질 것, 둘째, 중요한 의의를 가질 것, 셋째, 시계열별 측정이 가능할 것, 넷째, 적절한 기준에 의해 세분될 수 있을 것 등이다.

목표의 지표 역시 한정된 숫자로 가장 핵심적인 측면을 반영하도록 구성되어야 한다. 가능한 한 기존 통계 및 자료에 의해서 변화의 추이가 파악될 수 있고 지역 간 · 계층 간의 비교가 가능한 지표들이 선정되어야 한다. 원래 지표는 사실적인 정보를 요약 · 제시하는 기술적인 것이지만, 가장 중요한 국면을 대표해야 하므로 계획의 방향과 목표를 제시하고 부각시키는 규범적 · 처방적 기능을 수행하게 되는 것이다.

[표 5-9] 목표의 세분화 사례

상위목표	하위목표의 지표	목표치	
		2026년	2030년
청소년 흡연율을 2% 감소시킨다.	흡연예방교육 경험률	85%	95%
	금연교육 경험률	60%	80%
	금연시도율	30%	60%
	6개월 금언유시율	30%	50%

5) 목표치 개발

앞에서 설명한 것처럼, 목표를 기술할 때는 달성하고자 하는 최종 비율이나 건강수준을 수량화시키는 것이 바람직하다. 아울러 수량화된 목표(목표치)는 프로그램 개입의 직접적 효과로 얼마나 달성될 것인지, 프로그램 개입과 별개로 자연적으로 어느 정도까지 달성될 수 있는지를 검토하여야 한다. 성과목표뿐만 아니라 과정목표에서도 목표치를 어떤 값으로 설정하느냐는 중요하다. 타당한 목표치를 설정하는 것은 프로그램의 결과를 평가할 때에 중요한 기준이 되기 때문이다. 그런데 목표치 설정은 보건프로그램 개발에서 가장 어려운 과정의 하나로 간주된다. 이러한 이유로 대부분의 경우 체계적 개발과정 없이 목표치를 단순히 과거 실적 자료를 근거로 임의적으로 설정하는 경향이 있다. 여기에서는 목표치를 체계적으로 개발하는 방법을 살펴보려고 한다.

(1) 목표치 개발할 때 고려해야 할 사항

목표치는 프로그램의 성격이나 내용에 따라 개발과정이 다를 수 있고, 검토해야 할 사항에도 차이가 있을 수 있다. 그럼에도 불구하고 목표치를 개발할 때 기본적으로 고려해야 할 몇 가지 사항은 다음과 같다.

첫째, 목표치를 개발하기 전에 기획과정에서 보건프로그램의 성공을 무엇으로 할 것인지를 결정해야 한다. 목표치를 달성하거나 초과한 것을 성공이라고 할 것인지, 목표치를 달성하지는 못했지만 유의미한 변화량을 이끌어 낼 경우에도 성공이라고 평가할 것인지를 결정해야 한다.

둘째, 일반적으로 목표치는 사업의 효과를 제시하는 것이기 때문에 1년 단기목표치를 개발할 때 현재 수준을 참고하여 매우 작은 수준 향상을 제시해야 하기 때문에 어려움이 있다. 이와 달리 5년 또는 10년의 목표치를 개발하는 것은 훨씬 큰 수준을 제시할 수 있기 때문에 중장기 목표치를 먼저 개발하고, 이를 근거로 매년 변화 정도를 추정하는 것이 수월하다.

셋째, 목표치를 개발할 때는 다양한 자료를 활용하는 것이 필요하다. 출처가 다른 여러 자료들을 비교하여 일치도가 높은 자료를 활용한다. 특히 특정 자료를 선택할 때는 목표 대상이나 집단에 부합되는지를 검토해야 한다. 목표치를 개발할 때 활용한 자료가 지역사회 진단에 사용된 자료와 반드시 일치할 필요는 없다.

(2) 목표치 계산 방법

모든 사람들은 보건프로그램 개발과정에서 목표치를 개발하는 분명한 방법을 희망한다. 그러나 현재까지 여러 목표치 개발 방법이 알려져 있지만, 분명한 목표치를 개발하는 유일한 방법은 없다. 이런 이유로 현장에서 목표치를 개발할 때는 여러 방법을 혼용해서 결정하거나 수량화된 과거의 결과 또는 실적을 근거로 결정하게 된다. 이 책에서는 그 동안 이론적으로 제시된 목표치 개발 중에서 현재 수준의 계량지표를 활용하는 방법을 중심으로 소개하려고 한다.

첫째, 현재 수준을 그대로 사용한다. 프로그램을 처음 시작하거나 프로그램이 가져올 변화에 대한 정보가 없는 경우, 직전 계획이 충실히 진행되지 못하여 목표치를 달성하지 못한 경우, 프로그램이 충분히 성공적이어서 그 변화를 지속하고 싶은 경우에 사용할 수 있다.

둘째, 현재 수준에 통계적으로 유의한 수준을 적용한다. 신뢰할 수 있는 통계자료를 가지고 있고, 현재 수준보다 통계적으로 유의한 수준으로 향상시키고 싶을 때에 사용한다. 표준 정규분포를 이용하여 통계적으로 유의한 변화의 양을 산출한다. 일반적인 유의수준($p=.05$)의 표준점수는 1.96인데, 이 값을 사용하여 목표치를 추정한다.

셋째, 현재 수준이나 현재 값에 희망하는 변화 값을 적용한다. 희망하는 변화량은 기존 문헌을 참고하거나 업무담당자들의 경험에 의존하여 기대하는 정도를 산출하게 된다. 관련 자료를 통하여 프로그램의 성과 추이를 파악하고, 이를 참고하여 업무담당자들이 희망하는 감소 또는 증가 목표량을 결정하게 된다. 간단한 방법이기 때문에 여러 분야에 많이 이용된다.

넷째, 현재 수준이나 현재 값에 매년 변화량을 적용한다. 이 방법을 적용하기 위해서는 전체 변화량에 해당되는 장기목표치를 기준으로 먼저 결정하고 프로그램 기간을 활용하여 필요한 매년 변화량을 추정해야 한다. 여러 해 동안 계속 진행되고 있는 프로그램이나 장기효과를 기대하는 보건프로그램의 목표치 개발에 적합하다.

다섯째, 현재 수준이나 현재 값에 다른 지역의 평균값 또는 중앙값을 적용한다. 다른 지역에서 진행되고 있는 동일 보건프로그램의 평균값 또는 중앙값과 현재 수준이나 현재 값을 비교하여 목표치를 설정한다. 두 비교 값의 차이를 현재 값에 가감하는 방식으로 결정한다. 여기에서 다른 지역은 인구 규모가 유사한 지역이나 같은 보건프로그램을 운영하고 있는 여러 지역을 의미한다.

여섯째, 현재 수준이나 현재 값에 과거 실적 평균값을 적용한다. 과거 2년 또는 3년간의 프로그램 실적 평균값과 현재 수준이나 현재 값을 비교하여 목표치를 설정한다. 두 비교 값의 차이를 현재 값에 가감하는 방식으로 결정한다. 과거부터 계속해서 진행되고 있는 프로그램의 목표치 개발에 적용할 수 있다.

[표 5-10] 성과지표 목표치 작성 사례

성과지표	현황	목표치(%)				정의	산출근거	측정산식	자료원
		2026	2027	2028	2029				
걷기 실천율	35.5	36.0	36.5	37.0	37.5	최근 1주일 동안 1일 30분 이상 걷기를 주 5일 이상 실천한 비율	최근 3개년 평균에 매년 0.5% 상향	(주 5일 이상 걷기 실천자/전체 조사 대상자)×100	지역사회 건강조사
재활 등록관리율	7.5	7.6	7.7	7.8	7.9	지역 등록장애인 중 참여기관 재활 서비스에 등록된 비율	최근 3개년 평균에 매년 0.1% 상향	(보건소 재활등록 장애인 수/지역 장애인 수)×100	지역보건 의료정보 시스템

5 학습내용 확인과제

1. 보건소에서 지역사회 노인을 대상으로 걷기운동을 활성화하려는 운동프로그램을 계획 중이다. 이 경우에 가능한 목적과 목표를 설정하시오.

2. 아래 기술된 목표에서 부족한 목표의 요건은?

   ○○시 2025년 남성흡연율 49.6%를 2026년까지 20%로 감소시킨다.

3. 목표가 갖추어야 할 요건 5가지를 설명하시오.

4. 흡연 대학생들을 대상으로 금연교육을 실시하려고 한다. 단기목표는?

5. 보건소에서 초등학교를 방문하여 손씻기 교육을 실시하려고 한다. 이 경우에 투입목표, 산출목표, 결과목표를 설정해 보시오.

6. 모임개최 횟수, 출석 일수, 참여 활동 횟수, 일정 준수 등을 평가의 방법으로 활용하는 목표의 종류는 무엇인가?

7. 달성 여부를 유병률, 사망률, 위험 측정, 생리학적 측정, 신체적 징후와 증상 등을 통해서 평가하는 목표의 종류는 무엇인가?

8. 목표를 조작적으로 정의할 때 가장 중요한 것은 무엇인가?

Health Program

제6장

보건프로그램 설계

1. 보건프로그램 설계의 이해
2. 보건프로그램의 설계원리
3. 보건프로그램 설계과정
4. 보건프로그램 작성과정

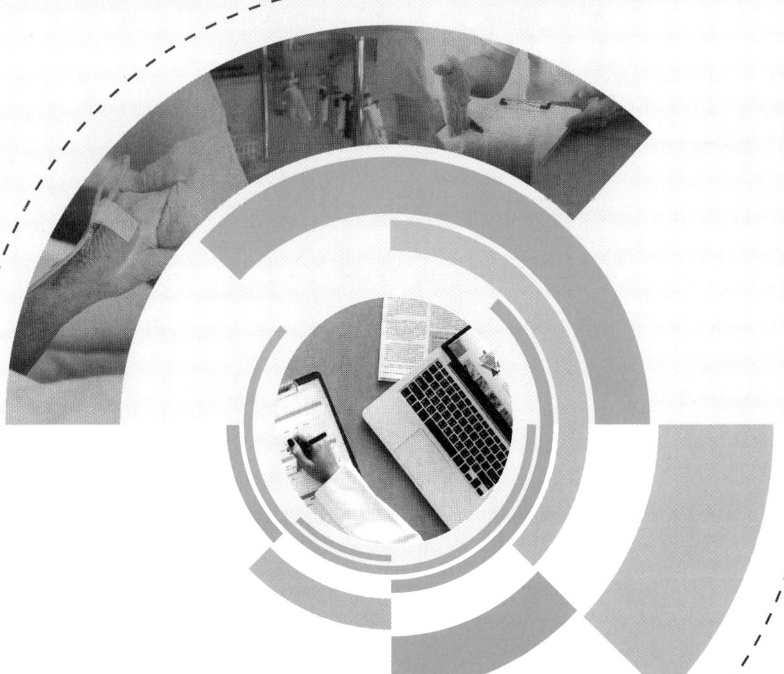

제6장

보건프로그램 설계

목 차

2 | 보건프로그램의 설계원리

1) 목표의 설정

일반적으로 프로그램의 목적(purpose)은 활동이 지향하는 포괄적이고 궁극적인 목표를 의미하며, 목표(objectives)는 일정한 기간 동안에 달성해야 할 구체적인 과업으로 보통 항목별로 제시되고 어떤 내용에 대하여 어떤 변화를 가져올 것인지를 설명하게 된다. 따라서 보건프로그램의 목표는 프로그램의 전체 과정을 통하여 달성하려고 하는 건강행동 변화와 관련된다. 지식, 태도, 행동 등 어떤 영역의 변화를 구체적으로 기대하느냐가 프로그램 목표 설정의 핵심적인 내용이 된다. 프로그램의 목표나 목적은 프로그램의 자원을 선택하고, 프로그램의 내용을 선정하고, 프로그램의 실행과 평가를 위한 절차를 개발하는 기준이 된다.

보건프로그램의 목표를 수립할 때에는 대상자의 요구, 수행기관의 요구, 사회적 요구뿐만 아니라 보건정책의 철학적 이념 및 국가의 정책 방향도 함께 고려하여야 한다. 구체적인 프로그램 목표를 설정[1]할 때에는 구체적인 행동용어로 표시, 행동변화에 필요한 소요시간(기간) 포함, 목표의 평가를 위한 기준(지표) 명시 등의 세 가지 요소들을 반드시 고려하여야 한다. 진술된 목표는 보건프로그램의 내용과 방법의 선정, 실행 방향을 명확히 알 수 있도록 구체적이어야 한다. 아울러 설정된 목표가 효과적으로 구현되기 위해서는 프로그램 활동을 제공하는 조직 또는 기관의 담당자들이 그 목표를 충분히 이해하고 받아들여서 구체적인 활동 상황에서 반영시킬 수 있어야 한다.

[표 6-1] 목표 점검사항

점검사항	수정 내용
o 보건프로그램의 비전(vision)[2]을 반영하였는가?	
o 목표가 요구조사 결과를 반영하였는가?	
o 목표가 목적 및 문제해결과 관련성이 있는가?	

1) 앞의 5장(목표설정)을 참고할 것

2) 비전(vision)은 보건프로그램이 성취하고자 하는 궁극적 가치를 의미하며, 변화시키려는 미래의 바람직한 모습을 기술한 것이다. 비전은 프로그램의 목적과 목표를 설정하는데 중요한 기반이 된다.

o 목표가 산출 또는 결과 지표로 제시되었는가?	
o 목표가 구체적 행동용어로 기술되었는가?	
o 목표가 표적집단(target population) 중심으로 기술되었는가?	
o 목표달성에 필요한 기간이 표시되었는가?	
o 목표치가 계량적으로 제시되었는가?	
o 설정된 목표치는 적절한가?	

2) 내용의 선정

보건프로그램의 목표가 설정되면 이를 근거로 프로그램의 목표를 달성하는데 필요한 구체적인 프로그램 내용을 결정하게 된다. 보건프로그램 내용의 선정은 프로그램 대상자들이 실징된 목적과 목표를 달성하는데 필요한 프로그램의 내용을 선택하여 그 범위(scope)를 결정하는 것이다. 프로그램 내용은 목표를 구체화하는 것으로 종류와 분량은 프로그램의 특성에 적합하게 선택되어야 하기 때문에 내용을 선정할 때에는 아래 여러 사항들을 고려하여야 한다.

(1) 보건프로그램 내용의 선정기준

보건프로그램 내용을 선정하는 일반적 기준은 합목적성, 동기유발, 성취가능성, 기회, 포괄성, 현실성, 지역성 등이다. 이를 구체적으로 살펴보면 다음과 같다.

① 합목석성

보건프로그램 내용은 설정된 목적과 목표의 달성에 부합되어야 한다. 보건프로그램의 내용으로 선정된 활동들은 기본적으로 보건프로그램의 목적 및 목표의 달성과 연계성이 있어야 한다.

② 동기유발

선정된 보건프로그램의 내용이 참가자들의 내적 요구와 목적의식에 부합되어야 한다. 보건프로그램 내용을 선정할 때에 가장 중요한 것은 서비스 대상자를 고려하는 것이다. 대상자의 요구와 흥미 그리고 능력수준을 고려해서 보건프로그램의 내용을 선정해야 한다. 이렇게 해야 대상자들이 흥미를 가지고 적극적으로 참여할 수 있다.

③ 성취가능성

선정된 보건프로그램 내용은 대상자가 쉽게 이해할 수 있고 성취될 수 있는 것이어야 한다. 선정된 내용을 통하여 대상자들의 행동 변화가 실질적으로 나타날 수 있어야 한다. 아무리 좋은 내용이 선정되더라도 성취가능성이 없으면 좋은 내용이라고 할 수 없다.

④ 기회

선정된 내용이 목적과 목표가 규정하는 행동을 수행하고 경험할 수 있는 기회를 대상자들에게 제공해야 한다. 이렇게 될 때에 대상자들은 그 내용을 통하여 설정된 목적과 목표에서 제시하는 행동 변화를 쉽게 달성할 수 있게 된다.

⑤ 포괄성

선정된 보건프로그램 내용은 여러 성과를 얻을 수 있도록 포괄적이고 다양해야 한다. 이를 위해서는 한 가지 목표를 달성하기 위하여 꼭 한 가지 활동 내용을 선정하는 것이 아니라 몇 가지 내용과 연관지어 선정해야 한다. 또 반대로 한 가지 내용이 두 가지 이상의 목표와 관련되어 동시 활동이 이루어질 수 있도록 선정해야 한다. 이렇게 할 경우에 동기유발, 주의집중, 적극적인 참여와 긍정적인 태도를 유지시키는데 도움이 된다.

⑥ 현실성

선정된 보건프로그램 내용은 현실 여건 및 상황을 반영하여야 한다. 선정된 내용은 요구에 적합하며, 일상생활에서 적용될 수 있는 내용 및 활동이어야 한다. 모든 서비스는 현실 여건에 적합한 것이어야 하며, 그러기 위해서는 선정된 내용들이 실용성을 갖추어야 한다.

⑦ 지역성

선정된 보건프로그램의 내용은 지역의 특성을 반영하여야 한다. 대부분의 보건프로그램은 특정 지역을 중심으로 개발되어 실시되기 때문에 프로그램의 내용은 그 지역의 특성을 고려하여 선정되어야 한다. 이렇게 할 때에 해당 지역의 건강문제가 쉽게 해결될 수 있다.

(2) 보건프로그램 내용의 선정방법

보건프로그램 내용을 선정하는 방법은 다양한 원칙에 따라 달라질 수 있다. 여기에서는 목표중심의 내용 선정방법과 우선순위에 의한 내용 선정방법으로 구분하여 살펴보도록 한다.

① 목표중심의 내용 선정방법

목표중심의 내용 선정방법은 가장 일반적인 방법 중의 하나로 보건프로그램의 목적과 목표를 달성하는데 직접적으로 관련된 내용을 선정하는 방식이다. 목표중심의 내용 선정방법 순서는 다음과 같다.

첫째, 보건프로그램 개발의 타당성을 확인할 수 있는 자료를 검토한다.

둘째, 요구사정 내용 중에서 검토과정을 거친 내용을 확인한다.

셋째, 설정된 보건프로그램의 목적과 목표를 확인한다.

넷째, 보건프로그램의 목적과 목표를 달성할 수 있는 내용을 나열한다.

② 우선순위에 의한 내용 선정방법

우선순위에 의한 내용 선정방법은 보건프로그램 내용을 선정하는데 고려되어야 할 기준들을 제시하고, 각 기준에 가중치를 부여하여 그 합계를 구한 다음에 그 순위에 따라 내용을 선정하는 방식이다. 여기에서 가장 중요한 것은 내용 선정을 위한 적절한 기준을 제시하는 것이다. 우선순위에 의한 내용 선정방법 순서는 다음과 같다.

첫째, 보건프로그램 개발의 필요성을 확인할 수 있는 자료를 검토한다.

둘째, 요구사정 내용 중에서 점검과정을 거친 내용을 확인한다.

셋째, 보건프로그램의 목적과 목표를 달성할 수 있는 내용을 나열한다.

넷째, 나열된 보건프로그램 내용의 우선순위를 결정할 기준을 제시한다.

다섯째, 제시된 기준들에 가중치를 부여한다.

여섯째, 가중치를 적용하여 보건프로그램 내용에 점수를 부여한다.

일곱째, 가중치를 적용하여 총점을 산출하고 그것에 따라 서열화시킨다.

여덟째, 산출된 총점을 근거로 우선순위에 따라 보건프로그램 내용을 선정한다.

(3) 보건프로그램 내용의 조직

보건프로그램 내용의 조직(sequence)은 보건프로그램이 실행될 수 있도록 적절한 방법으로 선정된 내용을 배열하는 것이다. 내용의 조직에서 다루는 핵심 내용은 첫째, 목적과 목표를 효율적으로 달성하기 위해서는 특정의 활동 다음에 어떤 활동을 전개하는 것이 더 효과적인지, 둘째, 대상자들의 특성에 따라 각 활동을 어떻게 위치할 것인지 하는 것이다.

보건프로그램의 목적과 목표를 달성하기 위한 수단으로 선정된 내용을 어떻게 조직하고 체계화하느냐 하는 것은 중요하다. 내용의 조직은 내용 전체를 구성하느냐와 관련된 전체 구조의 결정에서부터 보건프로그램 유형, 시간배당, 각 활동 영역의 구조화 등을 포함한다. 보건프로그램 내용을 조직할 때에 고려해야 할 기준은 다음과 같다.

① 계속성

계속성은 보건프로그램 내용의 조직에 있어서 활동이 계속해서 반복되도록 구성하는 것이다. 중요한 내용을 계속해서 반복적으로 제공하여 강화되는 효과를 얻을 수 있다. 이 원리는 내용의 종적 조직에 관한 원리인데, 보건프로그램의 내용을 조직할 때에 중요한 내용은 한 번으로 끝내지 말고 계속해서 반복되어야 한다는 것을 강조한다. 보건프로그램의 목적과 목표가 규정하고 있는 행동은 구체적인 활동이 여러 번 반복될 때에 쉽게 달성된다.

② 계열성

계열성은 보건프로그램의 내용이 일정한 순서에 따라 조직되는 것이다. 앞의 내용을 기초로 하여 다음의 내용이 전개되어 점차적으로 깊이와 넓이를 더해갈 수 있도록 조직하는 것을 말한다. 내용이 그 깊이와 넓이에 있어서 점진적인 증가가 있도록 조직되어야만 그들 간의 위계성과 상호관련성이 유기적으로 연결되어 대상자들에게 잘 전달될 수 있다.

보건프로그램 내용의 조직에 있어 계열성이 확보되기 위해서는 내용 상호간에 밀접한 연결을 지우면서 첫째, 단순한 것으로부터 복잡한 것으로, 둘째, 구체적인 것으로부터 추상적인 것으로, 셋째, 쉬운 것으로부터 어려운 것으로, 넷째, 이미 알고 있는 것으로부터 모르는 것으로, 다섯째, 가까운 주변으로부터 먼 곳으로, 여섯째, 총괄적인 것으로부터 세부적인 것으로 조직해 나가는 것이 바람직하다. 계속성과 더불어 계열성은 보건프로그램 내용의 종적 조직에 있어 중요한 원리이다.

③ 통합성

통합성은 보건프로그램의 여러 내용들 사이에 상호관련성이 확보되는 것이다. 여러 내용들 사이에 상호관련성을 유지시켜 개개의 경험들이 서로 연결되고 통합되게 하여 참가자들의 조화로운 성장 및 발달을 보장하려는 것이다. 보건프로그램의 여러 내용을 조직할 때에 소주제들을 서로 분리 또는 독립시키는 것보다는 상호간의 통합적인 성격이 유지되도록 하는 것이 중요하다. 통합성은 보건프로그램 내용을 조직하는 횡적 원리로서 중요한 의미를 갖는다.

④ 균형성

균형성은 보건프로그램 내용들 사이에 균형이 유지되는 것이다. 내용조직에 있어서 내용들 간에 균형과 조화가 이루어져야 한다. 예를 들어, 건강정보를 제공할 때에 일반적인 내용과 전문적인 내용이 균형 있고 조화롭게 조직되어져야 한다. 이러한 원리가 지켜질 때에 일상생활에 필요한 기능들이 조화롭게 습득될 수 있다.

⑤ 다양성

다양성은 보건프로그램에 참여하는 개인들의 특성, 요구, 흥미, 능력 등이 충분히 반영될 수 있도록 다양하고 융통성 있는 방법으로 내용을 조직하는 것이다. 다양성은 앞에서 설명한 통합성 및 균형성과 더불어 보건프로그램의 내용을 횡적으로 조직할 때에 중요한 원리가 된다.

(4) 보건프로그램 내용의 주요 요소

보건프로그램 내용의 구성요소는 프로그램 특성에 따라 결정되는데, 일반적으로 대상자, 활동내용, 장소, 추진방법, 평가계획, 시설 및 장비, 수행 인력, 예산, 추진 일정 등으로 구성된다. 주요 요소의 구체적인 내용은 다음과 같다.

① 대상자

보건프로그램이 누구를 대상으로 하느냐에 따라 프로그램 설계과정에서 주제, 내용, 접근 방법 등이 달라진다. 그런데 보건프로그램은 사람만을 대상으로 하는 것은 아니며, 대상이 사람인 경우에는 서비스 수혜자 결정모형에 따라 대상자를 일반집단, 위험집단, 표적집단, 클라이언트 집단으로 구분하여 확정[3]하게 된다. 보건 분야에서는 대상자를 생애주기별로 구분하는 경향이 있다. 이러한 과정을 통하여 대략적으로 보건프로그램에 참여할 대상자의 규모를 추계하고 프로그램의 목표량(대상자 수)을 결정하게 된다.

[표 6-2] 대상자 작성 사례

대상자	□ 만성질환이 있는 저소득층 노인	목표량	200 명
생애주기	□ 영유아 □ 아동 □ 청소년 □ 성인 ■ 노인 □ 전체		
특성	■ 저소득층 □ 차상위 □ 일반 ■ 만성질환자 □ 건강인 □ 기타 (　　)		

② 활동내용

보건프로그램의 활동내용은 확인된 건강문제를 해결하고 목표를 달성하기 위하여 수행하는 것을 말한다. 따라서 활동 내용은 이론적 근거에 따라 선정하고 결정된 내용은 최대한 자세히 기술해야 한다. 활동내용은 추진방법, 시설 및 장소, 예산, 추진일정에 영향을 미친다. 활동내용을 결정할 때에 무엇보다 중요한 것은 내용의 수준이 대상자의 특성에 적합해야 하고 대상자들에게 도움이 될 수 있어야 한다. 일반적으로 각 보건프로그램별로 3-5개 정도의 활동내용이 적절하다.

[표 6-3] 활동내용 작성 사례

① 어르신 영양관리사업
- 섭취 부족 영양소, 위생적 음식관리, 보관 방법 등 영양교육 및 어르신 조리교실(장보기, 간편조리, 1인분 조리법, 보관 등), 영양교육 교실 등 운영
- 노인의 거동 정도에 따른 영양관리 방법, 관내 노인복지시설에 급식메뉴, 영양정보 활용방법 등 제공
- 가정방문을 통한 식환경 및 위생환경 점검 및 영양 중재 제공 등
- 노인복지시설 등과 협력하여 진행, 조리교실은 관내 문화센터 등의 요리교실, 노인대학 등과 협력하여 진행

② 실버 건강식생활사업
- 식품구입과 조리 등을 소홀히 하기 쉬운 독거노인에게 영양교육 등 식생활관리서비스(공동부엌 실습교육 · 가정방문을 통한 맞춤형 영양교육 및 상담) 및 과일 · 우유 등의 건강간식도시락 제공

출처 : 보건복지부, 한국건강증진개발원(2020)

3) 제4장 요구조사의 '5. 보건프로그램 대상자 결정'을 참고할 것

③ 장소

장소는 보건프로그램이 실행되는 공간을 말한다. 장소를 선정할 때에는 장소가 보건프로그램의 활동내용 및 추진방법에 적합한지를 먼저 검토해야 한다. 예를 들어, 다수가 참여하는 운동프로그램의 경우에는 일정한 공간이 확보되어야 하고, 요리교실의 경우에는 조리시설이 갖추어진 장소를 확보해야 한다.

④ 추진방법

추진방법은 활동내용을 구체적으로 실행하는 방법을 말한다. 추진전략 또는 실행방법이라고도 한다. 추진방법은 보건프로그램의 활동내용을 좀 더 구체적으로 이해할 수 있도록 도움을 주는데, 각 활동내용별로 추진방법이 제시되기도 하고, 전체 활동내용을 포괄해서 몇 개의 추진방법이 제시되기도 한다. 추진방법을 선택할 때에는 실현가능성, 필요한 시설 및 장비의 이용 가능성, 수행 인력의 능력, 예산 등을 충분히 고려해야 한다. 무엇보다 중요한 것은 추진방법이 목표 달성에 효과적으로 기여할 수 있어야 한다.

[표 6-4] 추진방법 작성 사례

- 활동내용
  - 마을별 건강걷기코스 개발
  - 마을별 걷기분위기 조성
  - 모든 주민들이 참여하는 걷기행사 운영
- 추진방법
  - 걷기코스에 올바른 걷는 자세 게시판 설치
  - 개인별로 핸드폰에 걷기 모바일 앱 설치
  - 연 2회 건강걷기 마을축제 실시
  - 매년 '걷기 챔피언' 선정

⑤ 평가계획

보건프로그램에 대한 평가는 당초 계획대로 실행되고 목표를 달성하였는지를 확인하는 것이다. 평가의 정확성과 운영의 효율성을 높이기 위해서는 설계단계에서부터 평가의 대상, 주체, 시기, 방법 등을 고려해야 한다. 평가계획에서는 보건프로그램을 담당자 또는 담당 부서가 수행할 모니터링과 자체평가에 대해서 설명한다. 모니터링은 보건프로그램의 추진 정도와 운영과정에서 발생하는 문제점을 파악하여 효율적인 방향으로 개선하기 위하여 실시되고, 자체평가는 프로그램이 종료된 후에 내부적으로 구조평가, 과정평가, 결과평가 영역으로 실시된다. 구조평가는 인력, 시설, 장비, 예산 등 보건프로그램 수행에 투입되는 자원의 적절성을 측정하고, 과정평가는 목표 대비 활동내용의 실행 정도, 프로그램의 질적 수준, 목표 대비 실적의 적절성을 측정하며, 결과평가는 목표 달성여부, 파급효과, 건강수준 변화 등을 측정한다.

[표 6-5] 평가계획 작성 사례

① 모니터링 방법 및 내용

구 분	내 용
모니터링 방법	분기별로 팀 회의에서 체크리스트로 확인
모니터링 내용	활동내용 실행 정도, 일정 준수 여부, 참여자 만족도 등

② 자체평가

평가영역	평가지표	평가방법	점수(100점)
구조	예산확보 정도	100% 이상 90% 이상 90% 미만	5 4 3
	○○○		
과정	교육 참여자 수/목표량		
	참여자 만족도		
	○○○		
결과	금연시도율		
	6개월 금연성공률		
	○○○		

⑥ 시설 및 장비

시설 및 장비는 보건프로그램을 실행을 하는데 필요한 투입요소를 말한다. 활동내용과 추진방법에 따라 필요한 시설 및 장비가 결정된다. 시설 및 장비는 보건프로그램 수행주체가 보유하고 있는 것뿐만 아니라 타 기관과 공유할 수 있는 방법도 고려해야 한다.

[표 6-6] 시설 및 장비 작성 사례

구분	품목	수량	용도	사용 기간
시설	보건교육실	1곳		
	○○○			
장비	비만도 측정기	2대		
	혈당 측정기	2대		

⑦ 수행 인력

수행 인력은 보건프로그램 실행에 참여하는 조직 구성원을 말한다. 수행 인력의 직무 능력은 보건프로그램의 성공과 실패를 결정하는 핵심 요인이라고 할 수 있다. 보건프로그램의 효과성을 높이기 위해서는 가장 우선적으로 적합한 능력을 갖춘 수행 인력을 배치하여야 한다. 고용형태, 자격내용 등 수행 인력에 대한 개인정보를 제시하고 보건프로그램에서 담당하는 역할을 명시해야 한다. 대부분의 경우에 수행 인력은 같은 부서에 소속되지만, 때로는 타 부서에 소속되어 있으면서 지원 업무를 담당하는 경우도 있다.

[표 6-7] 수행 인력 작성 사례

성명	고용형태	자격내용	업무내용	소속 부서
○○○	정규직	간호사	경로당 방문보건	방문보건팀
△△△	무기계약직	영영사	영양상담 및 교육	건강증진팀

⑧ 예산

예산은 보건프로그램에 소요되는 비용을 말한다. 총예산을 인건비, 운영비, 여비, 기자재 구입비, 교육훈련비 등 보건프로그램 운영에 필요한 항목으로 나누어 제시한다. 각 항목별 산출근거를 구체적으로 제시하여야 한다. 지방정부에 소속된 기관에서 예산을 작성할 때에는 중앙정부로부터 지원 받은 국비와 지방비를 구분하여 제시하도록 한다.

[표 6-8] 예산 작성 사례

비목명	예산액(원)			산출내역	구성비(%)
	합계	국비	지방비		
총계					
인건비					
운영비					
여비					
기자재구입비					
교육훈련비					

⑨ 추진일정

보건프로그램이 실행되는 시기는 활동내용 및 추진방법에 따라 달라지는 경우가 많기 때문에 유의해야 한다. 추진일정은 최대한 구체적으로 제시하는 것이 바람직하다. 추진일정에는 활동내용 및 추진방법에 포함된 사항들이 각 항목별로 구체적으로 제시되어야 한다. 또한 모니터링 및 자체평가 등 평가와 관련된 사항도 반드시 제시되어야 한다. 대부분의 경우에 추진일정은 월 단위로 표시되는데, 간혹 주 단위 또는 년 단위로 표시되기도 한다. 그런데 각 항목에 대한 추진일정은 해당 항목이 실제로 추진되는 기간에만 표시해야 한다.

[표 6-9] 추진일정 작성 사례

항목	추진일정											
	1월	2월	3월	4월	5월	6월	7월	8월	9월	10월	11월	12월
현장방문 조사												
건강걷기코스 완성												
건강걷기 행사 운영												
모니터링												
○○○												

3) 추진방법 선정원리

(1) 추진방법 수립할 때 고려할 사항

보건프로그램 활동내용이 결정되면 그 이후에는 효과적으로 운영할 방법을 찾아야 한다. 추진방법 수립은 목표를 달성할 수 있는 보건프로그램 유형이나 구체적 실행방법을 결정하는 것이다. 이 책의 제1장에 다양한 보건프로그램 유형이 제시되어 있는데, 그 내용을 참고하면 프로그램 추진방법을 결정하는데 도움이 된다. 적절하게 수립된 추진방법은 보건프로그램의 활동내용을 효과적으로 수행할 수 있도록 한다. 보건프로그램 추진방법을 수립할 때에 고려해야 할 사항은 다음과 같다.

첫째, 자기주도성이다. 자기주도성은 프로그램 대상자가 자신이 필요한 정도를 고려하여 달성 가능한 목표를 세우고 주도적으로 참여하는 것이다.

둘째, 상호성이다. 상호성은 프로그램 대상자가 혼자서 활동을 전개하는 것보다 특정 집단이나 공동체를 구성하여 함께 상호작용할 수 있도록 프로그램을 조직하는 것이다.

셋째, 다양성이다. 다양성은 프로그램 대상자들의 다양한 특성을 반영할 수 있도록 추진방법을 선정하는 것이다.

넷째, 참여성이다. 참여성은 프로그램 계획에서부터 평가까지 모든 과정을 프로그램 담당자와 참가자가 함께 만들어 가는 것이다.

(2) 추진방법 수립과정

보건프로그램의 활동내용과 추진방법은 건강문제를 해결하는 수단이라고 할 수 있다. 많은 경우에 활동내용과 추진방법은 하나로 다루어지는 경향이 있다. 추진방법을 수립하기 위해서는 건강문제의 결정요인과 기여요인을 하나씩 탐색하는 원인분석 과정으로 접근하는 것이 바람직하다. 여기서 결정요인은 건강문제에 영향을 미친다는 과학적 근거가 있는 직접적인 원인 또는 위험요인이며, 기여요인은 결정요인에 직접적 또는 간접적으로 영향을 미치는 요인을 말한다.

원인분석에서는 결정요인과 기여요인을 바꾸면 건강문제가 해결된다고 본다. 모든 결정요인과 많은 단계의 기여요인을 찾아서 그 문제를 해결할 수 있는 활동내용과 구체적인 추진방법을 모색하게 된다. 실현가능한 모든 추진방법을 나열한 후에 그 중에서 가장 효과적인 방법을 선정하면 된다. 그런데 원인분석을 통한 추진방법 수립과정은 제6

장 앞부분에서 설명한 목표중심의 내용 선정방법 및 우선순위에 의한 내용 선정방법과 유사한 성격을 갖고 있다.

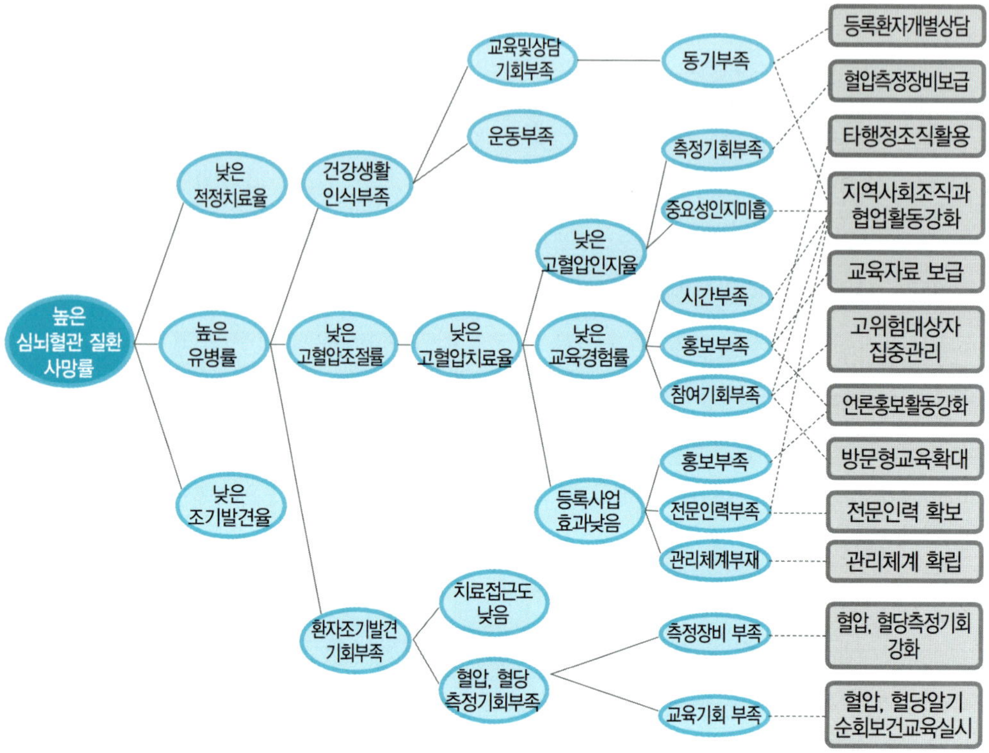

[그림 6-2] 원인분석을 통한 추진방법 수립과정

[표 6-10] 추진방법 수립에 활용되는 사회생태학적 수준별 접근

단계	내용
개인적 수준	• 교육, 상담, 유인 제공
개인 간 수준	• 기존 네트워크 활용 • 새로운 네트워크 개발 – 후원자(mantor) 활용 – 동료의 활용 – 자조집단(동아리) 형성 • 자연적 지도자 활용

지역사회 수준	조직요인	• 조직개발이론과 조직관계이론 적용
	지역사회 요인	• 이벤트 • 매체홍보 • 사회마케팅 • 지역사회 역량 강화
	정책요인	• 옹호, 정책개발

출처 : 배상수(2015)

한편, 추진방법을 다양한 수준에서 실현하기 위하여 좀 더 세부적으로 구분하기도 한다. 이런 경우에 사회생태학적 이론에 근거하여 세부적인 추진방법을 수립하게 된다.

4) 평가의 설계원리

보건프로그램을 계획할 때에 프로그램 개발과 동시에 프로그램의 효과평가를 계획하는 것이 바람직하다. 평가계획 수립과정을 통하여 프로그램과 관련된 새로운 인식을 갖게 된다. 보건프로그램 설계에서는 계획단계에서 개략적으로 기술된 평가활동에 대한 계획안을 구체적으로 기술한다. 평가설계에는 평가의 범위와 제한점, 평가모형, 평가지표, 목표 달성여부 결정, 평가 관련 자료수집 방법, 분석방법, 평가일정 등이 명시되어야 한다. 프로그램 평가설계에서 고려해야 할 기본 원리는 다음과 같다.

첫째, 프로그램 평가는 검토 결과와 사실만을 발견해서 활동상태를 점검하는 것이 아니라 활동을 더욱 발전시킬 수 있는 해결 방안을 모색하는 것이다. 평가는 문제점으로부터 벗어날 수 있는 해결책을 모색하는 과정이라고 할 수 있다.

둘째, 프로그램 평가는 프로그램의 목적과 목표에 얼마나 접근했는지에 관심을 두고 있으며 추후의 의사결정과 정책수립을 위한 출발점이 된다.

셋째, 프로그램 평가는 지속적이고 종합적으로 전개되어야 평가목적을 달성할 수 있다. 평가단계에서는 프로그램 목적과 목표에 따라 각 영역별로 수행되었던 모든 활동들이 한 자리에 취합되고 통합조정되게 된다. 여러 다양한 상태, 조건들의 실태를 하나로 묶어 그 의미를 찾는 것이 평가이다.

3 | 보건프로그램 설계과정

1) 설계과정의 의미

문제를 확인하고 문제해결을 위한 목적과 목표를 설정한 후에 해야 될 일은 설정한 목표를 달성할 구체적 보건프로그램을 설계하는 것이다. 보건프로그램 설계는 목표를 달성할 수 있는 방법을 구체화하는 과정이다. 보건프로그램 설계과정은 크게 제공할 서비스 대안의 개발과 선택, 예산 배분으로 나눌 수 있다.

제공할 서비스 대안의 개발과 선택은 보건교육사가 목적에 적합한 보건프로그램을 결정할 때 먼저 가능한 서비스로 어떤 것들이 있는지를 확인하고, 그 중에서 하위 목적별로 서비스 대안들을 확인하고 선택하는 작업이다. 한 개의 서비스 대안만이 있는 것이 아니라 대상집단의 종류가 각기 다르기 때문에 같은 하위 목적이라도 대상집단에 따라 다른 접근방법이 필요할 수 있기 때문이다.

각 하위 목적별로 여러 가능한 서비스 대안들이 있을 때에 가장 필요하고 실현가능한 복수의 대안을 선택하는 것이 보건프로그램 설계의 첫 번째 과정이다. 하위 목적별로 어떤 보건프로그램을 제공할 것인지가 정해지면, 다음 단계는 그 서비스 대안들의 전달방법을 결정하는 것이다. 하위 목적별로 선택된 각 대안은 다시 서비스 전달방법을 놓고 비교 · 검토하여 최종 대안을 선택하게 된다. 보건문제를 해결하기 위한 단일 보건프로그램을 계획할 때에는 '무슨' 서비스를 제공할 것인지 하는 것보다도 서비스를 '어떻게' 제공할 것인지 하는 전달방법이 더 문제가 될 때가 많다.

각 하위 목적별로 제공할 복수의 서비스 대안과 각 대안의 구체적인 전달방법이 선택되면 보건프로그램 개발자는 모든 서비스 대안들에게 정해진 범위 내에서 예산을 배분한다. 각 하위 목적별로 선택된 대안은 또 전체 목적의 달성과 예산범위 내에서 목적 달성의 최적 조합을 만들어야 한다. 이 서비스 대안들의 최적 조합이 개발하고자 하는 보건프로그램이다.

2) 대안 선택과 개발 방법

(1) 제한적-합리적 대안 선택방법

대안 선택의 여러 방법 중에서 여기에서는 제한적-합리적 방법을 설명하기로 한다. 제한적-합리적 대안 선택방법은 먼저 해결하고자 하는 문제를 몇 개의 분석 단위로 나누고 각 단위별로 문제 확인부터 한계를 지을 수 있는 논리적인 틀을 갖추는 것이다. 이 방법은 하위 목적별로 대안 수를 제한하는 데 있다. 모든 대안들을 비교 · 검토하는 포괄적 방법과 달리 제한적-합리적 대안 선택방법은 하위 목적별로 비현실적인 대안이나 수용 불가능한 대안들은 제거해 가면서 남은 대안들을 중심으로 우선순위를 비교 · 검토한다. 이때 비현실적이거나 수용 불가능한 조건들이란 정치적, 윤리적, 실행적 차원의 문제들이다. 또 어떤 경우는 예산이 부족해서 대안이 선택되지 못할 때도 있다.

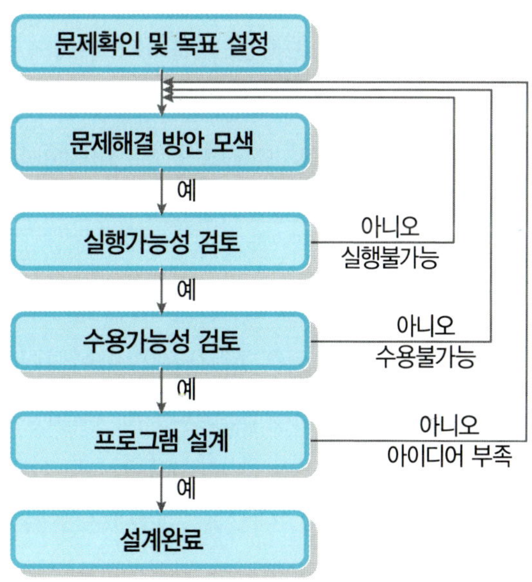

[그림 6-3] 제한적-합리적 대안 개발과 설계과정

[그림 6-3]은 대안의 개발 및 설계과정의 반복적이고 순환적이라는 것을 보여준다. 먼저 문제 확인 및 목표를 설정한 뒤 보건교육사는 문제해결을 위한 여러 대안 아이디

어를 창출해야 한다. 이때 제한적-합리적 방법을 이용해 각 하위 목적별로 또 제공할 서비스별로 서비스 전달 대안을 창출, 아이디어를 비교할 수 있을 것이다. 이렇게 해서 각 서비스별로 정해진 대안들은 전체 목적의 차원에서 그 상대적 중요성이 검토된다. 이때 검토되는 대안들은 상호 보완적이며 비교를 위해 각 보건프로그램별로 산출 및 비용이 계산되어야 한다. 이후 예산의 한도 내에서 대안들의 최적 예산조합을 구하고 거대한 하나의 보건프로그램을 만드는 작업이 보건프로그램 설계이다.

(2) 대안 개발 방법

어떤 보건프로그램을 실시하느냐 이상으로 그 보건프로그램을 어떻게 실시하느냐가 중요할 때가 많다. 서비스 전달방법을 결정하는 단계에서도 여러 가지 대안이 구상될 수 있는데, 이때의 대안은 서비스 대안과 달리 상호 배타적인 성격을 갖는다. 대안 개발의 원천은 창의력, 경험과 통찰력, 문제와 관련된 분야의 이론, 이해관계 당사자 등 크게 네 가지 영역으로 나눌 수 있다. 이 가운데 특히 중요한 것은 창의력인데, 이것은 문제를 새로운 시각에서 보고 그 문제를 해결하기 위하여 과거에 없었던 새롭고 독특한 관점이나 방법을 포함하는 대안을 제시하는 능력을 말한다. 이 창의적인 대안 개발 방법으로 브레인스토밍(brainstorming), 벤치마킹(benchmarking), 시네틱스(cynetics)가 있다.

① 브레인스토밍

브레인스토밍(brainstorming)은 한 사람의 아이디어가 다른 사람의 아이디어 창출을 유발하도록 고안된 그룹과정기법(group process technique)이며, 긍정적인 보강(reinforcement)은 장려하고 비판은 최소화하도록 한다(Osborn, 1963). 브레인스토밍은 문제에 대한 수많은 가능한 대안을 찾아내는 방법으로, 사람들이 열린 마음을 가지고 문제를 해결하기 시작하고 명백하고 일상적인 해결책에 집착하지 않도록 자유로운 생각을 유도한다.

브레인스토밍의 참여집단은 4~12명 정도가 효과적이며, 참여집단은 전문성을 인정받고 있는 여러 분야 사람들로 구성된다. 아울러 아이디어를 제공하는 사람들이 자기가 비판을 받고 있다고 느낄 경우 창의적 생각을 자유롭게 말하는 것을 꺼려할 수 있기 때문에 아이디어 창출단계와 아이디어 평가단계로 구분해서 진행하는 것이 바람직하다. 모든 아이디어는 제안자가 제시한 단어로 정확히 차트에 표기되어야 하며, 아이디어에 대한 비판과 평가는 아이디어가 모두 산출된 후에 진행하고, 가능한 문제해결 방안들은 순위를 부여하면서 정리한다. 한편, 브레인스토밍은 운영 방법에 따라 두 가지 유형으로 구분된다.

㉠ 구조화된 브레인스토밍

브레인스토밍의 리더나 촉진자(facilitators)는 구조화된 브레인스토밍 세션에서 집단을 지도하고 통제하는 정도가 크다. 그리고 각각의 구성원에게 차례로 아이디어를 제시하거나 아니면 다음 라운드까지 그냥 통과하도록 한다. 따라서 모든 구성원은 아이디어를 내거나 그냥 통과하도록 한다. 따라서 모든 구성원은 아이디어를 내거나 그냥 통과하면서 브레인스토밍에 참여해야 한다. 이 방법은 어떤 한 명이 논의를 주도하지 못하게 해 주고 적어도 심지어 '통과'라고만 말하는 구성원까지도 참여하게 된다. 반면에 일부 팀원들은 주기적으로 응답해야만 하는 데 대해서 부담을 느낄 수도 있다.

㉡ 비구조화된 브레인스토밍

구성원들은 그들의 마음에 아이디어가 떠오를 때 아이디어를 제시한다. 구조화된 브레인스토밍에서처럼 순환적인 토론이 없고, 만약 구성원들이 어떤 생각도 떠오르지 않는다면 '통과'라고 대답할 필요도 없다. 이 방법의 약점은 논의를 주도하는 2~3명의 구성원이 있다는 점이다. 그런데 가장 말수가 적은 사람이 최상의 아이디어를 가지고 있을 수도 있다.

② 벤치마킹

벤치마킹(benchmarking)은 어느 특정 분야에서 우수한 상대를 표적으로 삼아 자기 기업과의 성과 차이를 비교하고, 이를 극복하기 위해 그들의 뛰어난 운영 프로세스를 배우면서 부단히 자기혁신을 추구하는 경영기법이다. 뛰어난 상대에게서 배울 것을 찾아 배우는 것이다.

벤치마킹은 원래 토목 분야에서 사용되던 말이었다. 강물 등의 높낮이를 측정하기 위해 설치된 기준점을 벤치마크(benchmark)라고 부르는데, 그것을 세우거나 활용하는 일을 벤치마킹이라고 불렀다. 그 후 컴퓨터 분야에서 각 분야의 성능을 비교하는 용어로 사용되다가 기업경영에 도입되었다. 경영분야에서 이 용어가 처음 사용된 것은 1982년 미국 뉴욕주 로체스터에서 열린 제록스(Xerox)의 교육 및 조직 개발 전문가 모임이었다. 제록스는 일본의 캐논 등의 관련 회사에 뒤지는 이유를 단순히 복사기의 부품 문제뿐 아니라 디자인, 생산, 주문처리의 모든 면에서 분석하여 일본식 작업 방식을 배우는 벤치마킹 기법을 시행하였다. 이 결과로 제록스는 1989년 말콤 볼드릿지 국가 품질대상(Malcom Baldrige National Quality Award)을 시상하였다.

한편, 로버트 캠프(Robert Camp, 1989)는 '벤치마킹'이란 저서에서 벤치마킹의 범위를 동종업계가 아닌 다른 업계의 경영기법으로까지 확대하였다. 벤치마크(benchmark)는 측정을 위한 기준점이며, 지향하는 목표를 구체화하고, 현재 상태와 목표 사이의 차이를 줄여 줄 대안을 찾는데 도움을 준다. 벤치마킹의 의미는 다른 사례로부터 배운다는 점에서는 반면교사 또는 타산지석과 비슷하지만 갖는 의미는 정반대이다. 사자성어는 '우리는 저렇게 하지 말자'라는 것이고, 벤치마킹은 '우리도 저렇게 하자'라는 뜻을 포함하고 있다. 그런데 벤치마킹은 표절로 오해받을 수 있기 때문에 실제로 적용할 때는 체계적이고 신중하게 진행되어야 한다.

일반적으로 벤치마킹 기법을 활용한 혁신의 추진 절차는 첫째, 벤치마킹 적용분야의 선정, 둘째, 벤치마킹 상대의 결정, 셋째, 정보수집, 넷째, 성과와 차이의 확인 및 분석, 다섯째, 벤치마킹 결과의 전파 및 조직 내 공감대 형성, 여섯째, 혁신계획의 수립, 일곱째, 실행 및 평가의 순서로 진행된다.

③ 시네틱스

시네틱스(Synectics)는 1961년 고든(W. Gordon)과 프린스(G. Prince)에 의해 고안된 창조성 계발 기법이며, 여러 가지 유추(analogy)로부터 아이디어나 힌트를 얻는 방법이다. '서로 관련이 없는 요소들의 결합'을 의미하는 시네틱스는 브레인스토밍을 통해 1차 아이디어를 추출한 후에 실제 컨셉을 잡고 디자인하는 과정에서 활용되는 기법이다.

보통 5~6명으로 구성된 집단에서 본래 문제와 연관되지 않은 주제에 대하여 자유롭게 토론하여 문제를 새롭게 발견하고 그 해결 방법을 모색하게 된다. 토론의 목적은 토론 그룹이 문제를 해결하는데 쓸모 있을 유사성을 발견하도록 돕는 것이다. 시네틱스는 새로운 관점에서 유추하기 위하여 그다지 친숙함이 없는 것(낯선 것)을 지금까지 잘 알고 있는 것으로 바꾸어 놓고, 친한 것(익숙한 것)을 잘 알지 못하는 것으로 바꾸는 과정을 활용한다. 시네틱스에서 사용하는 유추방법은 네 가지가 있다.

㉠ **개인적 유추**

개인적 유추(personal analogy)는 해결하려는 문제에 대하여 자기 자신을 문제의 대상이 되었다고 상상하는 방법이다. 예를 들어, 보건교육매체의 기능을 향상시키려고 할 때 자신이 해당 교육매체라고 생각하며 아이디어를 찾는다.

㉡ **직접적 유추**

직접적 유추(direct analogy)는 현재 직면하고 있는 문제와 유사한 사물을 찾아내어 이들을 힌트로 하여 아이디어를 발상하는 방법이다. 실제로는 닮지 않은 두 개의 이념을 객관적으로 비교하는 유추방법이다. 우리들 주위에 동물, 식물, 자연현상과 연결시키는 것으로 과제의 힌트가 될만한 것을 우연히 발견할 수 있다. 예를 들어, 바다의 해파리로부터 아이디어를 얻어 낙하산을 개발하였으며 거북이, 오리 등을 통해 수륙양용차를 개발하였다.

㉢ **상징적 유추**

상징적 유추(symbolic analogy)는 어떤 문제를 기술하기 위해 객관적이거나 개인적 이미지를 사용하는 방법이다. 두 대상물 간의 관계를 기술하는 과정에서 상징을 활용하는 것으로 동화나 이야기의 상징적 인물이나 사건에서 힌트를 얻는다. 예를 들어, '파랑새 증후군'은 동화 '파랑새'로부터 나온 발상이다. 치르치르와 미치르가 파랑새를 찾아 헤매는 모습에 비유하여, 좀 더 자신에 맞는 일이 있을 것이라고 생각하여 정착 못하고 떠돌아다니는 젊은이들을 표현한 말이다.

㉣ **환상적 유추**

환상적 유추(fantasy analogy)는 현실적인 유추를 통해서는 해결될 수 없을 때 일상 세계를 넘어 상상을 활용하는 환상적이고 신화적 방법이다. 예술가들이 문제를 해결하는 방법으로 알려져 있으며, 마음속으로 어떤 일이 일어나기를 바라며 그 다음에 창조적 예술 활동을 통해 그것을 만들어 나가게 된다. 소원 성취적이며 비현실적인 제안이 나올 수 있다는 단점이 있어 최근에는 거의 사용되지 않는다.

3) 예산 배분

(1) 예산의 의미

예산(budget)은 조직이 수립한 목표를 달성하기 위해 여러 사업과 관리 활동에 소요되는 자금을 화폐단위로 구체적으로 나타낸 계획이다. 예산은 한정된 자원을 배분하는 의사결정 과정이며, 조직의 목표를 달성하기 위하여 화폐단위로 표시한 계획이다. 따라서 예산은 회계의 한 형태이며 조직의 책임자가 회계연도 동안 수행하고자 하는 내용을 자금이라는 숫자로 표현한 업무계획서라고 할 수 있다.

한편, 예산관리(budgetary planning and control)는 조직 전체의 효율성을 높이기 위해서 예산을 편성하고, 그것을 근거로 하여 한 해 동안 조직 각 분야의 모든 활동을 종합적으로 계획, 조정, 통제하며, 예산과 실적의 차이를 분석하여 조직의 성과를 객관적으로 평가하는 과정이다.

(2) 예산수립의 특성

계획된 보건프로그램이 실질적으로 운영되기 위해서는 그에 필요한 예산이 확보되어야 한다. 아무리 훌륭한 보건프로그램이 개발되었다고 하더라도 그에 필요한 예산이 확보되지 못하면 프로그램은 가치를 상실하게 된다.

예산은 일반적으로 다음 1년간의 재정계획을 말한다. 이런 의미에서 예산은 1년간의 조직이 목표를 금전적으로 표시한 것이고, 1년 동안의 재정활동의 감시 장치를 제공한다. 예산수립은 단순히 1년간의 수입과 지출의 재정계획을 수립하는 것만이 아니라 다음과 같은 특성이 중요시 된다.

첫째, 예산수립은 정치적 과정이다. 예산은 자원배분이 초점이 되는데 이러한 자원배분에 대한 의사결정은 정치적으로 이루어지는 것이 보통이다.

둘째, 예산수립은 보건프로그램의 기획과정이다. 예산수립은 조직의 목표달성을 위한 보건프로그램을 수행하기 위한 것이고, 예산수립 과정은 목표 설정, 대안 개발 및 기대효과 분석, 효과성 평가 기준 설정 등의 보건프로그램 기획절차와 통합된다.

셋째, 예산수립은 보건프로그램의 관리과정이다. 예산수립은 조직의 관리자가 조직 각 단위의 활동과 그 책임자 및 시행 일정들을 검토하기 때문에 프로그램의 관리과정이 된다.

넷째, 예산수립은 회계 절차이다. 예산서는 회계 담당자가 자금의 내적 및 외적 흐름을 통제하고 재정 활동을 승인하는 근거가 되므로 예산수립은 회계 절차의 성격을 가진다.

다섯째, 예산수립은 미래를 변화시키는 과정이다. 예산은 장래 활동계획에 대한 재정 계획이므로 미래의 목표를 새로 설정할 수 있고, 이에 따라 새로운 활동을 할 수 있다.

(3) 예산수립의 목적

예산은 조직의 모든 활동과 관련되기 때문에 예산수립은 중요하다. 예산수립의 목적은 다음과 같다.

첫째, 조직의 사명과 비전을 완수하기 위한 단기적 목표 및 사업계획을 구체화하고 명확하게 수립하기 위한 것이다.

둘째, 관리자의 의도와 사업계획이 제반의 법규와 규정을 준수하고 있는지를 검증하기 위한 것이다.

셋째, 조직이 보유한 한정된 자산을 종합적, 전반적으로 검토하여 현안 문제를 해결할 수 있도록 우선순위를 결정하기 위한 것이다.

넷째, 적시에 정확한 재무정보를 제공하여 두자 및 회수시기 결정, 운영자금 확보 등에 관한 합리적 조정 기능을 확보하기 위한 것이다.

다섯째, 예산의 편성과 집행 및 결과 분석 등의 전반적 업무를 수행하는 과정에 있어 투자의 효율성을 극대화하기 위한 것이다.

여섯째, 외부 환경변화에 탄력적으로 대응할 수 있는 의사결정 능력을 확보하고 지원하기 위한 것이다.

일곱째, 예산의 전체 과정을 통하여 조직 내 부서간 의사소통 기능을 활성화하기 위한 것이다.

(4) 예산수립 과정

보건프로그램을 운영하는 데 소요되는 비용은 예산으로 표현된다. 보건프로그램 예산수립은 재정계획을 세우고, 재원을 조달하여 여러 가지 목적에 따라 할당하는 과정을 말한다. 보건프로그램의 예산수립 과정은 다음과 같다.

① 보건프로그램의 소요 예산 편성

보건프로그램의 예산 편성은 보건프로그램의 총 예산을 인건비, 운영비, 여비, 기자재 구입비, 교육훈련비 등의 항목으로 나누어, 각 항목의 산출 근거를 구체적으로 제시하는 것을 말한다.

재정상태가 확인된 다음에는 예산수립에 있어서 가장 우선적으로 이루어져야 할 것은 재정계획이다. 이것은 실행하고자 하는 보건프로그램을 구상할 때에 그 보건프로그램을 뒷받침할 재정상태를 검토하는 것이다. 아무리 중요한 보건프로그램이라고 하더라도 그에 대한 재정능력이 없으면 실행이 불가능하다. 이러한 재정능력은 현재의 충분한 재정상태를 의미하는 것이기도 하고, 앞으로 예상되는 재원조달 능력을 뜻하기도 한다. 그러므로 현재의 재정상태가 충분치 못하다 하더라도 보건프로그램 실행기간 동안에 예상되는 재원조달 통로가 있다면 계획된 프로그램을 실행할 수 있다. 그러나 이러한 경우 예상되는 재원의 조달이 확실하지 못하면 보건프로그램을 실행하는 데 무리가 생기고, 조직의 목적 달성에 차질이 생기게 될 것이다. 따라서 보건프로그램 계획에 따르는 재정적 부담을 미리 조사하여 그러한 부담을 기관이 감당해 낼 수 있는지를 확인하는 것이 중요하다. 또한, 중요한 것은 예상되는 수입과 지출과의 균형을 이루는 것이다. 수입이 지출을 초과하지 않는 것, 그것도 과도하게 초과하는 것은 조직 목적을 달성할 보건프로그램이 적절히 기획되지 않았거나 보건프로그램의 내용이 자금 압박을 받게 되어 목표를 충분히 달성할 수 없게 된다. 그러므로 재정능력의 범위 안에서 조직의 목적을 높은 수준으로 달성하도록 보건프로그램 계획을 마련하고, 마련된 계획에 대해서는 재원을 충분히 제공해 주어야 한다.

원칙적으로 보건프로그램의 예산은 직접비와 간접비를 구분해서 제시해야 하는데, 이 중 직접비는 신규 시설, 신규 인력 등 보건프로그램을 위해 직접 현금으로 새롭게 지출되는 경비를 말하며, 간접비는 기관의 기존 시설이나 인력 중에서 보건프로그램에 활용될 부분의 비용을 말한다. 기존 인력 및 시설을 활용하는 경우는 이들이 보건프로그램에 할당되는 비율을 근거로 간접비를 산출한다.

② 보건프로그램 예산의 조달계획 수립

재정계획을 수립한 다음에는 재원 조달계획이 수립되어야 한다. 재원은 조직 존립의 필수불가결한 요건이 된다. 조직은 목적 달성을 위하여 계속적으로 재원을 조달할 방안을 가지고 있거나 강구해야 한다. 이밖에도 필요한 다른 수입원을 확보하여 조직이 자금 압박을 받는 일이 없도록 재원조달에 노력을 기울여야 한다. 여기에서는 예산 항목별로 자금 조달계획을 알 수 있도록 보건프로그램의 총 예산을 신청분과 자부담분으로 나누어, 항목별 산출 근거를 구체적으로 제시해야 한다.

4 | 보건프로그램 작성과정

1) 작성과정의 의미

보건프로그램 작성과정은 설계된 전체 내용을 계획서 작성 양식에 따라 정리하는 활동을 말한다. 설계과정이 보건프로그램의 구성요소들을 체계적으로 편성하는 기획 활동에 초점을 둔다면, 작성과정은 일정한 형식에 따라 계획서를 완성하는 것이다. 작성과정을 넓은 의미의 설계과정에 포함시켜서 설계과정으로 혼용하기도 하지만, 보건프로그램 개

체계적으로 완성시키는 과정이라고 할 수 있다. 보건프로그램 작성자는 설계된 프로그램 내용을 정확히 알고 있어야 하며, 관련된 전문지식뿐만 아니라 운영 전반에 대한 이해와 다양한 현장 경험이 필요하다. 따라서 담당자는 혼자서 보건프로그램 계획서를 작성하지 말고 관련된 여러 실무자들과 논의하면서 작성해야 한다. 보건프로그램을 작성할 때에 고려할 사항은 다음과 같다.

첫째, 보건프로그램 작성은 전체 진행 절차에서 검토된 내용을 충분히 검토한 후에 시작하여야 한다. 특히 프로그램을 실행하는데 안내자 역할을 할 수 있도록 설계과정에서 논의된 내용을 충실히 반영하여야 한다.

둘째, 보건프로그램을 작성할 때에는 실행과정을 염두에 두고 전체 맥락을 고려하여 필요한 사항을 구체적으로 제시하여야 한다. 실행과정의 상황을 완벽하게 예측하기는 어렵겠지만 과거 유사한 경험을 참고하여 실행에 필요한 내용을 확인한 후에 작성한다.

셋째, 보건프로그램을 작성할 때에는 작성자와 실행 담당자가 다를 수 있다는 점을 고려하여 프로그램 내용을 쉽고 구체적으로 제시해야 한다. 이론적 내용이나 전문용어 사용은 최대한 줄이고 쉽게 풀어서 설명하도록 한다.

[표 6-13] 음주폐해 예방(절주) 프로그램 작성 사례

<table>
<tr><th>구분</th><th colspan="2">내용</th></tr>
<tr><td>목적</td><td colspan="2">• 지역사회 음주조장환경 개선과 절주문화 확산을 통한 음주폐해 예방 및 감소
• 음주폐해 예방 및 감소를 통한 국민건강증진</td></tr>
<tr><td>목표</td><td colspan="2">• 성인 고위험음주율(남자 21.0%, 여자 7.2%)을 2020년까지 남자 19.0%, 여자 5.1%로 감소
• 청소년 현재음주율(남자 18.7%, 여자 14.9%)을 2020년까지 남자 17.3%, 여자 11.4%로 감소</td></tr>
<tr><td rowspan="2">세부 사업</td><td>지역사회 협력체계 구축</td><td>• 목적
– 지역사회 내 유관기관 및 단체와 협력하여 음주폐해 예방
• 대상
– 중독관리통합지원센터, 정신건강복지센터 등
– 초 · 중 · 고등학교, 대학교, 사업장, 경찰서, 사회복지단체, 언론사 등
– 지역주민 및 단체(상인회, 반상회 등) 등
• 내용
– 정기적인 협력체계를 구축하여 사업 기획 및 추진</td></tr>
<tr><td>음주조장환경 모니터링 및 개선</td><td>• 목적
– 지역사회 내 위법 혹은 과도한 주류광고 · 판촉 · 후원 등을 모니터링 · 개선
– 지역사회 내 잘못 표기된 주류용기 과음경구문구 모니터링 · 개선</td></tr>
</table>

세부 사업	음주조장환경 모니터링 및 개선	• 대상 – 교육환경정화구역 및 청소년 이용시설 인근 주류광고 · 판촉 · 후원 등 – 주점 밀집지역의 주류광고 · 판촉 · 후원 등 – 지역 대학 및 축제의 주류광고 · 판촉 · 후원 등 – 그 밖에 주류 판매점 등 • 내용 – 지역사회 주류광고 및 주류용기 과음경고문구 표기 실태점검 및 문제진단 – 위법 혹은 과도한 주류광고와 위법한 주류용기 과음경고문구 표기 개선요구 등
	지역사회 절주환경 조성	• 목적 – 지역주민과 함께 제도를 개선하고 절주환경을 조성 • 내용 – 음주청정구역 지정 및 관리 – 청소년 보호 판매점(편의점) 확산 : 미성년자 주류판매 금지, 주류진열 분리, 주류광고 노출제한 등 주류로부터 청소년 보호 활동을 실시하는 판매점 지정 · 확산 – 주류판매점(식당, 주점 등) 절주캠페인 확산 : 1인 주류 구매량 제한, 주류 판매 요일 및 시간제한, 절주가이드라인 확산 등 과도한 음주를 제한하고 절주문화 조성을 실시하는 판매점 지정 · 확산 – 그 밖에 지역사회 절주환경 조성사업 등
	교육 및 홍보	• 목적 – 지역주민에게 음주의 위험성에 대한 규범과 인식 변화를 유도 – 지역사회 음주폐해예방 활동의 지지기반 구축 – 지역주민의 절주(또는 금주) 실천을 유도하여 음주폐해를 예방하고 건강증진 도모 • 대상 – 금주교육 : 청소년, 임산부 – 절주교육 : 대학생, 직장인, 노인 등 성인 – 음주조장환경 개선교육 : 판매인, 학부모 등 • 내용 – 생애주기별, 생활터별 음주폐해예방 교육 수행 * 교육대상별 음주폐해예방교육 교재 · 홍보 동영상을 활용하고, 절주전문강사와 연계하여 교육 실시 – 연중 홍보 · 캠페인, 음주폐해예방의 달(11월) 캠페인 운영

출처 : 보건복지부, 한국건강증진개발원(2020)에 수록된 내용을 일부 수정하여 구성하였음

6 학습내용 확인과제

1. 설정된 목적과 목표를 달성할 수 있도록 대상자에게 필요한 보건프로그램을 조직(sequence)하여 문서로 만드는 보건프로그램 개발 활동을 무엇이라고 하는가?

2. 프로그램 참가자들이 설정된 목적과 목표를 달성하는데 필요한 활동 내용을 선택하여 그 범위(scope)를 결정하는 보건프로그램 설계과정을 무엇이라고 하는가?

3. 보건프로그램은 참가자들의 내적 요구와 목적의식에 일치해야 하기 때문에 대상자의 요구와 흥미 그리고 능력수준을 고려해야 한다. 이와 관련된 내용 선정기준은 무엇인가?

4. 보건프로그램이 실행될 수 있도록 적절한 방법으로 선정된 내용을 배열하는 보건프로그램 설계과정을 무엇이라고 하는가?

5. 여러 내용들 사이에 상호관련성을 유지시켜 개개의 경험들이 서로 연결되도록 하여 참가자들의 조화로운 성장 및 발달을 보장하려는 보건프로그램 내용의 조직 기준은 무엇인가?

6. 보건프로그램 설계과정에서 예산이 갖는 의미와 포함되어야 할 예산 관련 내용은 무엇인가?

7. 보건소는 외부 전문가를 초청하여 보건교육실에서 지역사회 노인 30명을 대상으로 스트레칭 교육을 2회 실시하려고 한다. 사업계획서를 작성하시오.

8. 보건프로그램을 설계할 때 유의해야 할 사항을 설명하시오.

제7장

Health Program

보건프로그램 실행

1. 보건프로그램 실행의 이해
2. 보건프로그램 마케팅의 이해
3. 보건프로그램의 관리기법
4. 건강증진 프로그램 실행 사례
5. 보건교육 프로그램 실행 과정

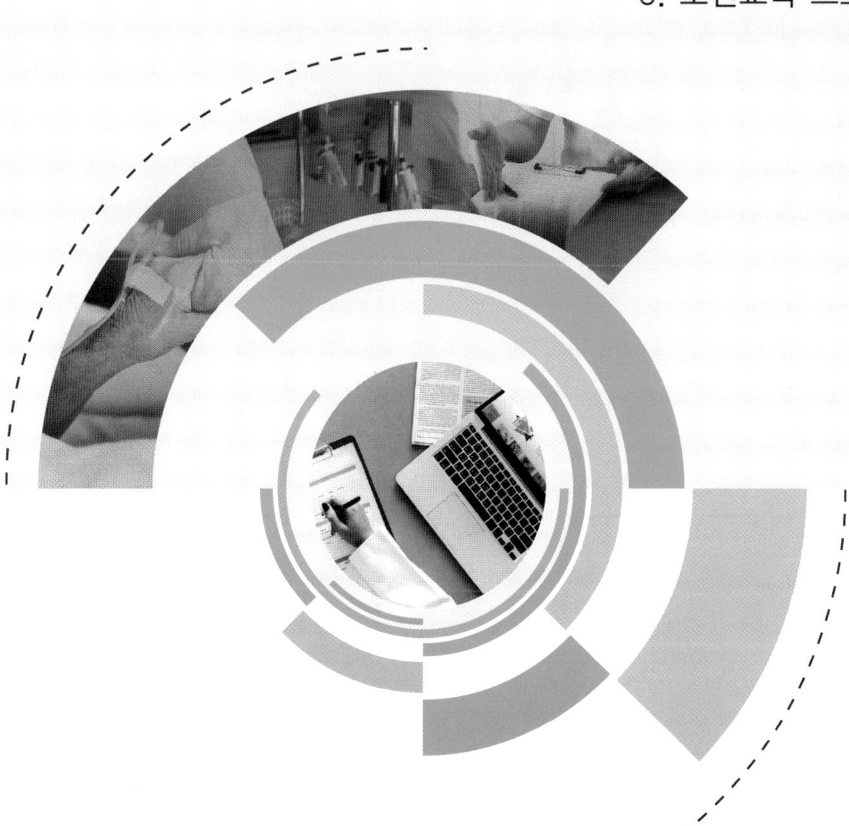

제7장

보건프로그램 실행

목 차

1 | 보건프로그램 실행의 이해

1) 실행의 의미

보건프로그램을 실행(implementation)한다는 것은 보건프로그램의 목적과 목표를 달성하기 위해서 계획된 내용을 실제로 수행(execute)하는 것을 말한다. 보건프로그램 실행은 설계된 프로그램을 계획에 따라 클라이언트를 대상으로 활동을 전개하여 의도한 목표를 달성하는 과정이다. 광의 개념의 보건프로그램 실행은 계획된 프로그램을 실행할 수 있는 운영조직을 편성하는 것에서부터 참가자를 모집하기 위한 홍보, 활동 내용의 실행, 활동 결과의 정리, 실행 후의 평가, 결과보고서의 작성까지를 포함한다.

협의 개념의 보건프로그램 실행은 보건프로그램의 활동이 직접 전개되는 과정을 의미한다. 보건프로그램 내용을 매개로 공급자와 참가자 간에 상호작용이 이루어지는 과정을 의미한다.

보건프로그램 실행은 프로그램이 지향하는 가치와 조직의 역량, 준비 정도 등에 영향을 받는다. 이런 요소들은 프로그램의 효과성과 효율성에 직접적으로 영향을 미친다. 이런 점 때문에 실행단계에서 보건프로그램 담당자는 자원 확보, 조직구조 개발, 직원 능력 개발 등에 관심을 기울여야 한다. 또한, 실행과정에서는 인적 및 물적 자원에 대한 관리가 필요하다.

2) 기본 원리

보건프로그램 실행에는 여러 요인들이 영향을 미치게 된다. 보건프로그램을 실행할 때에 고려해야 될 기본 원리는 자발성, 통합성, 목적성 등이다. 구체적인 내용을 살펴보면 다음과 같다.

(1) 자발성

보건프로그램 활동에 클라이언트가 자발적으로 참여할 수 있도록 해야 한다. 클라이언트의 행동변화는 스스로 노력을 통해서 이루어질 때에 지속될 수 있다. 자발적 참여를 유도하기 위해서는 첫째, 프로그램 내용이 클라이언트의 특성을 고려해야 하며, 둘째, 프로그램의 내용이 실제 생활과 관련되어야 하며, 셋째, 참여 동기 및 흥미를 유발할 수 있어야 하며, 넷째, 프로그램 참여를 통하여 달성하게 될 목표를 명확히 제시하며, 다섯째, 클라이언트에게 적합한 물리적 환경을 조성해 주어야 한다.

클라이언트 또는 집단을 의도한 방향으로 변화시키거나 변화를 촉진시키기 위해서는 상당한 투입요소가 필요하다. 보건프로그램 담당자는 클라이언트의 참여가 지속될 수 있도록 지원해야 한다. 또한, 클라이언트의 활동에 대하여 보상, 변화정도 알려주기 등의 피드백 활동을 적극적으로 추진해야 자발적 참여가 지속될 수 있다. 중요한 것은 클라이언트의 반응에 따라 프로그램 실행과정에서 적절하게 대응하는 것이다.

(2) 통합성

보건프로그램 활동은 개별 요소로 분리되지 않고 인지적, 정의적, 기능적 영역의 인간행동 발달이 동시에 고려되어야 한다. 프로그램은 통합적인 전체로서 실행되어야 한다. 보건프로그램 활동에 의해서 클라이언트의 지식과 기능이 분산적이고 단편적으로 변화된다면 충분한 효과를 거둘 수가 없다. 이러한 지식과 기능이 서로 연계되고 통합될 때에 효과적으로 활용될 수 있기 때문에 통합적인 활동은 매우 중요하다. 활동이 실제 생활과 거리가 멀고 내용들 사이에 횡적으로 유기적인 연관성이 없으며, 통합성이 없는 단편적인 내용으로는 클라이언트의 흥미를 유발시킬 수 없을 뿐만 아니라 의도하는 목표를 달성할 수 없다.

(3) 목적성

보건프로그램 활동은 특정 의도를 가진 계획된 행동으로 클라이언트가 목표를 효율적으로 달성하도록 돕는 과정이다. 활동에 있어서 목적의 원리는 클라이언트의 입장과 프로그램 담당자의 입장으로 구분할 수 있다. 클라이언트의 입장에서 보면 프로그램의 목적과 목표가 분명하게 인식되었을 때에 자발적이고 적극적으로 활동에 참여하게 된다. 목적이 없는 행동은 의미가 없는 활동이며 적극적인 참여를 기대하기 어렵다. 성취해야 하는 목적과 목표가 있을 때에 클라이언트는 행동을 자발적으로 통제하고 스스로 평가하여 행동을 수정하게 된다.

한편, 프로그램 담당자의 입장에서 보면 목적과 목표는 일련의 활동을 안내하고 그 결과를 평가하는 기준이 된다. 그러므로 합리적이고 효과적인 활동을 전개하기 위해서는 담당자도 명확한 목적의식을 가져야 한다. 업무목표가 담당자에게 분명하게 구체적으로 인식되고 받아들여질 때에 지도활동은 보다 효과적인 결과를 산출할 수 있게 된다.

3) 실행 전략

보건프로그램을 실행하는 구체적인 방법은 프로그램을 설계할 때에 고려되어야 하고, 실행 단계에서는 계획된 실행 전략을 그대로 추진하면 된다. 여기에서 실행 전략을 자세히 설명하는 이유는 실행 단계에서 예상하지 못한 상황변화가 발생하여 새로운 전략을 추가하거나 기존 전략을 수정할 경우가 발생할 수 있기 때문이다. 이런 경우를 대비하기 위하여 프로그램 설계 담당자뿐만 아니라 실행 담당자도 실행 전략을 이해하고 있어야 한다. 보건프로그램 실행 전략(strategy)에는 보건커뮤니케이션(health communication), 보건교육(health education), 보건정책/강화(health policy/enforcement), 환경변화(environmental change), 지역사회 건강서비스(health related community service), 지역사회 동원(community mobilization) 등이 있다. 각 실행 전략에 대한 구체적 내용을 살펴보면 다음과 같다.

(1) 보건커뮤니케이션 전략

보건커뮤니케이션 전략(health communication strategy)은 개인 또는 지역사회가 건강을 향상하려고 할 때에 영향을 미치거나 정보를 제공하는데 활용된다. 커뮤니케이션 전략이 유용하게 활용될 수 있는 경우는 첫째, 위험인식을 높일 때, 둘째, 행동단서와 동기를 부여할 때, 셋째, 태도를 강화시킬 때, 넷째, 간단한 기술을 보여줄 때, 다섯째, 건강서비스에 대한 수요와 지원을 증가시킬 때, 여섯째, 개인 행동변화의 수행능력 인식을 증가시킬 때, 일곱째, 행동을 강화시킬 때, 여덟째, 사회규범을 구축할 때 등이다.

커뮤니케이션 전략은 다른 개입 전략들보다 전파력이 높을 뿐만 아니라 비용 효과적이다. 보건프로그램 실행 담당자는 표적대상 인구의 특성에 적합한 커뮤니케이션 채널을 선정한다. 커뮤니케이션 채널은 표적대상 인구가 메시지를 전달받는 경로로 개인(intrapersonal), 개인 간(interpersonal), 조직 및 지역사회(organization and community), 대중매체(mass media) 등이 있다.

개인의 커뮤니케이션 채널은 건강관리 분야에서 서비스 제공자가 환자와 접촉할 때에 주로 사용되어 왔다. 이것은 일반적으로 효과적인 커뮤니케이션 채널로 알려져 있지만, 많은 사람들에게 정보를 전달하기에는 시간과 예산이 많이 소요된다. 개인 간 커뮤니케이션 채널은 가족, 친구, 이웃 등의 사회적 관계망을 통해서 사회적 지지를 받게 된다. 개인 간 커뮤니케이션은 개인과 유사하지만 작은 예산으로 보다 많은 사람들에게 정보를 전달할 수 있다. 많은 사람들은 주로 기관 및 조직을 통해서 정보를 얻게 된다. 조직 및 지역사회 커뮤니케이션 채널은 표적대상 인구와 접촉하고 정보를 전달하는데 좋은 방법이다. 교회 게시판, 사보, 지역사회 게시판, 지역사회 활동 등이 커뮤니케이션 채널로 이용된다. 한편, 대중매체 커뮤니케이션 채널은 인쇄 및 전자매체 형식들을 포함하며, 언론 보도, 토크 쇼, 공익광고, 언론의 독자 투고, 신문 칼럼 등이 해당된다.

(2) 보건교육 전략

보건교육 전략(health education strategy)은 수업, 세미나, 워크숍, 특별교육 과정 등을 포함한다. 보건교육 전략은 표적대상 인구가 특정한 건강주제에 대해서 깊이 있는 지식을 획득할 수 있도록 기회를 제공한다. 예를 들어, 흡연예방교육, 청소년과 의사소통할 수 있는 방법을 배우는 부모 워크숍, 응급처치 및 심폐소생술 단기 교육과정 등이 있다. 보건교육 전략을 잘 설계하기 위해서는 교육과정과 관련된 기본 용어들을 충분히 이해하고 있어야 한다. 보건교육 전략방법에는 강의, 토론, 그룹과제, 시청각 자료, 컴퓨터 교육, 실험, 실습 및 서면자료 등이 있다.

(3) 보건정책/강화 전략

보건정책/강화 전략(health policy/enforcement strategy)은 행정명령, 법령, 정책, 규정, 공식 및 비공식 규칙 등을 포함한다. 이 전략은 입법기관이나 행정기관이 개인 또는 집단의 행동을 유도하려는 것이기 때문에 위임활동이나 규제활동으로 볼 수 있다. 예를 들어, 안전벨트 착용, 오토바이 헬멧 착용, 담배값 인상, 공공장소 금연 등은 법률에 근거해서 개인 또는 단체의 활동을 제한한다. 보건정책/강화 전략은 강제적으로 추진되기 때문에 관련된 규정을 만들 때에는 좋은 판단(good judgement)을 해야 하고 반대의견을 제시하는 사람들도 존중해야 한다.

(4) 환경변화 전략

환경변화 전략(environmental change strategy)은 건강증진서비스를 개선하기 위하여 서비스 유형이나 구조 또는 건강관리체계를 변화시키는 것이다. 예를 들어, 아이들이 많은 장소에 과속방지턱 설치, 화재비상문 설치, 자동차에 에어백 설치 등이 있다. 이 전략은 개인의 인식, 지식, 태도, 기술, 행동 등에 영향을 미칠 수 있는 주위의 환경을 변화시키는 것이다. 환경변화 전략은 표적대상 인구에게 어떤 행동을 유도하는 메시지와 환경적 단서를 제공하기도 한다. 예를 들어, 금연표시판 설치, 재떨이 제거, 사물함과 샤워시설 제공, 작업영역에서 부드러운 음악연주, 교통시스템 정리, 노인들을 위한 대중교통 시스템 등이 행동유도와 관련된 메시지와 환경적 단서에 해당된다. 그런데, 환경변화 전략은 다른 실행 전략들과 함께 추진될 때에 더욱 효과적이다. 자동차에 안전벨트를 의무적으로 설치하는 것도 중요하지만, 안전벨트 착용을 의무화하거나 미착용시 과태료를 부과하는 법률 제정이 함께 추진될 때에 안전벨트 착용과 관련된 행동변화가 더 강화될 수 있다.

(5) 지역사회 건강서비스 전략

지역사회 건강서비스 전략(health related community service strategy)은 표적대상 인구의 건강을 향상시키기 위한 서비스, 검사, 치료 등을 포함한다. 예를 들어, 저비용의 독감 예방접종 및 어린이 무료 예방접종, 당뇨병, 혈압 또는 고지혈증에 대한 임상검사, 건강검진 등을 제공하는 것이다. 그런데 이러한 건강서비스 전략이 성공하기 위해서는 표적대상 인구의 참여가 필수적이기 때문에 대상인구가 건강서비스를 쉽게 이용할 수 있도록 불편한 점을 감소시켜 주어야 한다.

(6) 지역사회 동원 전략

지역사회 동원 전략(community mobilization strategy)은 지역사회 주민들이 참여해서 의사결정을 할 수 있도록 역량 강화를 도와주는 것이다. 지역사회 동원 전략에는 지역사회 조직과 구축(community organization and community building)과 지역사회 옹호(community advocacy)가 있다. 지역사회 조직(community organization)은 지역사회 단체가 일반적인 문제, 목표, 동원자원을 식별할 수 있도록 도움을 주고 전략을 구현하여 공동으로 설정한 목표를 달성하기 위한 것이다. 지역사회 구축(community building)은 필요한 것을 채우기 보다는 지역사회의 기반을 견고하게 만드는 것이다. 한편, 지역사회 옹호(community advocacy)는 지역사회 주민들이 자신들의 삶에 영향을 미치는 조직 및 의사결정에 참여하는 과정이다. 이 과정에서 지역사회를 위한 더 많은 지지가 형성되고, 사람들이 정보제공을 받으며, 지역사회 의사결정에 영향을 미쳐서 서비스 질을 향상시킬 수 있다. 지역사회 옹호 중에 건강문제를 다루는 것을 건강옹호라고 한다. 건강옹호는 개인 또는 집단이 특정한 건강목표, 서비스, 프로그램을 위하여 사회 또는 조직의 변화를 시도하는 과정을 말한다. 건강옹호 방법에는 투표 참여, 선거, 직접 로비, 인터넷 사용, 미디어 활동, 자료 제공 활동 등이 있다.

4) 실행계획 수립

보건프로그램을 구체적으로 실행하기 위해서는 우선 적절한 계획을 수립해야 한다. 예를 들어, 모성건강을 위하여 영유아와 임산부 가운데 고위험 집단에 초점을 맞추어 산전관리, 예방접종, 성장측정 등의 서비스를 제공하는 프로그램을 개발하고, 그 다음 단계에서 고려해야 될 내용은 서비스를 어떻게 제공할 것인가를 구체적으로 결정해야 한다. 여기에는 누가, 어떻게, 어디에서, 이 활동을 실제로 실천할 것인가 등이 포함되어야 한다. 각 활동별로 세부계획을 수립해야 하는 것이다. 각 활동을 수행하는데 있어서 어떤 형태의 자원이, 얼마나, 언제 요구되며, 이들 자원을 어떻게 조달할 것인지를 함께 제시되어야 한다.

일반적으로 보건프로그램 계획안이 조직의 관리자로부터 승인되고 프로그램 담당자가 세부계획을 작성하여 실행한다. 세부계획에는 프로그램의 목적과 목표 달성에 필요한 여러 요소들이 포함되어야 한다. 보건프로그램 실행계획을 수립할 때 고려해야 할 여섯 가지 내용은 다음과 같다.

(1) 누가(Who) 보건프로그램을 실행하는가?

① 보건프로그램의 주최자와 주관자

② 보건프로그램 실행을 준비한 사람

③ 보건프로그램 담당자, 외부 전문가, 자원봉사자

(2) 언제(When) 보건프로그램을 실행하는가?

① 보건프로그램 실행 일시

② 보건프로그램 실행 기간

(3) 어디서(Where) 보건프로그램을 실행하는가?

① 가장 적합한 장소

② 차선으로 고려할 수 있는 장소

(4) 무엇을(What) 실행하는가?

① 보건프로그램 형태와 제목

② 보건프로그램의 핵심 요소

(5) 왜(Why) 보건프로그램을 실행하는가?

① 보건프로그램의 목적

② 보건프로그램의 주제

③ 보건프로그램의 강조점

(6) 어떻게(How) 보건프로그램이 실행되는가?

① 보건프로그램의 구조와 절차

② 예산과 인력의 준비

③ 홍보와 보건프로그램 수단

5) 실행 단계별 처리 사항

앞에서 보건프로그램 실행의 의미를 설명하였는데, 이 책에서는 광의의 개념으로 이해하여야 한다. 광의의 보건프로그램 실행을 준비단계, 실시단계, 정리단계 등 3단계로 구분하여 각 단계별로 처리할 사항들을 살펴보면 아래와 같다.

(1) 준비단계

보건프로그램이 처음 계획대로 원만하게 시작될 수 있느냐 여부는 준비단계의 점검, 정비, 확인 등의 노력에 달려있다. 점검은 프로그램 활동과 관련하여 사전에 필요한 여러 사항들을 확인하는 것이고, 정비는 보통 점검과 동시에 이루어지는 경우가 많은데 흐트러진 것을 바로 잡는 것이며, 확인은 각 준비상황에 대하여 재차 점검을 하고 확정하는 것이다. 준비단계에서는 사전에 일정표와 체크리스트(checklist)를 작성하고 그에 의거하여 구체적인 항목을 점검 · 확인하면서 활동하는 것이 바람직하다.

[표 7-1] 준비단계에서 중점 처리 사항

점검	정비	확인
① 역할분담 ② 장소 · 시설 · 장비 ③ 프로그램 준비물 ④ 예산 확보	① 장소 · 시설 · 장비 ② 참가자 명단 ③ 프로그램 진행 내용	① 참가자 ② 프로그램 상태 ③ 행정 지원 실태

(2) 실시단계

실시단계는 설계된 프로그램을 실제 행동으로 옮기는 과정이다. 이 단계는 보건프로그램의 목표를 실현하는 과정으로 중점 처리 사항은 담당자 역할 확인, 프로그램 진행, 상황변화에 대응 등이다. 담당자 역할 확인은 준비단계와 일부분 중복될 수 있으나 핵심은 프로그램이 원활하게 진행될 수 있도록 하는 것이며, 상황변화에 대응은 프로그램 설계할 때에 예상하지 못한 상황에 직면하였을 때에 적절하게 대처하는 것이다.

[표 7-2] 실시단계에서 중점 처리 사항

담당자 역할 확인	프로그램 진행	상황변화에 대응
① 업무별 담당자 확인 • 체크리스트 점검 ② 참석자 조직 • 대표 선정	① 프로그램 시간 배분 ② 참가자 반응 파악 ③ 내용, 방법 등 점검	① 변경된 내용 파악 ② 대처 활동 정리 ③ 담당자 역할 조정

(3) 정리단계

정리단계에서는 이미 실시한 프로그램 활동의 과정과 결과에 대해서 기록, 정리, 평가가 이루어진다. 흔히 프로그램 활동을 실시하면 그것으로 프로그램이 종료된 것으로 생각하지만, 실시한 내용을 정확하게 정리하여 체계적인 평가가 이루어지고 결과보고서가 작성될 수 있도록 해야 한다. 결과보고서에는 참여자 수, 실시횟수, 시간, 경비 등을 양적으로 정리하고, 실행된 내용과 참여자들의 반응이 포함되어야 한다.

[표 7-3] 정리단계에서 중점 처리 사항

기록	정리	평가
① 기록, 보고 • 내용 정리 • 참가자 실태 파악 ② 사진, 문서로 보관	① 장소, 도구, 장비, 자료 ② 경비 처리	① 프로그램 성과 파악 ② 평가실시 및 분석 ③ 결과보고서 작성

2 | 보건프로그램 마케팅의 이해

1) 보건프로그램 마케팅의 의미

실행에 대한 계획이 완료되면 잠재적 클라이언트의 참여를 유도하는데 관심을 기울여야 한다. 실행에서 가장 필요한 요소는 서비스를 이용할 클라이언트를 확보하는 것이다. 클라이언트에게 서비스를 이용하도록 정보를 제공해 주고, 이들로부터 서비스에 대한 반응을 알아보는 것은 조직관리에서 매우 중요하다. 보건프로그램에 클라이언트의 참여를 유도하기 위해 여러 방안을 추진하게 되는데, 이런 활동을 프로그램 마케팅(program marketing)이라고 한다. 보건프로그램 마케팅은 보건프로그램을 잠재적 클라이언트에게 가장 효과적으로 제공할 수 있는 방법을 연구, 분석, 판단하는 모든 활동이다.

원래 마케팅(marketing)은 소비자의 요구(need)와 욕구(want)를 파악하여 그것을 충족시키기 위한 상품이나 서비스를 제공하는 경영 활동을 말한다. 마케팅은 필요를 발견하여 충족시켜 주는 것이라고 할 수 있다. 따라서 마케팅 과정은 클라이언트가 무엇을 원하고, 무엇을 중요하게 생각하는지를 파악하는 것으로부터 출발한다. 즉, 클라이언트의 관점에서 출발하여 그들의 요구와 욕구를 충족시켜 주기 위하여 노력하는 것이다.

일반적으로 기업에서 고객만족, 고객감동이라고 표현하는 이유가 여기에 있다.

마케팅과 유사한 용어로 광고(advertising)와 홍보(publicity)가 있는데, 이것들은 마케팅 전략 중의 하나로 볼 수 있다. 광고는 경제적 비용을 지출하여 프로그램을 진흥시키는 방법으로 신문에 게재된 광고란이나 우편물 책자 등이 이에 해당된다. 반면, 홍보는 프로그램을 진흥시키기 위해 별도의 소요비용 없이 잠재적 클라이언트에게 알리는 것으로 신문이나 방송에서 기사화된 내용이나 인터뷰 등이 이에 해당된다. 이러한 홍보활동은 일반 대중에게 보건프로그램에 관한 다양한 정보를 제공할 뿐만 아니라 보건프로그램의 지속적인 운영을 위해 필요한 외부의 여론이나 태도를 호의적으로 형성하는 데 도움을 준다. 조직이 마케팅을 활용하는 것은 보건프로그램에 대한 자세한 정보를 클라이언트에게 알려서 참여를 유도하고, 보건프로그램을 새롭게 개선하기 위해서이다.

2) 마케팅 전략

마케팅 전략은 프로그램의 목표를 달성하기 위해 표적집단을 어떻게 선정하고 어떤 수단을 활용할 것인지를 다루는 것이다. 마케팅 전략은 STP전략과 마케팅 혼합전략(marketing mix strategy)으로 구분될 수 있다. STP전략은 대상집단을 특성에 따라 세분화(segmentation)하고, 표적집단(targeting)을 선정하고, 표적화된 세부집단을 만족시키기 위해서 다른 조직의 프로그램과 차별화된 위치(positioning)를 잡는 것이다. 한편, 마케팅 혼합은 클라이언트로부터 원하는 반응을 얻기 위해 사용하는 통제 가능한 수단들의 집합이다. 일반적으로 마케팅 혼합요소에는 상품(product), 가격(price), 장소(place), 촉진(promotion)이 4P로 고려된다. 최근에는 여기에 3P인 인력(personnel), 제시(presentation), 과정(process)이 추가되어 7P 요소가 고려되고 있다. 마케팅 혼합요소가 반드시 4P 또는 7P를 따라야 하는 것은 아니고, 구체적인 하위요소들은 프로그램에 따라 차이가 있을 수 있다. 여기에서는 마케팅 전략 중에서 STP전략에 대해서 구체적으로 살펴보기로 한다.

(1) 집단세분화 전략

집단세분화는 프로그램에 참여할 가능성이 있는 집단을 각 특성별로 분할하는 것이다. 가능한 비슷한 요구를 갖고 있는 집단으로 나누어서 각 특성에 맞는 개별화 전략으로 접근하게 된다. 집단세분화는 여러 기준을 가지고 진행할 수 있는데, 정량적 기준으로는 성, 연령, 소득, 교육수준, 지역 등이 있으며, 정성적으로는 생활습관, 참여동기, 가치관 등이 있다.

(2) 프로그램군 구성 전략

프로그램군 구성방식의 유형은 제공 가능한 프로그램의 수나 대상집단의 범위 등에 따라 결정된다. 구성방식은 단일집중 방식, 프로그램 전문화 방식, 집단전문화 방식, 다중 전문화 방식, 전체 포괄 방식 등 5개 유형으로 나눌 수 있다.

단일집중 방식은 특정한 프로그램을 특정한 집단만을 대상으로 실시하는 것이다. 프로그램 전문화 방식은 특정한 프로그램을 다양한 집단을 대상으로 운영하는 것이다. 처음에는 가장 접근하기 쉬운 집단에 프로그램을 제공하다가 전문성과 운영 방법이 축척되면 다른 집단으로 확대하는 것이다. 집단전문화 방식은 특정한 집단을 대상으로 다양한 종류의 프로그램을 제공하여 프로그램의 범위를 확대하는 것이다. 예를 들어, 청소

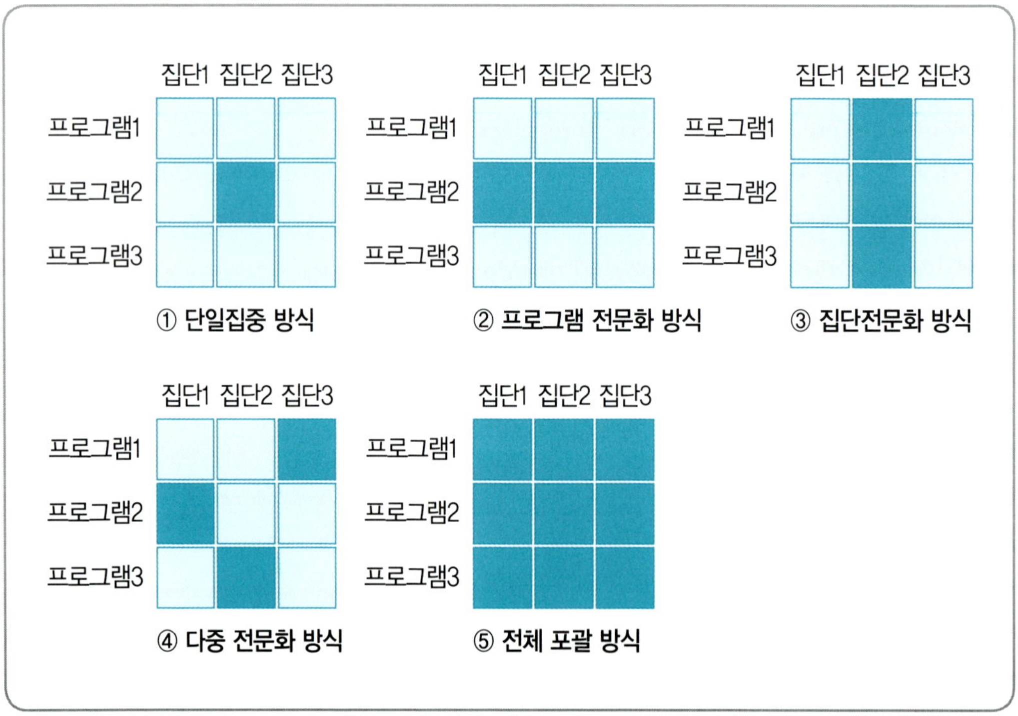

[그림 7-1] 프로그램군 구성방식 유형

년을 대상으로 운동교실을 먼저 실시하고 점차적으로 학교폭력 상담교실, 자살예방교실 등을 실시하는 것이다.

다중 전문화 방식은 특정한 프로그램의 내용과 특정한 집단에 얽매이지 않고 기관에서 가장 잘할 수 있는 프로그램과 대상을 선별하는 것이다. 상황에 빠르게 대처할 수 있지만 프로그램의 폭과 깊이가 선별적으로 확대되기 때문에 체계적인 운영은 제한된다.
전체 포괄 방식은 다양한 종류의 프로그램을 모든 집단에 고르게 제공하는 것이다. 이 방식은 프로그램을 백화점 식으로 운영하게 된다.

(3) 경쟁적 위치선정 전략

경쟁적 위치선정 전략(competitive positioning strategy)은 동일한 표적집단을 대상으로 자신의 기관이 제공하는 프로그램과 경쟁적 위치에 있는 기관이 제공하는 프로그램의 차이점을 집단이 가지고 있는 평가기준으로 파악하여 가장 효율적인 접근 방식을 모색하는 방법이다. 우리 기관에 참여할 잠재적 클라이언트의 관점에서 우리 기관이 다른 기관과 비교해서 장점과 단점이 무엇인지를 파악한 후에 우리 기관에 가장 적합한 접근 방식을 찾아내는 전략이다. 이 전략의 구체적인 방법은 클라이언트들이 프로그램을 선택하는데 결정적인 영향을 미치는 요인(예: 강사 수준, 시설, 프로그램 내용 등)들을 파악한 후에 각 요인들의 우리 기관과 경쟁 기관의 현황을 확인하고 우리 기관이 경쟁력 우위를 확보하기 위한 방법을 모색하게 된다. 예를 들어, 우리 기관의 프로그램 운영 시설 수준이 낮다면 능력이 월등한 강사를 초빙하고 프로그램의 질을 향상시켜서 확실한 우위를 갖도록 하는 것이다.

3) 마케팅 방법

최근 보건프로그램을 잠재적 클라이언트에게 알리기 위해서 다양한 마케팅 방법이 활용되고 있다. 모든 매체들은 장 · 단점을 가지고 있기 때문에 단일 방법으로 마케팅하는 것은 바람직하지 않다. 중요한 것은 보건프로그램을 많이 알리는 것이기 때문에 여러 방법을 동시에 활용하는 노력이 필요하다. 주요한 보건프로그램 마케팅의 방법을 구체적으로 살펴보면 다음과 같다.

(1) 인쇄물 및 현수막

보건프로그램을 홍보하는데 가장 흔히 사용되는 방법의 하나가 인쇄물과 현수막이다. 인쇄물에는 팜플렛, 소책자, 전단지 등이 일반적인데, 필요한 경우에 사업운영 기관을 홍보하는 소식지를 활용할 수도 있다. 현수막은 거리 또는 건물 외벽에 설치하는 것으로 시각적인 도안과 세련된 문구를 적절히 사용하면 클라이언트의 관심을 끌 수 있다.

(2) 우편물

우편물은 대상자가 명확할 경우에는 매우 효과적일 수 있다. 그러나 우편물은 수신자의 주소와 이름이 분명한 사람들에게 한정되기 때문에 기존 보건프로그램 이용자나 관련된 대상자로 한정될 수밖에 없다. 발송될 내용은 잠재적 클라이언트의 관심을 유발할 수 있도록 구성되어야 한다. 우편물을 활용할 때는 주소의 중복을 피하는 일에 관심을 기울여야 한다.

(3) 전화

전화는 이용가능성이 높은 집단을 사전에 선별해서 홍보할 때 주로 사용된다. 클라이언트와 전화통화가 되지 않을 수 있고, 전화연결이 되더라도 같은 내용을 반복해서 여러 클라이언트에게 설명해야 하기 때문에 시간에 비해서 실적이 저조하고 체력적으로 담당자를 소진시킬 가능성이 크다. 그러나 직접 상세히 설명할 수 있기 때문에 어느 정도 관심이 있는 잠재적 클라이언트에게는 보다 많은 관심을 불러일으킬 수 있다.

(4) 신문 및 잡지

비용을 지불하고 신문이나 잡지의 광고란을 이용하는 방법과 관련 기사를 게재하여 간접적으로 홍보하는 방법이 있다. 최근에는 중앙지뿐만 아니라 지방지, 전문지, 무료배포지 등 다양한 종류의 신문들이 발행되고 있어 조금만 관심을 기울이면 보건프로그램을 마케팅하는데 큰 도움을 받을 수 있다. 신문이나 잡지에 기사를 게재할 경우에는 비용이 들지 않지만 광고를 이용할 경우는 많은 비용이 소요된다.

(5) 방송매체

방송매체는 라디오나 텔레비전이 대표적인데, 최근에는 각 지역의 유선 및 케이블 방송도 많이 활용되고 있다. 이러한 방송매체를 통한 보건프로그램 마케팅은 사람들의 기억에서 오랫동안 머물게 되기 때문에 관심 있는 사람들의 참여를 증대시킬 수 있다. 그러나 문자매체와는 달리 다시 반복해서 보거나 듣기 어렵고 비용이 많이 든다는 단점이 있다.

(6) 인터넷 활용

기관의 인터넷 홈페이지를 활용하여 보건프로그램을 마케팅하는 방법으로 게시판 또는 별도의 팝업 창을 만들어서 내용을 알리게 된다. 평소 기관의 홈페이지를 자주 방문하는 경우에는 도움이 될 수 있으나 인터넷 접근이 어렵거나 사용에 익숙하지 않은 인구에게는 도움이 되지 않는다.

3 | 보건프로그램의 관리기법

클라이언트의 요구를 충족시키고 특정의 건강문제를 예방하거나 해결하기 위해서는 보건프로그램 기획도 중요하지만, 계획된 내용이 실행될 수 있도록 보건프로그램에 대한 관리가 계속적으로 이루어져야 한다. 보건프로그램이 계획대로 잘 실행되고 있는지, 그리고 예상하지 못한 상황들이 발생했을 때에 그 해결을 위한 합리적인 조치를 모색하면서 계속적으로 실행해야 한다. 보건프로그램을 효과적 · 효율적으로 운영하기 위해서는 모든 사용가능한 관리기법을 활용해야 한다. 일반적인 프로그램 관리의 기법은 첫째, 목표달성에 대한 관리기법, 둘째, 문제발견 및 예측에 대한 관리기법, 셋째, 프로그램 진행에 대한 관리기법 등이 있다. 구체적인 내용을 살펴보면 다음과 같다(최호윤, 2007).

1) 목표달성에 대한 관리기법

보건프로그램의 기획단계에서 설정한 목적과 목표가 어느 정도 달성되고 있는지와 그 목적과 목표의 달성에 영향을 미치는 요인들을 파악하여 목표달성에 필요한 조치를 할 때에 활용하는 방법으로 체크시트(check sheet), 영향력 분석(forced field analysis),

계통도법(tree diagram) 등이 있다. 이 중에서 계통도법이 많이 사용되고 있다.

(1) 계통도법의 개념

계통도법은 설정된 목표를 달성하기 위해 목적과 수단의 계열을 계통적으로 전개하여 최적의 목적달성 수단을 탐색하는 방법이다. 프로그램이 진행되는 상황을 나뭇가지 모양으로 나타내며, 목적과 수단의 전개를 계통적으로 도표화한다. 목적을 달성하기 위한 수단을 찾고, 또 그 수단을 달성하기 위한 하위수준의 수단을 찾게 된다. 따라서 상위수준의 수단은 하위수준의 목적이 된다.

(2) 계통도법의 구분

계통도법은 구성요소 전개형과 대책 전개형으로 구분된다. 구성요소 전개형은 프로그램의 구성요소를 목적-수단의 관계로 나타낸 것이며, 대책 전개형은 문제해결이나 목적 및 목표를 달성하기 위한 수단-대책의 관계를 계통적으로 나타낸 것이다. 대책 전개형은 설정된 목표를 달성하기 위해 목적과 수단의 계열을 계통적으로 전개하여 최적의 목표달성 수단을 모색한다. 큰 활동이나 목표달성에 필요한 구체적인 실행과제들을 찾는 경우 또는 문제에 영향을 미치는 원인은 밝혀졌지만 문제의 해결방법이나 수단이 아직 개발되지 않은 경우에 사용하게 된다. 브레인스토밍을 통하여 목표달성에 필요한 모든 수단을 찾고, 새로 나온 아이디어 각각에 대해 달성 방안을 다시 질문하게 된다. 구체적인 대책이 나올 때까지 이런 절차를 반복하게 된다.

(3) 계통도법의 진행 절차

계통도법의 일반적인 진행 절차를 정리하면 다음과 같다. 첫째, 최종적인 목적 및 목표를 설정한다. 둘째, 그 목적 및 목표를 달성하기 위한 수단을 탐색하여, 그 결과를 적고 선으로 연결한다. 셋째, 앞 단계에서 탐색한 수단을 목적 및 목표와 관련지어, 그것을 달성하기 위해 무엇을 해야 하는지를 탐색하여, 그것을 도식으로 나타낸다. 넷째, 실현가능한 구체적인 수단으로서의 활동에 도달할 때까지 이와 같은 과정을 반복한다. 다섯째, 전체 그림이 완성되면 탐색한 대로 되었는지를 확인하여 필요한 조치를 한다.

2) 문제발견 및 예측에 대한 관리기법

프로그램 실행과정에서 발생하는 문제점이나 부족한 점을 발견하는 기법에는 여러 가지가 있다. 보건프로그램에서는 5W1H 체크리스트가 일반적으로 사용된다. 5W1H 체크리스트 기법은 프로그램의 실행 주체(who), 실행 시기 및 기간(when), 실행 장소 및 여건(where), 실행 활동(what), 실행 목적(why), 실행 방법(how) 등의 여섯 관점에서 프로그램 실행과정을 점검하여 문제점이나 부족한 점을 발견하거나 사전에 예방하는 방법이다.

(1) 실행 주체

① 현재 누가 실행하고 있는가?
② 정말 누가 실행하는 것이 좋은가?
③ 이 보건프로그램을 실행할 수 있는 사람은 그 이외에 없는가?
④ 이 보건프로그램을 실행해야 할 사람은 그 이외에 없는가?
⑤ 3무(쓸데없고, 무리하고, 한결같지 않음)를 하고 있는 사람은 없는가?

(2) 실행 시기 및 기간

① 언제 실행하는가?
② 정말 언제 실행하는 것이 좋은가?
③ 그 이외에 실행할 수 있는 시간은 없는가?
④ 그 이외에 실행해야 되는 시간은 없는가?
⑤ 실행시간이 있어 3무를 하고 있지 않는가?

(3) 실행 장소 및 여건

① 현재 어디에서 실행하고 있는가?
② 어디에서 실행하는 것이 좋은가?
③ 현재의 실행 장소 외에 할 수 있는 곳은 없는가?
④ 현재의 실행 장소 외에 해야 되는 곳은 없는가?
⑤ 실행 장소나 여건에 있어서의 3무는 없는가?

(4) 실행 활동

① 현재 어떤 활동을 실행하고 있는가?

② 정말 무엇을 실행하는 것이 좋은가?

③ 이 활동 이외에 실행할 수 있는 활동은 없는가?

④ 이 활동 이외에 실행해야 할 활동은 없는가?

⑤ 3무에 해당되는 실행 활동은 없는가?

(5) 실행 목적

① 왜 그 사람이 그 활동을 실행하고 있는가?

② 왜 그 방법으로 실행하는가?

③ 왜 그 시간에 실행하는가?

④ 왜 그 장소에서 실행하는가?

⑤ 목적달성 과정에 있어 3무는 없는가?

(6) 실행 방법

① 현재 어떤 방법으로 실행하고 있는가?

② 어떤 방법으로 실행하는 것이 좋은가?

③ 그 실행 방법 이외에는 방법은 없는가?

④ 그 실행 방법 이외에 할 수 있는 방법은 없는가?

⑤ 실행 방법에서 3무는 없는가?

3) 진행에 대한 관리기법

계획된 보건프로그램이 잘 실행되기 위해서는 그 목적과 목표를 효과적으로 달성하기 위한 진행과정에 대한 관리도 효율적으로 이루어져야 한다. 보건프로그램의 진행 상황 검토와 보고 및 보건프로그램의 완결을 위한 구체적인 실행 계획이 마련되어야 한다. 이러한 실행 계획은 보건프로그램이 활동적이고 능률적으로 운영되도록 하는데 도움을 준다.

보건프로그램의 실행을 효율적이고 효과적으로 관리하는 방법으로는 보건프로그램 평가검토기법, 활동별 진행계획도표, 월별 진행계획카드 등이 있으며, 보건프로그램 실행 전체 과정에서 수행해야 할 업무를 일목요연하게 그림으로 보여주는 총괄 진행도가 있다.

4 | 건강증진 프로그램 실행 사례

실행은 개발된 보건프로그램을 계획대로 추진하는 것이다. 그런데 아무리 잘 계획된 보건프로그램이라고 하더라도 참가할 대상자를 충분히 확보하지 못하면 실행될 수가 없다. 이런 이유에서 보건프로그램 마케팅이 중요하게 부각되고 있다.

보건교육사가 보건프로그램을 성공적으로 실행하기 위해서는 실행과 관련된 이론적 내용을 학습하는 것도 필요하지만 더 중요한 것은 실제 사례를 통하여 간접 경험을 갖는 것이다. 여기에서는 보건소 건강증진 프로그램 실행 과정을 진행순서별로 살펴보도록 한다.

1) 운영 계획(안) 점검

보건프로그램 운영 계획을 점검받는 방법은 여러 가지가 있지만 최근에는 지방자치단체의 홈페이지 공지사항을 이용하여 주민들의 의견을 청취하는 방법이 많이 이용된다. 이외에도 보건소를 이용하는 예비 대상자들과 면담을 통하여 의견을 청취할 수 있고, 관련 전문가 또는 보건소 직원들에게 보건프로그램 내용을 소개하고 의견을 들을 수 있다. 이런 결과들을 반영하여 보건프로그램 계획을 보완하도록 한다.

2) 실행 기반 조성

보건프로그램을 실행하는데 필요한 인적 및 물적 자원을 정비하고 구축해야 한다. 기반 조성으로 먼저 고려해야 할 것은 운영 장소와 기자재 확보다. 이를 토대로 예산과 자원 활용 방안이 마련될 수 있기 때문이다. 필요한 기자재 중에서 확보 가능한 것과 구입이 필요한 것을 구분하도록 한다. 확보 가능한 경우에는 확보절차와 책임자, 소속, 활용

가능 시기 등을 정리하고, 구입이 필요한 경우에는 필요시기와 가격, 구입절차 등에 대한 정보를 함께 정리한다. 운영장소는 보통은 기존 건물 또는 장소를 활용하기 때문에 활용 시기와 활용가능성 여부, 활용 시 절차 등을 정리한다. 한편, 보건프로그램 운영 인력에 대한 고려도 필요하다. 담당인력이 많을 경우는 각자의 역할을 분담하여 추진하면 되지만 보통은 혼자서 업무를 담당하게 된다. 이런 경우는 외부 전문가 또는 자원봉사 인력을 적절하게 활용할 수 있도록 계획한다.

3) 참가자 모집

보건프로그램을 지역사회에 광범위하게 홍보하여야 한다. 다양한 매체를 통하여 지역 주민들이 보건프로그램에 흥미를 갖고 참여할 수 있도록 유도한다. 보건프로그램의 운영 장소, 시간, 세부 내용, 참가등록 방법 등을 자세히 안내한다.

4) 운영 시작

보건프로그램 참가자들과 함께 운영 시작을 위한 약간의 이벤트를 준비하는 것이 필요하다. 이벤트 활동을 통하여 보건프로그램을 지역사회 주민들에게 널리 알리고 참여자들이 단합할 수 있는 기회가 되기 때문이다. 보통 자치단체장이나 보건소장이 참석하는 개회식을 운영하는데 시간이 너무 길어지거나 형식이 딱딱할 경우에는 역효과가 생길 수 있기 때문에 간단히 진행해야 한다. 보건프로그램의 시작을 언론 매체에 적극 홍보하도록 한다.

5) 향상 활동

보건프로그램이 시작된 후에도 보건프로그램의 발전을 위해서 여러 활동을 계속해서 수행해야 한다. 보건프로그램에 참여한 대상자 중에서 핵심 리더들과 회의를 갖고, 보건프로그램 운영에 나타난 문제점들을 파악하고, 해결 방안을 모색하도록 한다. 여러 그룹별로 활동이 동시에 진행되고 있는 경우는 다른 그룹에 모범이 되거나 잘 운영되고 있는 활동에 인센티브를 제공하고 활동 방법을 공유하도록 한다. 보건프로그램 운영에 따른 각종 행사가 때로는 지역사회 분위기 조성과 사업운영 활성화에 상당한 도움이 되기도 한다. 특히 주민 스스로 참여한 운영결과 발표회는 주민들을 통하여 상당한 홍보 효과를 얻을 수 있는 기회가 된다. 주민이 참여하는 발표회를 추진하는 것이 지속 참여율을 향상시키는데 도움이 되며, 계획에 없더라도 깜짝 이벤트를 추진할 경우 큰 효과를 얻을 수 있다.

6) 운영 체계내의 의사소통

보건프로그램 참가자들과의 의사소통은 전체 실행과정에서 이루어져야 한다. 각 과정마다 모니터링과 의견교환이 필요하다. 의견 수렴을 위한 간담회는 보건프로그램 운영에 윤활유가 될 수 있다. 간담회에서 제시된 불편사항이나 건의를 수렴하면 문제점을 파악할 수 있고, 불편을 해결할 경우에는 참여자들의 높은 호응을 기대할 수 있다. 보건프로그램 관리자는 보건프로그램 참가자들과의 의사소통 뿐만 아니라 업무를 담당하는 인력과 의견교환도 고려해야 한다. 담당인력들은 보건프로그램 운영의 명확한 목적과 그 내용을 충분히 이해할 때 더욱 적극적으로 업무에 협조한다. 또한, 운영 기간 동안 자유로운 의사소통이 가능할 때에 더욱 좋은 결과를 얻을 수 있다. 담당인력들과의 의견교환은 토론 및 회의 등의 특별한 형식에 의존할 수도 있지만, 실행과정 동안 수시로 자연스럽게 전화 또는 전자메일 등을 통하여 의사소통할 수 있다. 예를 들어, 업무추진에 대한 노고를 격려하고 고마움을 일상적으로 표현한 후에 보건프로그램 운영에 대한 의견을 묻는 경우 훨씬 쉽게 문제점을 도출하고 해결 방안을 찾을 수 있다.

5 | 보건교육 프로그램 실행 과정

1) 강사 관리

(1) 사전 준비

교육목적에 적합한 강사를 선정하고, 강의 일정을 섭외한다. 원하는 강사를 적시에 초빙하기 위해서는 강사 데이터베이스를 교육주제별로 관리하는 것이 필요하다. 강사가 선정되면 강사와 직접 접촉하여 해당 강의의 학습목표와 참가자의 특성, 강의 일정 등을 설명한다. 이렇게 해야 강사가 학습목표에 적합한 강의를 준비할 수 있기 때문이다. 또한 보건교육 프로그램 전체의 개요를 설명하여 다른 강의와 조율이 가능하도록 지원한다. 강의 제목만 전달할 경우에는 강사는 학습목표와 어긋나는 내용을 강의할 수도 있기 때문이다. 강의 내용과 일정에 관한 합의가 이뤄지면 강의 의뢰서를 문서로 전달한다. 강의가 시작되기 직전에 교재, 보조자료, 강사용 PC, 포인터, 참가자 명단 등을 강사용 탁자에 비치한다. 강사용 PC에는 발표 자료를 띄워 놓는다.

(2) 교육 중

강의가 진행되는 동안에 담당자는 강의를 참관하여 참가자들의 반응과 내용의 적절성을 판단하도록 한다. 담당자의 평가는 참가자 평가와 더불어 강사를 평가하는 귀중한 자료로 활용되며, 해당 강사를 재차 초청하느냐의 판단 기준으로 활용하게 된다.

2) 강의 장소 관리

참가자의 인원과 강사-학습 활동에 적절한 강의 장소를 예약한다. 그리고 강의 장소의 책걸상 및 교육 기자재를 교육목적에 맞게 배열한다. 예를 들어, 팀 학습이 이루어질 것이라면 한 팀의 인원수는 몇 명인지, 강사를 중심으로 어떻게 책걸상을 배열할 것인지, 필요한 교육 기자재는 어디에 놓을 것인지를 결정한다. 이 외에 냉난방, 환기 등도 쾌적한 학습에 매우 중요하다. 기타 부대 활동을 위해 필요한 장소와 장비도 필요하다면 사전에 예약을 해두어야 한다.

대개 교육에 참가하는 사람들은 쾌적한 환경을 기대하기 때문에 이와 같이 물리적 환경을 세심히 준비하는 것은 교육 만족도에 적지 않은 영향을 미칠 수 있다. 하나의 보건교육 프로그램을 운영하기 위해서는 수많은 품목들을 준비해야 한다. 이를 위해 사전 준비체크리스트를 만들어서 철저하게 관리해야 한다. 이러한 체크리스트들을 일일이 문서화하여 정리한 것을 보건교육 운영매뉴얼이라고 한다. 보건교육 운영매뉴얼에는 교육운영에 필요한 모든 문서(교육개요, 교육대상자 명단 및 연락처, 강사 명단 및 연락처, 운영 시 할 말, 준비물 체크리스트, 과정평가 설문지, 경비관련 서류 등)들이 포함된다.

3) 교육대상자 관리

(1) 사전 준비

교육생 모집을 위한 홍보자료 및 보건교육 프로그램 소개서를 배부한다. 소개서에는 교육목적, 교육대상자, 교육내용 및 특징, 실시 일정표 등을 간략하게 기술한다. 교육목적 및 내용을 기술할 때에 중요한 것은 참가자 입장에서 무엇을 얻을 수 있을 것인지, 왜 중요한지를 철저히 고객중심으로 설명하도록 한다. 특히, 보건교육 프로그램 제목을 정하는 것은 광고의 카피를 쓰는 것과 비교할 수 있다. 보건교육 프로그램 제목은 고객이 '아, 이게 바로 나를 위한 교육이구나.'라고 직관적으로 흥미를 느끼고 수강 신청을 하고 싶은 마음이 생기도록 만드는 것이 좋다. 수강 신청을 통해 수강할 참가자 명단이 확정되면 개인들에게 안내서를 발송한다.

(2) 교육 중

담당자는 오리엔테이션을 통해 교육목적 및 개요, 행동수칙 등을 소개한다. 이때, 참가자들끼리는 대부분 초면이므로 간단한 아이스 브레이킹(ice-breaking)을 통해 서먹함을 깨트리는 활동도 하게 된다. 매번 강의가 시작되기 전에는 강사 프로필 소개와 함께, 과목의 학습목표를 명확히 전달한다. 이때, 담당자가 하게 될 말을 운영 멘트라고 한다.

하루 이상의 장기교육이라면, 교과목 사이에 잠시 짬을 내어 주의를 환기시키는 즐거운 활동을 하기도 한다. 이를 스폿(spot)이라고 한다. 스폿의 예로는 가벼운 퀴즈, 신체활동을 포함한 게임, 참가자 장기 소개 등을 들 수 있다. 이러한 스폿 활동은 누그러진 교육 분위기를 활기차게 하는 데 큰 역할을 한다. 따라서 신임 담당자는 다양한 스폿 운영요령을 익히기 위해 각종 교육기관에서 실시하는 스폿교육프로그램을 수강하기도 한다. 스폿을 운영할 때도 가능하다면 해당 보건교육 프로그램의 목적에 맞는 활동을 할 것을 권장한다. 이렇게 함으로써 교육목적의 중요성도 함께 언급할 수 있고, 학습동기를 높여 줄 수도 있기 때문이다.

실습 교과인 경우에는 강사 없이 담당자가 직접 촉진자(facilitator) 역할을 하기도 한다. 예를 들어, 과제를 팀별로 분배하고, 이에 대한 해결안을 연구하는 문제중심 학습(problem-based learning)이나 액션러닝(action learning)을 운영할 경우에 담당자

보건교육 프로세스를 전체적으로 조정하는 촉진자의 역할을 담당하게 된다. 또한 그룹별로 토의 안건을 주고 결과를 발표하게 하는 그룹 토의를 관장하는 것도 촉진자의 역할이다. 교육이 진행되는 동안 담당자는 교육 일정표에 따라 아침부터 하루의 일정을 마칠 때까지 정확한 시간관리를 해야 한다.

(3) 교육 후

교육을 종료하기 직전에는 참가자들에게 설문을 실시하여 보건교육 프로그램에 대한 전반적인 평가 자료를 수집한다. 흔히 과정정리 설문이라고 부르는데, 설문 내용에는 교육내용의 만족도, 강의장 만족도, 강사 만족도, 강의 기법에 대한 만족도, 교과목별 만족도 등이 포함된다. 과정정리 설문 결과를 분석하여 상사 및 참가자들에게 환류하는 후속(follow-up) 활동은 운영을 마무리하는 가장 훌륭한 방법이다.

이와 더불어 교육에 소요된 경비를 정리하여 예산과 비교해 보는 일도 담당자의 역할이다. 예산과 대비하여 차이가 나는 부분은 원인을 밝히고, 차후 예산에 반영하도록 한다.

4) 교재 관리

교재는 참가자 인원보다 조금 넉넉하게 준비하고, 강사-학습 활동에 필요한 보조자료(설문지, 유인물, 평가지, 실습도구 등)도 여유 있게 제작한다. 제작된 교재와 보조자료 및 필기도구는 참가자 책상 위에 정돈하여 놓는다. 이러한 작업을 통상 교재를 '세팅'한다고 한다. 강사가 사용하는 프레젠테이션 자료(파워포인트, 비디오 등)는 강의 시작 전에 반드시 시연하여 오디오 음량, 시각 효과(글씨 크기, 색, 조명 등)를 사전에 조정해 놓아야 한다. 프레젠테이션 자료를 미리 확인하지 않아서 실수가 발생하게 되면, 귀중한 교육 시간이 낭비될 수 있고, 참가자들의 흥미가 급속히 냉각되어 불만족으로 이어질 수도 있기 때문이다.

7 학습내용 확인과제

1. 보건프로그램 활동은 개별 요소로 분리되지 않고 인지적, 정의적, 기능적 영역의 인간행동 발달이 동시에 고려되어야 한다. 이와 관련된 보건프로그램 실행의 기본 원리는 무엇인가?

2. 특정한 건강주제에 대해서 깊이 있는 지식을 획득할 수 있는 기회를 제공하며, 수업, 세미나, 워크숍, 특별교육 과정 등으로 진행되는 보건프로그램 실행 전략은 무엇인가?

3. 지역사회 주민들이 참여해서 의사결정을 할 수 있도록 역량을 강화시켜 주는 보건프로그램 실행 전략은 무엇인가?

4. 보건프로그램을 잠재적 클라이언트에게 가장 효과적으로 제공할 수 있는 방법을 연구, 분석, 판단하는 모든 활동을 무엇이라고 하는가?

5. 보건프로그램이 진행되는 상황을 나뭇가지 모양으로 나타내는 목표달성 관리 기법은 무엇인가?

6. 처음에는 가장 접근하기 쉬운 집단에 프로그램을 제공하다가 전문성과 운영 방법이 축적되면 다른 집단으로 확대하는 프로그램군 구성방식의 유형은 무엇인가?

7. 청소년을 대상으로 운동교실을 먼저 실시하고 점차적으로 학교폭력 상담교실, 자살예방교실 등을 실시하는 프로그램군 구성방식의 유형은 무엇인가?

8. 장시간 교육을 할 때에 교과목 사이에 잠시 짬을 내어 주의를 환기시키는 즐거운 활동(가벼운 퀴즈, 신체 활동을 포함한 게임 등)을 무엇이라고 하는가?

Health Program

제8장

보건프로그램 평가이론

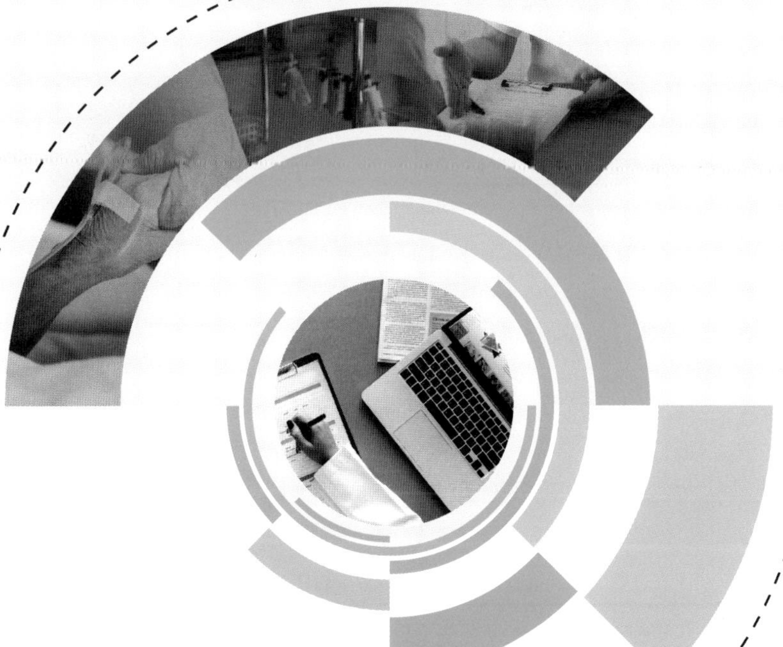

제 8 장

보건프로그램 평가이론

목 차

1 | 평가의 이해

1) 평가의 개념

보건프로그램을 실행한 후에는 평가과정을 통해 프로그램의 성과와 향후 개선이 필요한 사항을 파악하게 된다. 그러나 많은 보건프로그램 담당자들은 평가(evaluation)를 어렵고 복잡한 과정으로 인식하여, 평가를 소홀히 하거나 형식적으로 진행하는 경우가 적지 않다.

평가는 학교에서 실시하는 중간시험이나 기말시험에 비유하여 이해할 수 있다. 시험은 교수의 입장에서는 학생들이 수업 시간에 전달된 내용을 얼마나 잘 이해했는지를 확인하는 과정이며, 학생의 입장에서는 학습 성과를 점검하는 과정이라고 할 수 있다. 교수는 시험 결과를 통해 학생들의 학습 수준뿐만 아니라 교수방법의 적절성도 함께 점검하게 된다. 아울러 학생은 중간시험 결과를 바탕으로 기말시험에 효과적으로 대비할 수 있는 학습 전략을 모색하게 된다. 이처럼 평가는 보건프로그램 실행 결과를 점검하는 과정으로, 이를 '프로그램에 대한 시험'으로 이해하면 평가의 의미와 중요성을 보다 쉽게 인식할 수 있다.

평가는 여러 의미를 포괄하는 복합적인 개념으로, 그 개념은 평가의 필요성과 목적에 따라 달라질 수 있다. 보건프로그램과 관련된 평가는 첫째, 프로그램의 특성을 파악하는 활동, 둘째, 프로그램의 효과와 영향을 분석하는 활동, 셋째, 프로그램의 목적 달성 정도를 확인하는 활동, 넷째, 프로그램과 관련된 의사결정을 지원하는 활동, 다섯째, 프로그램의 개선 방안을 제시하는 활동으로 정의할 수 있다.

미국 공중보건협회는 "평가란 설정된 목적이 어느 정도 성공적으로 달성되었는지를 판정하는 과정으로 목적설정, 목적달성을 측정하는 평가기준의 설정, 달성정도의 측정, 개선 방안 제시 등의 4단계 과정"이라고 정의하였다. 보건프로그램의 평가는 첫째, 보건프로그램 실행 후에 무엇이 얼마나 달성되었는지를 파악하고, 둘째, 보건프로그램 목적에 따라 보건프로그램이 잘 진행되고 있는지를 파악하며, 셋째, 보다 나은 보건프로그램 실행과 보건프로그램 관리를 도모하고, 넷째, 보건프로그램의 장단점을 파악하고, 다섯째, 투입된 노력이 효과적이며 투입된 비용이 적절한지를 검토하는 과정이라고 할 수 있다.

한편, 스미스와 그래스(Mary Lee Smith & Gene V. Glass, 1987)는 서로 다른 4가지 관점으로 평가를 설명하였다.

첫째, 응용연구로 보는 관점이다. 평가는 엄격한 방법론을 적용한 과학적인 연구를 의미한다. 외부적으로 통제된 비교연구가 가장 타당한 결과를 제공한다는 가정 하에 평가는 주로 비교 실험설계나 양적인 설계로 실행된 것만을 포함한다.

둘째, 관리체계의 한 부분으로 보는 관점이다. 평가는 사업을 위한 투입과 산출 및 이들의 관계에 초점을 맞추고 있다. 정책 결정자가 보건프로그램의 목적이나 우선순위를 결정하는데 참고할 수 있는 조사, 만족도 조사, 목표달성도 조사, 비용분석, 프로그램 과정 모니터링 등이 여기에 해당된다.

셋째, 전문가의 판단으로 보는 관점이다. 각 보건프로그램 평가에 적합한 전문가가 직접 관찰하고 기준을 근거로 보건프로그램의 질을 평가한다.

넷째, 정치적인 맥락으로 보는 관점이다. 평가는 의사결정자나 관리자에 초점을 두는 것이 아니라, 보건프로그램의 유지 또는 중단에 영향을 미치는 재원 제공자와 관련된다고 본다.

이와 달리 톰프손(James C. Thompson, 1992)은 [그림 8-1]과 같이 평가대상의 범위를 기준으로 보건프로그램 평가의 개념을 구분해서 설명하였다. 가장 좁은 평가의 개념은 평가의 대상을 프로그램의 목적달성 여부로 제한하는 것이다. 좀 더 넓은 개념은 프로그램의 목적달성 여부에 프로그램의 활동 및 과정을 고려하지 않고 결과와 관련된 활동의 투입에 대한 분석이다. 이보다 포괄적인 개념은 투입과 예측한 영향과의 관계뿐만 아니라 비용 영향적인 측면 및 프로그램의 개념과 설계 및 전달을 함께 고려한다. 가장 포괄적인 개념은 평가의 대상과 전체 시스템에 대한 평가를 포함하는 것이다.

이러한 평가의 개념에는 공통적으로 관심이 있는 어떤 대상을 기준과 비교하는 것이 포함되어 있다. 평가는 평가하고자 하는 대상의 장점, 가치, 의미 및 전반적인 상황에 대하여 체계적이며, 과학적이고 주의 깊게 판단하여 조사하는 것이다. 또한, 평가는 향

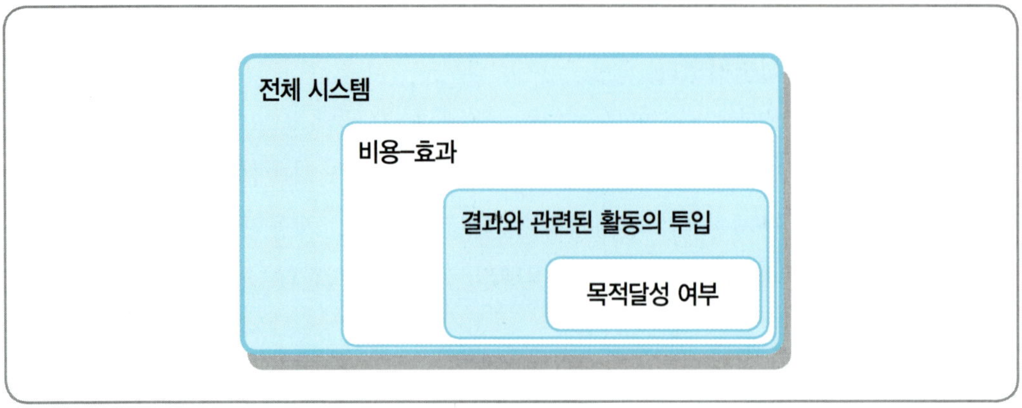

[그림 8-1] 보건프로그램 평가대상에 따른 평가 구분

출처 : Thompson(1992)

후 보건프로그램을 위한 대안을 신중하게 선정하여 현재의 활동을 개선할 수 있는 교훈을 얻고 경험을 축적하는 체계적인 방법이다.

2) 유사 용어

평가는 어떤 활동의 가치를 판단하는 일반적 과정으로 이해되고, 사정(assessment), 모니터링(monitoring), 측정(measurement), 검사(testing), 시험(examination), 검토(review), 감사(audit) 등의 용어와 함께 사용된다. 가장 많이 사용되는 유사 용어들의 개념을 정리하면 다음과 같다.

(1) 사정

사정(assessment)은 대상에 대한 정보를 수집하여 해석하고 종합적으로 정리하는 과정이다. 사정은 측정이나 검사와 비교하면 훨씬 포괄적인 개념이지만 평가보다는 좁은 개념이다. 사정을 할 때는 관찰, 면접, 측정, 검사, 설문조사 등과 같은 여러 방법을 사용한다. 사정은 한 가지 특성을 한 가지 방법으로 측정 혹은 검사하지 않고 여러 가지 특성을 다양한 방법을 사용하여 종합적으로 파악한다. 이와 같이 사정은 필요한 자료를 수집하여 해석이 가능하도록 정리하는 것이고, 평가는 사정 자료를 근거로 가치판단이나 의사결정을 수행한다는 점에서 구분된다.

(2) 모니터링

모니터링(monitoring)이라는 용어는 '경고한다'라는 의미를 지니는 라틴어(monere)에서 유래하였다. 그 의미는 보건프로그램이 설계된 대로 실행되는 정도와 계획된 대상 집단을 지원하고 있는지를 사정하는 것이다. 모니터링은 일단 보건프로그램이 본래 계획대로 지속적으로 실행되는 경우에 사용하면 적절하다. 일부 학자는 모니터링은 보건프로그램 실행 중에 진행된다는 이유로 형성평가(formative evaluation)라고 한다.

(3) 측정

측정(measurement)은 사물을 구분하기 위하여 규칙에 따라 대상이나 사건에 수를 부여하는 과정이다. 관심을 갖고 있는 대상이나 사물에 대하여 일정한 규칙적 방법에 따라 숫자나 기호 같은 상징적인 수치를 부여하는 것을 말한다. 평가가 어떤 대상의 질이나 가치를 판단하는 것이라면, 측정은 어떤 행동이나 성격, 사물, 사건 등을 수량화하는 것이다.

(4) 검사

검사(testing)는 시험(examination)과 같이 측정을 위한 척도로 개인의 행동이나 수행을 평가하는데 사용된다. 신체적, 정신적, 사회적 능력에 대한 개인 차이를 측정할 목적으로 일정한 조건 하에 미리 정해 놓은 문서나 자극을 제시한 다음에 그에 대한 반응 및 성과를 어떤 기준을 근거로 하여 양적 혹은 질적으로 비교하거나 설명하는 절차를 검사라고 한다.

3) 평가목적

보건프로그램을 평가하는 기본 목적은 프로그램의 효과와 영향을 파악하고, 프로그램을 향상시키며, 프로그램의 이해당사자들에게 필요한 평가결과를 환류시키는 것이다. 평가를 실시하는 목적에 따라 평가에 필요한 정보내용이나 평가결과에 대한 해석도 달라질 수 있다. 여기에서는 일반적으로 평가를 실시하는 목적과 이해 집단별로 평가의 목적에 어떤 차이가 있는지를 살펴보도록 한다.

(1) 일반적 평가목적

① 보건프로그램의 목표달성 정도 파악

보건프로그램이 목적지향적인 활동이기 때문에 평가는 보건프로그램이 원래 의도한 변화를 일으켰는지, 계획된 방향으로 진행되는지 등을 확인 및 점검한다. 평가는 목표달성 정도를 파악하게 된다. 이를 통하여 보건프로그램의 효과, 가치, 유용성을 보여줄 필요가 있다.

② 보건프로그램의 개선 및 변화

평가결과를 보건프로그램 진행과정에 바로 반영하거나 다음 보건프로그램 진행에 환류시켜서 프로그램의 질을 향상시키는데 목적을 두고 평가를 실시한다. 평가를 통해 보건프로그램의 장단점을 파악할 수 있기 때문에 프로그램의 문제점을 개선하거나 새로운 중재방법을 모색할 수 있다. 아울러 보건프로그램의 유용성에 대한 정보를 얻을 수 있기 때문에 보건프로그램의 향후 지속 여부를 판단할 수 있다.

③ 보건프로그램의 효과 및 영향 파악

보건프로그램이 미친 영향이나 프로그램의 결과를 염두에 두고 보건프로그램 실시 전·후의 차이를 파악한다. 보건프로그램이 가져온 변화가 어느 정도인지에 초점을 두고, 관심 영역에 대한 사전 및 사후 측정결과를 활용하여 차이를 검증한다. 이와 관련된 평가는 보건프로그램의 효과 및 영향을 부각하여 보건프로그램에 대한 예산 투자를 정당화하거나 학술연구와 관련된 경우에 주로 활용된다.

④ 보건프로그램의 장점 파악

특정한 보건프로그램을 보급 또는 확대하고자 할 때에 해당 프로그램이 어떤 장점을 지니고 있는지를 확인하기 위하여 평가가 실시된다. 이런 경우에는 해당 보건프로그램의 가치를 파악하거나 장점을 발견하는 것이 평가의 주된 목적이다. 평가를 실시하여 보건프로그램의 목표달성 정도를 확인하고, 그 효과와 가치를 인정해 주게 되면 보건프로그램의 존재를 정당화해 주는 효과가 있다.

⑤ 보건프로그램의 존속 및 폐지 결정

기존 보건프로그램을 계속해서 실시할 것인지, 확대 또는 축소하여 재실시할 것인지, 수정하여 실시할 것인지, 아니면 폐지할 것인지 등을 결정하기 위하여 평가를 실시한다. 보건프로그램 운영과 관련하여 중요한 의사결정을 내려야 할 경우에 평가결과를 의사결정에 활용하게 된다.

⑥ 보건프로그램 수행의 점검 및 통제

담당자들이 임무를 충실하게 수행하고 있는가를 점검하기 위한 목적이나 보건프로그램 관련자들이 경각심을 가지고 맡은 바 업무를 충실하게 수행하도록 감독 및 통제하기 위한 목적으로 평가를 실시한다. 평가를 통하여 보건프로그램 수행의 질 관리를 높이고, 심리적 효과를 통하여 관련자들을 감독 및 통제할 수 있다.

⑦ 보건프로그램에 대한 홍보

보건프로그램에 대한 평가를 실시하는 자체가 프로그램에 대한 관심을 불러일으키고 그에 대한 이해를 도모할 수 있어 프로그램에 대한 홍보 효과를 얻을 수 있다. 어느 수준의 홍보를 의도하느냐에 따라 평가의 내용 및 방법이 달라진다. 보건프로그램이 실시되고 있다는 사실을 홍보하는 수준, 보건프로그램의 목표 및 내용을 홍보하는 수준, 보건프로그램의 가치와 효과를 홍보하는 수준 등에 따라 평가의 내용과 방법은 달라질 수 있다.

(2) 이해집단별 평가목적

보건프로그램에 참여하는 이해집단은 다양할 뿐 아니라 상호 간에 영향을 미친다. 그런데, 다양한 집단의 관점에 따라 평가를 실시하는 목적을 각 이해집단별로 살펴보면 다음과 같다. 평가의 목적이 달라지기 때문에 평가를 실시하는 담당자는 각 이해집단별로 평가를 바라보는 관점에 차이가 있다는 것을 충분히 고려해야 한다.

① 기관

기관의 입장에서는 첫째, 보건프로그램이 효과적이라는 것을 다른 집단에게 보이고, 둘째, 예산에 대한 근거를 확보하며, 셋째, 비용을 결정하고, 넷째, 장비 및 시설

확장에 대한 지지를 얻으며, 다섯째, 재원조달 기관에 사업의 효과를 제시하고, 여섯째, 향후 보건프로그램의 활동을 결정하고자 평가를 실시한다.

[표 8-1] 기관의 평가목적

대상	평가목적
기관	① 타 집단에 대한 과시 ② 예산에 대한 근거 확보 ③ 비용결정 ④ 장비 및 시설확장에 대한 지지 확보 ⑤ 재원조달기관에 대한 효과 제시 ⑥ 향후 보건프로그램의 활동 결정

② 관리자

관리자의 입장에서는 첫째, 특정 보건프로그램에 대한 호의적인 반응을 이끌어내고, 둘째, 조직 내에서 관리자의 위치를 향상시키며, 셋째, 보다 강력하게 보건프로그램을 통제하는 수단을 얻고, 넷째, 보건프로그램 계획서를 제출할 수 있는 근거를 얻고자 평가를 실시한다. 재원조달 기관의 입장에서는 보건프로그램 실행의 효율성, 효과성에 대한 정보가 필요하며, 또한 정치적인 관점에서 사업의 실행을 설명할 필요가 있기 때문에 평가에 관심을 가진다.

[표 8-2] 관리자의 평가목적

대상	평가목적
관리자	① 특정 사업에 대한 호의적인 반응 유도 ② 조직 내에서의 위치 향상 도모 ③ 보건프로그램 통제 수단 ④ 보건프로그램 계획서 근거 확보

③ 일반인

일반인의 입장에서는 보건프로그램의 효과에 대한 정보와 실행된 보건프로그램의 특별한 이익을 얻으려 하기 때문에 평가가 중요하다. 특히 이해관계가 있거나 참여를 희망하는 프로그램에 대해서는 평가에 관심이 높을 수밖에 없다.

[표 8-3] 일반인의 평가목적

대상	평가목적
일반인	① 보건프로그램 효과에 대한 정보 획득 ② 보건프로그램의 이득 확인

④ 전문가

전문가의 입장에서는 첫째, 학문 및 적용된 지식에 공헌하고자 하는 욕구를 충족시키고, 둘째, 전문가로서의 발전을 위한 기회로 활용하며, 셋째, 합리적인 평가가 중요하다는 믿음을 확고히 할 목적으로 평가를 실시한다.

[표 8-4] 전문가의 평가목적

대상	평가목적
전문가	① 학문 및 적용된 지식에 공헌하고자 하는 욕구 충족 ② 전문가로서의 발전을 위한 기회로 활용 ③ 평가의 중요성에 대한 믿음을 공고히 함

각 이해집단별로 평가목적에는 차이가 있지만 평가를 통해 달성하고자 하는 내용을 정리하면 다음과 같다.

첫째, 보건프로그램의 목표달성 정도, 산출, 결과, 효과 및 영향을 측정한다. 둘째, 보건프로그램의 중지, 수정 및 개선, 향상 및 확장에 대한 의사결정을 위한 근거자료를 제공한다. 셋째, 보건프로그램의 결과에 영향을 준 요소를 파악하여 향후 보건프로그램 기획에 있어 유용한 정보를 제공한다. 넷째, 질 관리 기전을 확립한다. 다섯째, 보건프로그램 실행자 및 평가자의 기획, 실행 및 평가의 기술을 향상시킨다. 여섯째, 지원기관의 요구사항에 부합하는 것이다.

4) 평가모형

그 동안 필요에 따라 다양한 평가방법이 발전되었으며, 이를 활용하는 과정에서 평가모형들이 등장했다. 그런데 절대적인 평가모형은 있을 수 없으며 각 평가의 필요에 따라 모형이 고안될 뿐이다. 그러므로 평가목적에 따라 적절한 평가모형을 하나 또는 복합적으로 선택하여 활용하는 것이 최선의 방법이다. 여기에서는 일반적으로 활용되는 평가모형들을 살펴보려고 한다.

(1) 목표달성 모형

목표달성 모형(goal achievement model)은 평가에 접근하는 가장 고전적인 방법으로 목표달성의 측정과 영향사정의 두 요소로 이루어진다. 전자는 성취된 결과가 프로그램의 목표와 얼마나 일치하는지 하는 것이고, 후자는 결과가 실행 보건프로그램에 의하여 도출되었는지를 파악하는 것이다. 이 모형의 장점은 민주주의적 성격, 연구적 특성, 단순성 등 세 가지로 요약된다. 민주주의적 성격은 보건프로그램의 목표가 공식적인 의사결정 기구를 통하여 설정되고 어떤 결정이 내려지면 그 결정 사항은 중요한 의미를 지니게 된다는 절차에 관한 부분이다. 연구적 특성은 이 모형에서는 평가 작업이 과학적 연구의 성격을 띤다는 점이다. 단순성은 두 가지 주요 문제만 포함하고 있는 만큼 이해하고 적용하기가 매우 쉽다는 점이다.

보건프로그램 목표는 명확하게 제시되고 있으므로 그 목표를 해석하는 작업을 통하여 평가기준이 실증적으로 설정될 수 있다. 보건프로그램 결과를 보건프로그램의 목표를 기준으로 평가하게 되면 평가자가 평가의 대상이 되는 보건프로그램의 장점과 단점에 대하여 개인적이고 주관적인 입장을 반영하게 되는 결과를 피할 수 있다. 그래서 이 모형에서는 객관적인 평가자들의 역할이 매우 중요하다.

한편, 이 모형의 단점은 첫째, 비용을 고려하지 않는다. 목표 성취를 위해서는 예산, 시간, 노력 등이 필요한데 이런 요소들을 전적으로 무시하고 있다. 둘째, 보건프로그램의 목표가 너무나 불명확해서 평가의 기준이 되기에는 부적합하다. 특히 목표가 모호한 경우, 즉 어떤 목표가 적용될 수 있는 경우와 적용될 수 없는 경우를 명확하게 경계를 정하지 못하는 경우에 문제가 된다. 셋째, 의도하지 않았던 효과를 반영하지 못한다.

(2) 부수 효과 모형

어떤 보건프로그램이든 의도하지 않고 예측할 수 없었던 부수 효과가 나타날 수 있다. 부수 효과 모형(side-effects model)은 바로 이런 부수 효과들에 대하여 어떻게 평가할 것인지를 고려하는 모형이다. 이 모형의 특징은 공식적인 목표는 여전히 가장 중요하며, 부수 효과가 보충적인 역할을 한다는 데 있다. 공식 목표에 더해서 그 목표에서 미리 정해 놓은 대상 분야 이외의 영역에서 나타나는 현상들도 고려하고 있다. 이러한 부수 효과는 예측하지 못한 긍정적, 부정적 효과와 예측할 수 있었던 긍정적, 부정적 효과 모두를 포함한다.

이런 전제 조건이 주어진다면, 이 모형은 프로그램 평가에서 목표달성 모형보다 더 우수하다고 할 수 있다. 프로그램 평가를 실시하는 주요 이유가 활동을 예측하는 것이 불가능하고 예측하지 못했던 부수 효과를 가져 올 수도 있기 때문이다. 이런 부수 효과를 구체적으로 찾아내고 사정하는 것이 평가의 중요한 임무이다. 그런데 부수 효과 평가에서 가장 큰 문제가 되는 것은 보건프로그램의 장 · 단점을 판단하는데 어떤 기준을 적용할 것인지 하는 점이다. 특히 예측이 불가능한 부수 효과는 사전에 판단할 수가 없기 때문에 평가를 위한 가치 기준을 만드는 것은 불가능하기 때문이다. 이런 어려움을 해결할 수 있는 방법은 일련의 부수 효과들을 모두 찾아내어 그 가치를 규명하는 것이다.

(3) 목표 배제 모형

목표 배제 모형(goal-free model)은 스크리번(Michael Scriven, 1973)이 제안한 것으로 평가의 출발점을 목표가 아니라 보건프로그램이 가져온 결과로 본다. 이 모형은 평가자들이 사전에 결정된 보건프로그램의 목표에 지나칠 정도로 집착하는 것에 대한 비판으로 등장하였다. 평가를 할 때 공식화된 보건프로그램 목표에 지나치게 집착하는 태도를 버리면 평가자는 보건프로그램이 유발한 여러 영향을 훨씬 개방적인 시각으로 바라볼 수 있다. 이 모형에서 평가자의 주요 역할은 중재개입된 보건프로그램의 전체 내용을 파악하고 그로부터 파생되는 모든 효과를 찾아내는 것이다. 평가자는 사전에 공식적인 목표에 대한 정보가 없기 때문에 의도된 효과와 의도하지 않은 효과를 구분하는 편견이 없게 된다. 보건프로그램의 전체 효과만을 규명할 수 있게 되는 것이다.

목표 배제 모형의 장점은 첫째, 부수 효과 모형에 비하여 보건프로그램 실행 과정을 방해하는 일이 적다. 실행 중간에 목표가 변화되는 경우 그에 따라 적응하기가 매우 쉽다. 보건프로그램 관리자 및 실행자와의 상호관계가 줄어들기 때문에 사회적, 지각적, 인지적 편견에 지배될 위험은 적다. 둘째, 전환이 용이하다. 평가를 시작할 때 목표 배제 모형으로 시작한 다음 일차적인 검증이 끝난 다음에는 부수 효과 평가로 전환하여 앞서 말한 부수 효과 평가의 장점들을 모두 가질 수 있다. 이런 관점에서 보면, 목표 배제 모형은 최종 결과분석이라 할 수 있다.

이 모형의 단점은 첫째, 목표달성 모형의 장점인 민주주의적 성격을 무시한다는 점이다. 둘째, 발생할 가능성이 있는 모든 효과라는 엄청난 범위를 다루기 쉬울 정도의 숫자로 줄여 나갈 수 있는 방법이 무엇인가 하는 점이다. 셋째, 목표달성 모형이나 부수 효과 모형과 마찬가지로 비용을 고려하지 않는다는 점이다.

(4) 포괄적 모형

포괄적 모형(comprehensive model)은 평가는 보건프로그램이 달성한 결과만을 그 대상으로 제한해서는 안 되며, 최소한 집행단계 더 나아가 기획단계까지도 포함해야 한다는 것이다. 이 모형의 특징은 평가대상의 범위, 산출과 결과만이 아닌 다른 구성 요소들도 평가의 대상이 된다는 점이다. 이 모형에서는 시스템을 강조한다. 시스템은 조직 내에서 투입이 산출로 전환되며 이로써 성과가 나타나도록 되어 있다. 이를 통하여 도출되는 정보는 산출 및 성과 단계로부터 투입 및 전환 단계로 다시 환류된다.

포괄적 모형은 투입 결정과 실제적인 성과 사이의 집행 과정에 대하여 분명하게 그 중요성을 부여하고 있다는 점에서 목표달성 모형보다 우수하다고 할 수 있다. 한편, 포괄적 모형의 단점은 공식적으로 제시된 실제적인 목표만을 집중적으로 평가의 대상으로 삼기 때문에 부수 효과를 발견하지 못하게 될 수 있다. 또한, 비용에 대하여 관심을 기울이지 않고 있으며, 평가 이용자의 관점도 고려하지 않는다.

(5) 의사결정 모형

의사결정 모형(decision-making model)은 평가는 사전에 결정된 목표나 실질적인 결과 또는 고객의 관심사 보다는 미래의 의사결정 형태나 현재 의사결정 과정이 진행 중인 사안을 중심으로 진행되어야 한다고 본다. 이 모형에서 평가는 다가올 의사결정 형태나 더 나아가 구체적인 하나의 의사결정 상황을 염두에 두고 실시되어야 한다고 본다. 평가는 정해진 시간 내에 이루어져야 하며, 특정 의사결정이나 의사결정 상황에 적합하도록 구성되어야 한다. 이 모형에서는 평가 관련 연구의 주요 대상이 바로 현재 진행 중인 의사결정 과정이다. 그렇지만 의사결정 모형은 평가결과의 활용을 제약시킬 수 있다. 만약 보건프로그램 관리자가 제시한 문제를 그대로 받아들이게 되면 평가가 부당하게 제약을 받게 될 수 있다. 더 나아가 의사결정 모형의 평가는 특정 상황에 따른 특정한 지식만을 도출해 낸다. 그런데 의사결정자들 역시 자기반성과 사후 정리를 위하여 어느 정도 전반적인 지식을 필요로 하는 경우가 많다. 의사결정 평가에서는 이러한 전반적인 지식이 도출되기 어렵다.

(6) 효율성 모형

효율성(efficiency)은 비용과 보건프로그램 결과를 연결시키는 방법으로 비용–편익과 비용–효과로 측정될 수 있다. 비용–편익 분석은 보건프로그램의 투입과 산출을 모두 금전적인 기준으로 측정하는 반면, 비용–효과 분석은 투입은 금전적인 기준으로 측정하고 산출은 실제적인 영향의 측면에서 측정한다. 이 모형은 절차상의 공정성, 대표성, 참여의 가치, 그리고 개방성의 원칙 등을 고려하지 못한다.

(7) 고객 지향 모형

고객 지향 모형(client–oriented model)은 보건프로그램의 대상이 되는 사람들의 목표 기대, 관심사, 필요성 등을 평가의 기본 원칙 및 판단의 기준으로 삼고 있다. 고객 지향 평가의 가장 주된 요소는 해당 보건프로그램이 고객의 관심, 요구, 기대를 충족시켜 주는지를 살펴보는 것이다. 고객 지향 모형의 특징은 보건프로그램의 어떤 구성 요소가 평가대상이 되어야 하는지를 구체적으로 정하지 않고 있다는 점이다. 이 때문에 여러 가지 다양한 형태의 사정 활동이 가능해진다. 이와 함께 고객 지향 평가모형에서는 인과적 관계에 대하여 평가에 대한 논의를 제기할 수도 있다. 평가자들이 고객에게 보건프로그램의 영향에 대하여 평가해 주도록 요청할 수도 있는 것이다. 이 경우 평가자가 보건프로그램 대상자에게 그 보건프로그램이 없었을 경우 발생했을 것이라고 생각되는 결과와 실제로 그 보건프로그램이 실행되어 나타난 결과를 비교하도록 하는 것이다. 한편, 고객 지향 평가모형은 가치 다원주의를 수용하고 있다. 즉, 보건프로그램 소비자들은 보건프로그램의 사정 결과에 대하여 서로 다른 견해를 가질 수 있다는 것이다.

(8) 동료집단 검토 모형

동료집단 검토 모형(peer review model)은 특정 전문분야에서 일단의 평가자들을 선발하여 그 전문분야 자체의 기준과 업무성과의 질적 표준을 바탕으로 하여 다른 구성원의 업무성과를 평가하도록 하는 방법이다. 평가는 전문분야의 동료들로 이루어진 합의체 집단에 의해서 수행된다. 이러한 동료집단 형태의 평가는 하나가 아니라 두 집단에 의하여 시행되기도 한다. 이들 집단은 독립적으로 작업을 하지만 최종적으로는 그들의 결과와 판단을 서로 조정하는 과정을 거치게 된다. 동료집단 평가의 특수한 형태로 관련 전문가들 자신이 자신의 작업을 평가하는 형태도 있다.

동료집단의 검토는 신뢰도가 떨어지는 경우가 가끔 있다. 함께 일하는 사람들이 서로 크게 다른 준거 기준과 성과 기준을 사용해서 결국은 그다지 쓸모 없는 결론에 도달하는 경우도 있을 수 있다. 그렇지만 기술적으로 복잡한 분야에서는 동료집단 형태의 평가는 실제 도출된 질을 평가할 수 있는 유용한 방법이다.

2 | 평가유형

평가에는 다양한 유형이 있지만 이것들은 이론적 기준에 의한 분류일 뿐 상호 배타적이지 않고 실제에 있어서는 서로 다른 유형이 중복되어 사용되는 경우가 대부분이다. 일반적으로 평가의 유형은 평가내용, 평가시기, 평가주체, 평가대상, 평가자료의 종류 및 분석방법, 평가자료 활용 등에 따라 구분된다. 구체적인 내용은 다음과 같다.

1) 평가내용에 따른 구분

스크리번(Michael Scriven, 1967)은 평가를 과정에 따라 형성평가(formative evaluation)와 총괄평가(summative evaluation)로 구분하였다. 그는 "형성평가는 요리사가 음식의 맛을 보는 단계이며, 손님의 시음단계가 총괄평가에 해당된다"고 설명하였다. 총괄평가는 보건프로그램의 운영이 끝날 때에 실시되는 평가로 평가결과를 성질이 비슷한 다른 보건프로그램, 상황 또는 대상에 일반화시키게 된다. 이와 달리 형성평가는 보건프로그램 실행 중에 이루어져 보건프로그램을 수정 · 보완하는데 활용된다. 각 평가의 세부 내용 및 운영 절차를 살펴보면 다음과 같다.

(1) 형성평가

형성평가(formative evaluation)는 보건프로그램이 진행되는 과정에서 그 활동이 설정된 목표달성에 적합한지를 점검하고 문제점을 시정 또는 조치하기 위해서 실시하는 평가이다. 목표를 기초로 결과나 성과보다는 과정에 초점을 둔다. 따라서 진단적 과정 평가의 성격이 강하고 평가결과를 즉각적으로 보건프로그램에 환류하게 된다. 형성평가는 과정평가보다는 포괄적인 것으로 소비자와 공급자로부터 보건프로그램에 대한 의견을 수렴하며, 평가 수행은 조직 및 기관 내의 직원들을 중심으로 진행된다. 그러나 상황에 따라서 평가는 직원, 조직 내 · 외의 평가자 또는 절충의 방법을 선택할 수 있다. 형성평가는 과정 중심적이어서 보건프로그램 개발, 실행, 전달되는 과정 중에 실시할 수 있다. 총괄평가는 성격상 보다 체계화된 평가방법을 필수요건으로 하지만, 형성평가는 모니터링 방법을 사용하여 수시로 필요한 자료를 수집한다. 형성평가는 모니터링 방법과 환류를 중요하게 생각하기 때문에 융통성이 크다는 특징이 있다.

총괄평가는 일단 보건프로그램이 종결된 후에 평가 작업이 시작되기 때문에 보건프로그램이 진행되는 과정에는 아무런 영향을 미치지 못한다. 더구나 실험적 모형에 근거하여 평가계획이 수립되어 있는 보건프로그램은 실험의 객관성을 유지하기 위해서라도 보건프로그램 실행의 중간과정에 어떤 수정을 가하거나 개입할 수 없다. 형성평가가 융통성의 장점 때문에 좀 고집스러워 보이는 총괄평가의 대안으로 각광을 받고 있지만, 타당도와 신뢰도가 높지 않다는 한계가 있다. 형성평가는 보건프로그램 실행에서 나타나는 문제해결이나 어떤 결정을 내리기 위해서 필요한 자료를 확보하기 위해 채택될 수 있으며, 4개의 실행단계로 구성된다.

① **1단계** : 보건프로그램 실행에서 무엇이 문제이고, 이 문제에 대해서 관심을 가지고 있는 사람은 누구인가?

㉠ 보건프로그램의 미래와 관련된 결정을 위한 문제를 규명한다.

㉡ 누가 이 문제에 대해 관심을 가지고 있으며, 그 이유는 무엇인가?

㉢ 의사결정을 위해 필요한 정보 및 자료는 무엇인가?

② **2단계** : 필요한 정보는 어떻게, 어디에서 수집하는가?

㉠ 얼마나 신빙성이 있는 자료인가?

ⓛ 정보수집에 가장 협력을 거부할 사람은 누구이며, 그 이유는 무엇인가?
ⓒ 정보수집을 위한 자원은 확보되어 있는가?

③ 3단계 : 수집된 정보의 질은 어떠한가?
㉠ 이 정보는 얼마나 타당성과 신빙성이 있는가?
㉡ 기관의 보유자료를 정보 생산을 위해 쓸 수 있는가?
㉢ 새로운 정보수집 도구를 개발해야 하는가?
㉣ 얼마나 자주 정보를 수집하고 보고를 해야 하는가?

④ 4단계 : 정보를 수집하고 보고한 사람은 누구인가?
㉠ 어떻게 정보가 수집되며, 어떠한 형태로 보고될 것인가?
㉡ 정보의 신뢰도, 타당도를 어떻게 검토할 것인가?
㉢ 이 정보를 어떻게 결정과정에 활용할 것인가?
④ 이 정보의 신뢰도를 어떻게 결정할 것인가?

(2) 총괄평가

총괄평가(summative evaluation)는 보건프로그램의 성과를 분석한다. 보건프로그램 실행 후에 얼마나 많은 사람들의 행동이 바뀌었으며, 다른 목적도 보건프로그램을 통해서 달성되었는지를 점검한다. 총괄평가는 보건프로그램이 실행된 후에 보건프로그램이 미치는 실제 영향을 추정하는 판단 활동이다. 보건프로그램의 영향에는 보건프로그램이 당초에 의도했던 또는 의도하지 않았던 효과와 부작용, 현재 뿐만 아니라 장래에 나타날 효과 등이 포함된다. 이처럼 총괄평가는 근본적으로 연역적인 논리에 바탕을 두고 보건프로그램이 달성하고자 했던 목표를 얼마나 성취했는지를 평가한다.

총괄평가는 일단 하나의 보건프로그램이 종결된 후에 실시하는 것으로 대체로 기관 외의 이해당사자들을 위해서 또는 일련의 결정을 내리는데 필요한 자료를 확보하기 위해서 기관 내의 자체인력 또는 외부의 전문인력에 의해서 수행된다. 일반적으로 평가보고서의 신뢰성 문제 때문에 외부의 전문가와 기관의 직원이 함께 참여하게 된다. 총괄평가를 최종평가(outcome evaluation)와는 혼동하지 말아야 하는데, 최종평가는 최종결과에만 집중하기 때문에 보건프로그램 실행의 전반적인 과정에 나타날 수 있는 형성적 또는 총괄적 요소는 포함하지 않는다.

총괄평가는 프로그램이 미친 영향과 프로그램의 효율성을 점검한다. 프로그램 영향은 계획했던 변화의 발생 여부와 이러한 변화의 원인이 실행된 보건프로그램에 기인하는지를 확인하는 것이다. 프로그램 효율성은 같은 결과를 보다 효과적이고 저렴한 비용으로 달성했는지를 확인하는 것이다. 경제학적 관점의 비용-편익분석 및 비용-효과분석이 효율성 측정에 사용된다. 일반적으로 총괄평가는 여섯 단계로 진행되는데, 각 단계에서 점검하는 세부내용은 다음과 같다.

① **1단계** : 이 기관의 사명(mission)은 무엇인가?
- ㉠ 이 기관이 개입해서 해결하고자 하는 지역사회의 문제는 분명하게 규명되어 있는가?
- ㉡ 서비스의 표적집단은 규명되어 있는가?
- ㉢ 서비스가 달성하고자 하는 목표는 구체적으로 규명되었는가?
- ㉣ 서비스의 방법은 분명히 설명되었는가?

② **2단계** : 보건프로그램의 목적(goal)은 무엇인가?
- ㉠ 이 기관이 운영하고자 하는 보건프로그램들은 목적달성을 위한 업무 활동, 표적집단, 필요한 인력, 예산 등을 정확히 기술하고 있는가?
- ㉡ 이 기관이 시행하고자 하는 보건프로그램의 목적은 표적집단에게 기대되는 예상효과, 해결되어야 할 문제, 서비스 전달의 방법을 구체적으로 명시하고 있는가?

③ **3단계** : 보건프로그램의 목표(objectives)는 무엇인가?
- ㉠ 각 보건프로그램은 측정 가능한 목표와 구체적으로 연결되어 있는가?
- ㉡ 서비스가 어떻게 전달될 것이라는 과정적 · 절차적 목표가 명시되어 있는가?
- ㉢ 표적집단 또는 서비스의 대상자들에게 나타날 서비스의 파급효과의 목표가 구체적으로 명시되었는가?

④ **4단계** : 보건프로그램의 목표달성 여부를 어떻게 결정하는가?
- ㉠ 보건프로그램의 목표달성 여부를 측정하기 위하여 어떤 척도를 사용할 것인가?

㉡ 과정임무는 효과척도를 사용하였는가?
㉢ 직원들의 업무는 보건프로그램의 목표달성과 관련이 있는가?

⑤ 5단계 : 서비스 이용자를 대상으로 한 목표는 달성되었는가?
㉠ 서비스 이용자와 공동으로 합의를 보았던 특수한 서비스의 목표가 있었는가?
㉡ 공동의 서비스 목표달성을 위해 특별히 채택된 방법이 있었는가?
㉢ 이러한 목표달성 여부를 확인하기 위한 정기적인 평가는 있었는가?
㉣ 서비스 전달의 효과성을 장기적으로 평가하는가?

⑥ 6단계 : 평가자료를 어떻게 사용할 것인가?
㉠ 평가자료는 보건프로그램의 목적과 목표의 달성수준을 점검할 수 있도록 체계적으로 정리하였는가?
㉡ 평가자료가 해석의 과정을 거칠 수 있도록 충분한 시간을 할애하였는가?
㉢ 어느 정도나 내적 혹은 외적 요인이 평가결과에 영향을 미쳤는가?
㉣ 보건프로그램의 긍정적인 면과 부정적인 면을 고려할 때 어떤 변화를 시도해야 되는가?
㉤ 평가결과는 어떻게 활용할 것인가?

(3) 과정평가

과정평가(process evaluation)는 보건프로그램이 계획한 대로 실행되고 있는지, 보건프로그램이 실행된 후 참가자들에게 어떤 변화가 일어나는지, 보건프로그램 실행 방법에서 개선되어야 할 것은 무엇인지를 파악하는 것이다. 과정평가를 위해서는 프로그램이 의도대로 전달되었는지를 체계적으로 검토해야 한다.

과정평가를 통하여 프로그램의 구성요소들이 실제로 충족되고 있는지를 확인할 수 있으며, 여러 활동들이 프로그램 과정의 목적 및 계획과 일치하는지를 증명할 수 있다. 또한 과정평가는 프로그램 실패의 원인이 프로그램 실행의 문제인지를 밝히는데 활용된다.

과정평가에는 관찰 중심의 질적 조사가 주로 사용된다. 과정평가의 대표적인 유형은 모니터링(monitoring)이다. 보건프로그램이 의도했던 그대로 대상자에게 전달되고 있는지와 보건프로그램이 대상자 모두에게 빠짐없이 전달되고 있는지를 모니터링한다.

계획대로 잘 수행되고 있는지를 살펴봄으로써 실행과 서비스 전달과정에서 나타날 수 있는 실수와 태만을 바로잡을 수 있다. 또한, 참가자를 대상으로 만족도를 조사하여 보건프로그램이 대상집단이 실제로 기대하거나 원하는 것과 부합되는지를 분석하여 프로그램 전달을 향상시킨다. 과정평가를 형성평가로 간주하기도 하지만, 앞의 형성평가에서 설명한 것처럼 엄밀한 의미에서 두 평가에는 차이가 있다. 결과평가 또는 총괄평가만으로 보건프로그램 운영을 충분히 설명하지 못하기 때문에 최근에는 과정평가에 대한 관심이 증가하고 있다. 과정평가의 핵심 내용은 다음과 같다.

① 사업계획에 명시되었던 모든 활동이 이루어졌는가?
② 계획된 대로 자원이 사용되었는가?
③ 당초 계획된 일정대로 추진되었는가?
④ 보건프로그램이 원래 의도했던 집단을 대상으로 실시되었는가?
⑤ 보건프로그램이 정해진 법률이나 규정을 준용하고 있는가?

(4) 영향평가

영향평가(impact evaluation)는 보건프로그램이 의도한 방향으로 어떤 변화를 일으켰는지를 검토하는 것이다. 이를 통해 보건프로그램이 행동을 얼마나 변화시켰고, 지식을 얼마나 전달했는지를 평가할 수 있다. 보건프로그램이 미친 영향은 단기결과 및 장기결과로 구분해서 측정하는 것이 바람직하다. 단기적인 영향은 프로그램 시작 전 조사결과와 프로그램이 완료된 시점의 결과를 비교하여 측정한다. 단기결과는 지식 · 태도 · 행동 변화, 흡연량 감소, 프로그램 참가자 수 등으로 측정될 수 있다. 한편, 장기적인 영향은 단기적인 영향보다 결과를 측정하기 어렵다. 장기결과는 건강수준 향상, 질병 발생률 감소, 삶의 질 향상 등으로 측정될 수 있다. 영향평가를 위하여 전제적인 시계열 자료(time-series data)를 수집하게 된다. 어떤 활동이 개입되기 전에는 어떠하였으며, 개입이 도입된 후에는 결과적으로 어떻게 변화하였는지를 알아야 하기 때문이다. 그런데 이러한 개입의 효과는 자기중심적이고 이념적인 경향이 있어 영향평가의 결과에 대한 해석은 정치적 성격을 띠게 된다. 특정 개입에 찬성하는 자들은 특정 보건프로그램 실행 이후에 나타난 긍정적인 요인들은 모두 보건프로그램의 효과에 포함하려고 하고, 동시에 부정적인 결과에 대하여는 무시하거나 다른 원인으로 돌리곤 한다. 반면 그 보건프로그램에 반대하는 자들은 그와 반대되는 행동을 하는 경향이 있다. 따라서 영향평가에는 정치적인 해석 경향의 문제를 제거하고 실질적인 인과관계를 분석하기 위하여 다양한 비교 방법론을 활용한다. 인과적 영향을 밝히기 위한 평가 설계방식으로는 가장 고전적인 비교실험 방식인 무작위 배정 구성 비교집단 실험(experiments with randomized controls)부터 짝짓기 구성을 통한 비교집단 실험(experiments with matched controls), 포괄적 비교집단법(generic controls), 통계적 비교집단법(statistical controls), 재귀적 비교집단법(reflective controls), 잠재적 비교집단법(shadow controls) 등의 다양한 방법이 있다.

2) 평가시기에 따른 구분

평가가 실시되는 시기에 따라 설계 전, 실행 전, 실행 중, 실행 후의 평가로 구분할 수 있으며, 각 시기별로 평가의 방법, 목적, 내용 등이 달라진다.

(1) 보건프로그램 설계 이전

사전 평가(proactive evaluation)는 보건프로그램이 실제로 설계되기 이전 단계에 수행되며, 보건프로그램 기획가에게 어떤 유형의 보건프로그램이 필요한지를 결정을 할 수 있도록 도와 준다. 기획단계 이전에 가장 훌륭한 보건프로그램을 개발하는데 필요한 기초자료의 보급 및 확보에 그 목적이 있다. 따라서 평가자는 어떠한 형태의 보건프로그램이 필요하며, 보다 더 효과적인 기관이 되기 위하여 어떤 변화가 필요한지 등에 관한 조언을 할 수 있다. 사전 평가에서 주로 활용하는 평가방법은 요구분석, 선행연구 검토, 모범사례 검토 등이다.

요구분석은 설계될 보건프로그램이 클라이언트의 요구를 얼마나 충족시킬 수 있는지를 포함한다. 선행연구 검토는 보건프로그램이 해결하고자 하는 문제의 본질에 대한 이해를 높이는 것이다. 선행연구에 대한 검토는 순수한 연구결과를 보건프로그램에 응용할 수 있는 기회를 제공하며, 학문적 연구와 실무의 간격을 좁혀주는 역할을 한다. 모범사례 검토는 기획 중인 보건프로그램이 해결하고자 하는 문제와 관련된 모범적인 실무사례를 선택하여 검토한다. 흔히 벤치마킹으로 표현되는 이 방법은 최근 광범위하게 활용하고 있다.

(2) 보건프로그램 실행 이전

보건프로그램이 실행되기 전에 진행되는 평가에는 수행가능성 평가, 모델링 및 시뮬레이션, 다특질 효용평가 등이 있다. 수행가능성 평가는 보건프로그램을 실행하기 전에 보건프로그램을 통하여 얻게 되는 결과물이나 비용을 산출하는 평가기법으로 새로운 사업을 시작하거나 기존의 보건프로그램을 확산하고자 할 경우에 의사결정을 하는데 도움이 된다. 모델링 및 시뮬레이션 기법은 경제학적인 평가를 대상으로 그 기법이 개발되어 있는데, 보건프로그램을 실행하기 전에 비용이나 그 결과에 대해서 분석하는 방법이다. 다특질 효용평가는 주로 여러 가지 대안 중에서 한 가지 대안을 선택하는 상황에서 이용된다.

(3) 보건프로그램 실행 중간

보건프로그램을 실행하는 도중에 진행되는 평가로 업무량평가, 형성평가, 수행평가, 과정평가 등이 있다. 업무량평가는 무엇을 어느 정도 충실히 했는지를 알아보기 위한 것으로 투입한 시간, 활동량 등이 평가의 대상이 된다. 이것은 보건프로그램에 실제로 투입된 노력의 양을 조사하는 것이므로 비교적 파악하기 쉽다고 볼 수 있다. 형성평가는 보건프로그램을 더 발전된 방향으로 수정하는데 중요한 정보를 제공한다. 보건프로그램이 시작되어 종료되기 전까지 실시하되 문제점이 발생하였는지, 문제점이 발생하였다면 파급 정도가 얼마나 되는지, 해결 방안이 무엇인지를 살펴보기 위하여 실시한다. 수행평가는 감사의 한 유형으로 보건프로그램이 계획한 대로 진행되고 있는지를 평가하는 것으로 보건프로그램이 시작된 후에 보통 분기별로 실시된다.

과정평가는 보건프로그램이 실행되는 방식을 기술하고 분석하는 것과 관련된다. 보건프로그램이 실제로 어떻게 실행되고 있는지를 파악하는 것이다. 그러나 보건프로그램이 계획한대로 실행되었는지를 측정하는데 머무르지 않고 보건프로그램 실행의 양과 질을 측정하여 실무자들에게 즉각적으로 환류하고, 실행 중에 보건프로그램을 수정하도록 하는 것을 목적으로 한다. 이런 의미로 본다면, 과정평가는 보건프로그램 실행 중에 진행되는 결과평가의 의미를 갖는다. 이러한 이유로 과정평가를 실행평가, 질 관리, 사업유용성 측정, 과정분석 등의 용어로 표현하기도 한다.

[표 8-5] 평가 시기별 평가의 목적 및 내용

시점	평가방법	목적	내용
설계 전	요구분석 선행연구 검토 모범사례 검토	기초자료의 보급 및 확보 의사결정권자에게 자료 제공	요구 충족 정도 문제의 본질 이해 벤치마킹
실행 전	수행가능성 평가	새로운 보건프로그램 시작 및 기존의	결과/비용 예측
	모델링/시뮬레이션	보건프로그램 확산에 대한 의사결정	경제학적으로 결과/비용 예측
	다특질 효용평가	대안선택	
실행 중	업무량 평가 형성평가 과정평가 수행평가	투입된 업무량 파악 개선/발전을 위한 정보 제공 계획된 활동의 실행정도 파악 계획된 대로 실행되는지 파악	투입한 시간 및 업무량 실시중의 과정 및 결과 질관리 및 과정분석 감사
실행 후	성과평가 영향평가 결과평가	투입된 업무의 결과 파악 목표달성 여부 파악 목적달성 여부 파악	산출 단기결과 장기결과

(4) 보건프로그램 실행 후

보건프로그램을 실행한 후에 진행하는 평가에는 성과평가, 영향평가, 결과평가 등이 있다. 성과평가는 투입된 노력의 대가로 무엇이 나타났는지를 측정하는 것으로 보건프로그램의 집행실적에 평가의 중점을 둔다. 성과평가는 보건프로그램의 결과를 평가하기 어려운 경우 가장 많이 사용되는 방법이다. 업무량 평가의 결과는 좋았다고 해도 성과평가의 결과는 좋지 않다고 판정될 수도 있다. 예를 들어, 가정방문, 집담회 등을 통한 계몽활동은 잘 되었지만 건강생활실천율이 향상되지 않았다면 성과에서는 실패가 되는 것이다.

영향평가와 결과평가는 보건프로그램 실행 후에 수행하는 평가로 일반적으로 보건프로그램이 종료된 후 수집된 자료와 보건프로그램 실행 전에 수집된 자료를 비교하여 해당 보건프로그램이 대상자 및 그를 포함하는 사회에 끼친 영향을 측정한다는 측면에서는 동일한 개념이다. 그러나 영향평가는 보건프로그램의 즉각적인 효과의 측정에 관계되고 일반적으로 보건프로그램의 목표에 상응하며, 결과평가는 장기간에 발생된 영향을 측정한다는 측면에서는 다소 차이를 보인다.

3) 평가주체에 따른 구분

평가의 주체에 따라 크게 내부평가, 외부평가, 참여평가 등으로 구분된다.

(1) 내부평가

내부평가(internal evaluation)는 실제 보건프로그램을 수행하고 있는 실무자에 의해서 이루어지는 평가이다. 보건프로그램 수행자가 그 보건프로그램에 대해서 평가하기 때문에 기관의 특성이나 보건프로그램의 독특한 성격을 반영할 수 있다는 장점이 있다. 그러나 평가자 자신이 보건프로그램 관리와 관련되어 있으므로 객관적이고 공정한 평가활동을 하기 어려워 결과에 대한 신뢰성 문제가 제기될 수 있다.

(2) 외부평가

외부평가(external evaluation)는 내부평가로는 보건프로그램에 대해서 객관적으로 평가할 수 없다는 가정 하에 주로 전문기관이나 전문가들로 구성된 패널에 의하여 실시된다. 보건프로그램에 대한 전문적인 지식을 가지고 객관적으로 평가할 수 있다는 장점이 있으나 비용과 시간이 많이 소요되고, 보건프로그램을 수행하는 기관이나 보건프로그램의 고유한 특성을 반영하기 어렵다는 단점이 있다.

(3) 참여평가

최근에는 내부평가와 외부평가를 절충한 참여평가의 개념이 널리 받아들여지고 있다. 참여평가는 보건프로그램 수행자와 전문가 뿐 아니라 보건프로그램의 결과에 영향을 줄 수 있는 지역사회 집단 등 보건프로그램의 수혜자 대표자들이 평가에 참여하는 것이다. 참여평가 기법을 사용하는 경우에는 평가위원회를 구성하게 되는데, 이 위원회에는 보건프로그램 수행자, 전문가, 프로그램 참가자, 기타 지역사회 대표 등이 포함된다.

4) 평가자료에 따른 구분

평가에 사용되는 자료의 종류에 따라 평가를 구분하면 양적 평가와 질적 평가로 나눌 수 있다. 최근에는 양적 평가와 질적 평가를 동시에 사용하는 종합적이며 포괄적인 평가가 실시되기도 한다.

(1) 양적 평가

양적 평가는 고전적인 평가기법으로 보건프로그램의 목적에 적합하도록 가설을 설정하고 양적인 자료를 수집 및 분석하여 사업을 평가하는 것이다. 동등성 대조군집단 사전 · 사후평가, 비동등성 대조군집단 사전 · 사후평가, 대조군 없는 사전 · 사후평가, 사후평가 등의 평가설계가 있다.

(2) 질적 평가

질적 평가는 보건프로그램의 역동적인 모습과 보건프로그램 참여자들이 인식하는 영향과 결과에 대한 개인적인 정보 등을 얻기 위해서 실시하는 것이다. 보건프로그램 실행 전에 설정한 목표가 달성되고 있는지를 평가하는데 유용하게 사용된다. 또한, 평가방법의 실행가능성에 대한 정보를 제공한다. 질적 평가방법에는 참여관찰법 및 심층면접법이 있으며, 이런 평가방법은 평가자에게 평가대상인 보건프로그램에 대해서 직접적으로 알 수 있게 해 준다. 특히, 질적 평가방법은 문제를 자세하고 깊이 있게 다루기 때문에 적은 수의 사례로도 풍부한 자료를 산출해 낼 수 있다.

5) 평가결과 활용에 따른 구분

(1) 메타평가

① 메타평가의 개념

메타평가(meta evaluation)는 제출된 평가계획서나 완성된 평가보고서를 다른 평가자로부터 점검받는 것을 말한다. 메타평가를 평가에 대한 평가라고 한다. 메타평가가 필요한 이유는 평가과정에 대한 신뢰도 저하, 평가방법의 적절성에 대한 의심 등으로 평가결과가 적절하게 활용되지 못하기 때문이다. 메타평가는 평가계획, 실행과정, 평가결과 등 평가과정 전반에 대하여 문제를 점검하고 확인하여 평가의 질을 향상시키고 평가결과의 유용성을 높이기 위하여 실시된다.

② 메타평가의 목적

메타평가의 목적은 평가를 질적으로 개선하려는 것이다. 평가 자체에 대한 점검을 통하여 평가결과의 장점과 약점을 평가 관련 당사자들에게 알리는 것이다. 메타평가를 통하여 평가의 문제점, 평가 중에 작용할 가능성이 있는 편견, 평가에 포함된 정보의 질, 평가결과의 활용성 등을 파악하게 된다. 평가에 작용한 편견, 기술적 오류, 평가과정에서의 어려움, 평가비용, 평가결과의 오용 등을 점검하게 된다. 이러한 점검결과는 다음에 실시 될 평가에 활용되게 된다.

③ 메타평가의 기준

일반적으로 메타평가를 실시할 때에 기준으로 유용성(utility), 가능성(feasibility), 윤리성(propriety), 정확성(accuracy) 등을 많이 사용한다. 유용성은 평가보고서에 제시된 자료들이 프로그램 담당자, 관리자, 이해관계자들에게 유용한 정보를 제공하고 있는지를 판단한다. 가능성은 평가보고서에 제시된 문제해결 방안이 현실적으로 채택될 수 있는지를 판단한다. 윤리성은 평가결과로 인하여 법적, 윤리적으로 불이익을 받지 않도록 관련 당사자를 보호하고 있는지를 판단한다. 정확성은 평가결과의 진실성에 관한 것으로 자료수집, 분석 등의 자료관리가 적절하게 처리되었는지를 판단한다.

(2) 종합평가

종합평가(synthetic evaluation)는 평가의 종합을 의미한다. 특정 보건프로그램이나 정책의 실태에 관하여 종합적이고 통합적인 정보를 적기에 제공하기 위한 집합적인 평가기술을 말한다. 본질적으로 다른 여러 개의 평가연구 결과들을 체계적으로 구성하는 절차이다. 이는 주로 특정 보건프로그램이나 정책에 관한 평가보고의 시의성 문제를 극복하기 위하여 기존의 평가들을 활용하는 것이다. 1차 자료를 수집하지 않고 보건프로그램과 관련된 문제들에 대한 해답을 구하려고 할 때에 이용되는 방법이다.

종합평가는 여러 가지 방법으로 수행된 평가결과를 종합할 수 있어 각 평가에서 부족한 부분을 파악할 수 있다. 이러한 장점을 살리기 위하여 종합평가 또는 평가의 종합은 다른 사람들에 의하여 다른 시기에 여러 가지 방법으로 수행된 여러 가지 평가보고서들의 결과를 수집하여 전반적인 보건프로그램의 효과성 문제나 특정 사업이나 정책들이 성공하거나 실패하게 된 이유들을 밝히는데 활용된다. 기존의 여러 가지 평가결과를 활용한다는 측면에서 메타평가를 종합평가 내지 평가의 종합으로 간주하기도 한다.

[표 8-6] 평가유형별 구분

구분 기준	유형		
평가내용	• 형성평가 • 과정평가	• 총괄평가 • 영향평가	
평가시기	• 설계 이전 • 실행 중간	• 실행 이전 • 실행 후	
평가주체	• 내부평가	• 외부평가	• 참여평가
평가자료	• 양적 평가	• 질적 평가	
평가결과 활용	• 메타평가	• 종합평가	

3 | 평가기준

평가기준은 평가 준거의 속성과 내용을 표현하고 그것의 바람직한 달성 정도나 성취 수준을 범위 또는 점수로 표시한 것을 말한다. 무엇을 평가할지를 결정한다. 측정할 수 있도록 제시된 범위나 점수는 그 자체로는 의미가 없고 그 근원인 평가 준거와 관련될 때 의미를 갖는다. 어떤 기준을 근거로 프로그램을 평가하느냐에 따라 해당 프로그램에 관한 판단과 결과가 달라진다. 평가과정은 각 내용에 맞는 평가기준을 개발하고, 이러한 기준을 목표량과 비교하는 것이라고 할 수 있다. 따라서 평가와 관련된 판단을 할 때에 평가기준은 결정적인 역할을 하게 된다.

그런데 프로그램 제공자 입장과 수혜자 입장에 따라 평가기준에 대한 관심이 달라진다. 프로그램 제공자는 투입, 효율성, 전문성, 직무만족도 등을 중요한 기준으로 고려하지만, 프로그램 수혜자는 접근성, 효과성, 서비스 만족도 등을 중요하게 고려한다. 일반적으로 많이 사용되는 평가기준에는 업무량(effort), 실적(performance), 적절성(adequacy), 효과성(effectiveness), 효율성(efficiency), 효용성(utility), 지속가능성(sustainability), 과정(progress) 등이 있다.

1) 업무량

업무량(effort)은 효과에 관계없이 목표달성을 위해 수행된 업무의 양을 측정하여 평가하는 것이다. 업무량 평가는 실제로 보건프로그램 활동에 투입된 노력의 양을 조사하는 것이다. 평가기준 중에서 제일 파악하기 쉽다. 운동교실 개최건수, 금연상담건수, 보건교육건수 등이 여기에 해당된다.

2) 실적

투입된 업무량의 성과로 무엇을 얻었는지를 측정하는 것이다. 실적 평가는 프로그램 실시로 성취된 결과를 측정하는 것이다. 업무량 결과가 좋았다고 하더라도 실적이 좋지 않다면 효율이 낮은 프로그램이라고 할 수 있다. 운동교실 참여자 수, 금연성공률, 보건교육 참여자 수 등이 여기에 해당된다.

3) 적절성

적절성은 프로그램 활동이 요구를 어느 정도 충족시켰는지를 측정하는 것이다. 원래 설정된 목표량에 대한 업무량의 비율이 높을수록 적절성은 높다고 평가된다. 예를 들어, 고혈압관리 프로그램을 통해 연간 발견하는 새로운 환자 수가 전체 환자발생건수와 비교하여 매우 적으면 이 프로그램의 적절성은 좋다고 볼 수 없다.

4) 효과성

효과성은 목표 대비 산출의 비율로 목표의 달성 정도를 의미한다. 프로그램의 영향이 그 프로그램의 목표를 달성하는데 얼마나 기여했는지를 말한다. 따라서 효과성은 프로그램의 의도된 결과와 실제 결과 간의 관계로 나타낼 수 있다. 어떤 보건프로그램이 효율적으로 실행되었다고 하더라도 주어진 보건문제를 해결하는데 도움을 주지 못했을 수도 있다. 이러한 문제로 인하여 프로그램의 효율성과 효과성은 별개로 볼 수 있다. 프로그램의 효과성이 낮은 것은 프로그램 계획이 적절히 수립하지 못한 것에 기인하기 쉽다. 특히 목표가 분명하게 설정되지 못한 경우에는 그 효과성은 매우 낮을 수밖에 없다. 목표가 불분명하거나 일반적인 형태로 제시된 경우에는 평가담당자는 이를 검증 가능한 형태로 바꾸어 평가를 실시해야 한다.

한편, 효과성을 판단할 때에는 프로그램의 긍정적인 기대효과만을 살펴보아서는 안 된다. 프로그램은 당초 기대하지 못했던 다른 종류의 긍정적인 또는 부정적인 효과를 낳을 수 있기 때문이다. 따라서 평가자는 기대했던 또는 기대하지 못했던 긍정 및 부정적 효과를 총체적으로 살펴보아야 한다.

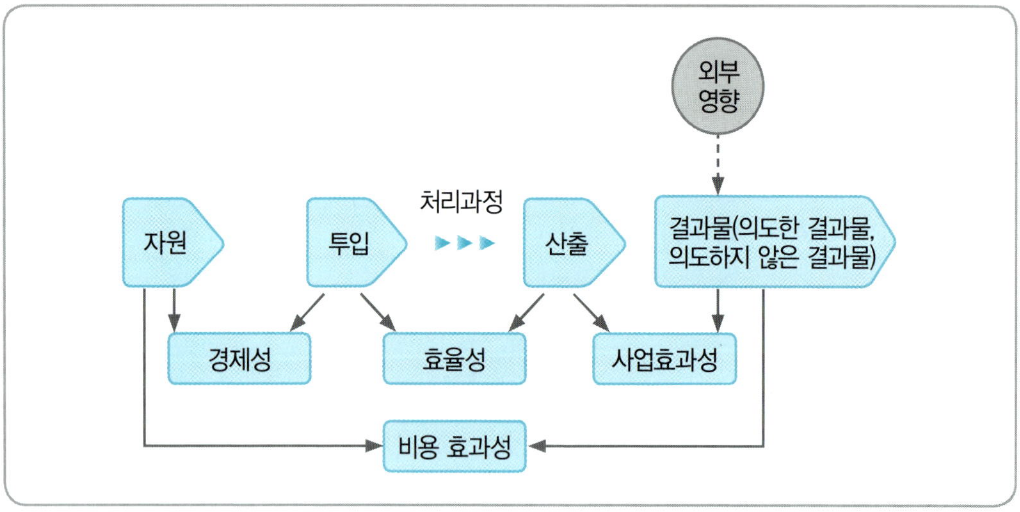

[그림 8-2] 효과성과 효율성

출처 : NAO(2001), 이동옥(2013) 재인용

5) 효율성

효율성은 주어진 자원으로 가장 큰 효과를 달성하는 상태를 의미한다. 효율성은 같은 결과를 보다 효과적이고 저렴한 비용으로 달성했는지를 확인하는데 사용된다. 따라서 목표의 달성도가 높고 투입 대비 산출의 비율이 높을 때에 효율성이 높게 된다. 그런데 효율성과 혼용해서 사용하는 용어로 능률성이 있다. 능률성은 산출과 이를 생산하는데 소요된 자원과의 관계로 투입이 산출로 전환되는 비율을 말한다. 제한된 자원과 수단을 사용하여 산출을 극대화시키는 것이라고 할 수 있다. 이렇게 본다면, 효율성은 경제성,

능률성, 효과성을 모두 포함하는 개념이라고 할 수 있다. 그러나 일반적으로 보건프로그램에서는 효율성은 능률성과 같은 의미로 사용되고 있다. 따라서 효율성은 투입 단위당 얻은 결과가 최대였는지를 측정하는 것이다. 특히 효율성 평가는 비용과 산출을 연결시키는 방법으로 비용-편익분석과 비용-효과분석을 사용한다. 비용-편익분석은 투입과 산출을 모두 금전적인 기준으로 측정하는 반면, 비용-효과분석은 투입은 금전적인 기준으로 측정하고 산출은 실제적인 영향의 측면에서 측정한다.

6) 효용성

효용성은 프로그램의 영향과 당초의 수요를 비교한다. 보건프로그램이 대상집단의 수요를 만족시켜 변화를 초래했을 때에 그 프로그램은 효용성을 갖는다고 말할 수 있다. 그러나 많은 경우 보건프로그램과 관련된 이해관계자가 매우 다양하고 이들의 수요도 다양하기 때문에 효용성을 판단하는 보편적 기준을 설정하기는 쉽지 않다.

7) 지속가능성

지속가능성은 프로그램으로 인한 효과가 얼마나 오래 동안 지속되어 긍정적인 영향을 줄 수 있을 것인지를 측정한다. 보건프로그램의 지속가능성은 효용성이 얼마나 오래 지속되는지에 대한 문제로 해석될 수 있다. 예를 들어, 급격한 출산율 감소로 몇 년 후 산모를 위한 보건교육의 수요가 감소할 것이라면 산모교실의 지속가능성은 낮다고 할 수 있다.

8) 과정

과정은 보건프로그램의 실행 중 프로그램의 목적달성에 영향을 미치는 요인과 관련된다. 과정분석은 실적이 어떤 기전에 의하여 또는 어떤 과정을 통하여 나타났는지를 규명하는 것이다. 이 과정분석은 다음과 같은 4가지 측면으로 실시된다.

(1) 보건프로그램의 속성 분석

보건프로그램 성패의 원인을 보건프로그램 자체 내에서 찾으려는 과정이다. 이 과정에서 보건프로그램을 성분별로 세분한 다음에 어느 부분이 보건프로그램을 성공하게 한 원인이었고, 어느 부분이 실패하게 한 원인이었는지를 밝혀내는 것이다.

(2) 보건프로그램 대상인구 분석

어느 계층의 대상자들이 보건프로그램의 영향을 많이 받았는지 그리고 어느 계층이 잘 응했고 어느 계층은 거부하는 경향을 나타냈는지 등을 분석하는 것이다. 또한, 보건프로그램에 노출된 인구의 부분 집단 간의 상호관계 등을 파악하여 다음 기획에서 보건프로그램 대상의 선정과 접근방법 등을 개선할 수 있는 정보를 얻으려는데 목적이 있다.

(3) 여건에 대한 분석

보건프로그램에 영향을 줄 수 있는 여러 상황적 맥락에 대한 분석이다. 장소, 시기, 운영자 등은 어떤 것들이었고 그 영향력은 어느 정도인지를 알아보는 것이다. 만일 여건을 달리 하였을 경우에 보건프로그램이 어떻게 될지를 확인하게 된다.

(4) 보건프로그램의 효과 분석

최종결과의 어느 측면을 판단의 기준으로 사용할 것인지에 대한 분석이다. 보건프로그램의 효과내용을 구체적으로 분류하여 제시함으로써 어떤 내용을 판단의 기준으로 삼을 것인지를 명확히 해주는 과정이다. 효과의 내용은 단일 또는 복합 효과, 기대하지 않았던 효과 또는 부작용/부산물, 지속기간별로 본 효과, 효과의 형태(지식, 태도, 행동 등의 변화를 일으킨 효과) 등으로 분류될 수 있다.

4 | 평가지표

1) 평가지표의 개념

평가지표는 앞에서 설명한 평가기준을 달성했는지 여부를 판단하기 위해 사용되는 구체적인 수치나 자료, 측정하는 방법을 의미한다.

지표(indicator)는 특정 사건(event)의 속성을 지칭하는 척도를 말한다. A라는 사건이 발생하면 반드시 B라는 사건이 따를 때 B를 A의 지표라고 한다. 예를 들어, 콜레라가 발생하면 콜레라 환자 수가 증가하게 된다. 이때 콜레라 환자 수가 콜레라 발생의 지표가 된다. 따라서 평가지표는 평가대상의 속성이나 가치, 효과 등을 표현하는 척도라고 할 수 있다. 그러므로 평가지표는 평가대상을 구체적으로 측정할 수 있어야 한다.

2) 평가지표와 성과지표

보건프로그램 설계과정에서 목표를 설정할 때에는 성과지표(performance indicator)라는 용어를 사용한다. 성과지표는 목표를 성공적으로 달성하기 위해 관리해야 하는 요소들에 대한 척도라고 할 수 있다. 만약 성과에 대한 직접적인 계량지표가 없을 경우에는 성과와 관련된 특성 및 정보를 나타내는 간접적 지표로 측정하게 된다. 평가과정에서 성과지표는 목표의 달성 수준을 평가하는데 활용된다.

보건프로그램을 평가할 때에 출발점은 설정된 목표가 어느 정도 달성했는지를 계량적으로 분석하는 것이다. 따라서 계획서에 제시된 성과지표를 평가과정에서 활용하게 된다. 이런 이유로 평가지표와 성과지표를 혼용해서 사용하고 있다. 평가지표를 개발할 때에는 단순히 최종 목표달성 여부를 확인하는 성과지표뿐만 아니라 전체 프로그램 실행과정을 투입 · 과정 · 산출 · 결과 영역으로 구분해서 각 영역별로 추진된 사항을 점검할 수 있도록 다양한 세부지표를 고려해야 한다.

[표 8-7] 평가지표 작성 사례

영역	평가지표	세부기준
투입	예산 확보 정도	5천만원 이상 확보
	수행인력 수	10명 이상 담당인력 확보
과정	홍보횟수	주 3회 이상 순회 안내
	고혈압교육 운영횟수	월 3회 이상 실시
산출	보건교육 이수자 수	3,000명 이상 등록, 등록자의 90% 이상 이수
	방문건강관리 대상자 수	등록 고혈압 환자 중 집중관리군은 월 1회 가정방문
결과	고혈압 조절률	등록 고혈압 환자 조절률 60% 이상 유지

3) 평가지표의 요건

평가지표는 설정된 평가기준의 달성여부를 확인하는데 활용된다. 평가지표가 기본적으로 갖추어야 할 요건은 측정가능성(measurability), 통제가능성(controllability), 개선가능성(improvability), 충분성(sufficiency), 비교가능성(comparability) 등이다. 이를 구체적으로 살펴보면 다음과 같다.

(1) 측정가능성

측정가능성은 평가자가 계량적으로 측정할 수 있는 것을 말한다. 평가지표는 직접적인 계량지표로 제시되는 것이 바람직하다. 계량적인 지표를 사용할 수 없거나 질적 측면에서 평가가 이루어질 경우에도 상태를 측정할 수 있도록 매우 우수, 우수, 보통, 미흡, 매우 미흡 등으로 최대한 계량화 시켜야 한다.

(2) 통제가능성

통제가능성은 조직이나 담당자가 업무 권한 범위 내에서 직접 통제할 수 있는 것을 말한다. 만약 평가지표가 직접 통제할 수 없는 내용이라면 평가를 받는 조직이나 담당자는 의욕이 저하를 될 수밖에 없다.

(3) 개선가능성

개선가능성은 나쁜 상황을 고쳐 나아질 수 있는 잠재력을 말한다. 평가지표는 개선 잠재력이 높은 분야를 자극할 수 있는 내용이어야 한다. 향후 평가지표가 개선될 경우에 성과가 향상될 가능성이 높아야 한다.

(4) 충분성

충분성은 모든 측면을 반영하는 것을 말한다. 바람직한 평가지표는 성과와 관련된 모든 요소를 반영하여야 한다. 평가지표 내용이 분명하여 누구나 이해할 수 있어야 하고, 평가지표 간에 중복되는 사항이 없어야 한다. 또한, 평가지표 측정에 필요한 자료수집이 가능한 지표이어야 한다.

(5) 비교가능성

비교가능성은 둘 이상을 서로 견주어 비슷한 점이나 차이점을 찾을 수 있는 것을 말한다. 평가지표는 과거 또는 유사한 프로그램과 비교할 수 있어야 한다. 비교가능성은 평가지표가 계속성을 유지하여 연도별 개선 정도를 비교할 수 있도록 하는 것이다.

5 | 평가과정

평가는 계획된 목적을 달성하기 위하여 실행한 활동 결과를 객관적 방법으로 측정하여, 목적이 얼마나 달성되었는지를 판단하는 과정이다. 이때 강조되는 것은 평가결과를 환류하는데 있다. 그런데 평가는 독립된 과정이 아니라 앞뒤에 평가대상인 보건프로그램의 내용들과 고리처럼 연결되어 있으면서 순환하는 모습을 보여준다. 이러한 모습을 평가의 주기라고 한다면 그 주기는 최초에 가치판단으로부터 시작한다.

보긴프로그램 목적이 설정되고, 그 다음에 목적달성의 기준이 설정되며, 이어서 목표달성의 계획이 수립되고, 이 계획에 따라 보건프로그램이 실행된다. 보건프로그램이 실행된 후에 보건프로그램 평가가 이루어지고 이 평가결과에 따라 다시 새로운 가치판단이 이루어지는 새로운 주기가 시작된다. 따라서 평가는 활동이 종료되는 시점에서만 실시되는 것이 아니고 활동 진행 중에 수시로 행해질 수 있다.

평가는 기획단계에서 대안을 검토하는 것에서부터 시작한다. 보건프로그램 실행단계의 과정평가에서부터 마지막에 보건프로그램의 효과를 측정하는 총괄평가까지 평가는 계속된다. 예상하지 못한 일이 일어날 경우에 계획은 끊임없이 수정되어야 한다. 보건프로그램 진행상황을 계속 모니터링하고 필요한 경우에 즉각적으로 행동하기 위해서는 보건프로그램이 끝났을 때가 아니라 진행되는 동안에도 평가를 하는 것이 필요하다. 그러나 아쉽게도 그 동안 실시된 많은 보건프로그램 평가는 실행된 결과에 대하여 표면적인 언급으로 거치고 있으며, 일부의 경우에는 보건프로그램 합리화의 수단으로만 사용되었다.

모든 활동에서 평가의 의미는 단순히 그 활동의 목표달성 여부만을 판정하는 것이 아니라 문제점을 파악하고, 개선방안을 모색하여 효과적이고 효율적으로 업무수행이 이루어지도록 하는 적극적이고 체계적이며 지속적인 과정이라고 할 수 있다. 이러한 평가 과정을 거쳐서 나온 결과는 미래를 예측하는 것이어야 한다. 평가과정은 일반적으로 사전검토, 평가자료 수집, 평가자료 분석, 평가결과 보고로 진행된다.

1) 사전검토

평가의 기획단계로 평가자는 무엇을 평가할 것인지, 평가의 목적은 무엇인지, 어떤 수준에서 평가할 것인지, 평가의 가능성이나 범위를 제한하는 제약 요인은 무엇인지, 평가의 결과를 바탕으로 의사결정을 하고자 할 때 선택할 수 있는 대안이 있는지, 평가의 결과를 누구에게 보고할 것인지 등의 질문에 해답을 마련한다. 목표와 목적을 검토한 후 평가의 목적 및 대상을 설정하며, 평가기준을 설정하여 적절한 평가설계를 한다. 서치만(Edward A. Suchman, 1977)은 목적과 관련하여 기본적으로 검토할 사항으로 다음의 내용을 제시하였다.

첫째, 목적의 내용은 무엇인지, 이 보건프로그램을 수행하여 최종적으로 얻고자 하는 것이 무엇이었는지, 건강에 대한 지식, 태도, 행동에 어떤 변화가 일어날 것을 기대하였는지, 또는 무슨 질병의 유병률 및 발생률의 감소를 기대하였는지 등 무슨 목적이 있었는지를 분명히 파악해야 한다.

둘째, 보건프로그램의 대상은 누구인지, 이 보건프로그램은 누구를 대상으로 수행되었는지를 고려해야 한다. 개인인가 아니면 영유아, 임산부, 가임여성, 청소년, 노인층, 저소득층 등 특수 인구집단인지 아니면 일정 지역 내의 전체 인구집단인지 등이 명확하게 구분되어야 한다. 보건프로그램 대상자가 이와 같이 명확하게 구분되지 않으면 평가를 할 때에 조사대상자를 선정할 수 없게 되어 결국은 평가를 수행하기가 어렵게 된다.

셋째, 보건프로그램의 결과 또는 바람직한 변화는 언제 일어날 것인지, 평가에서 주로 관찰하고자 하는 보건프로그램의 결과는 실행 후 즉각적으로 나타나는 것들인지 아니면 상당한 기간이 경과한 다음에 나타나는 것들인지를 고려해야 한다. 보건프로그램의 효과 가운데는 어떤 것은 보건프로그램의 초기에 얻어질 수도 있으나 다른 것은 시간이 경과하여야 나타나는 것도 있어서 평가는 이러한 프로그램의 효과 발생에 대한 시간적 이해를 가지고 수행될 필요가 있다.

넷째, 보건프로그램의 목적이 일원적인지 아니면 다원적인지, 보건프로그램이 지향했던 변화가 단일한 것이었는지 아니면 일련의 계속적인 것이었는지, 지향했던 변화들이 모든 사람에게 동일하게 일어나기를 기대했던지 아니면 인구집단에 따라 다를 수 있을 것으로 기대하였는지를 고려해야 한다. 대부분의 보건프로그램은 다원적 목적을 가진 것이 보통이므로 평가자들은 다원적인 목적을 측정하도록 노력하여야 하고, 이 경우 평가의 우선순위는 어떻게 할 것인지도 고려해야 한다. 이와 동시에 계획을 수립할 때에 기대하지 않았던 소위 부작용 또는 부산물이 있는지도 관찰해야 한다.

다섯째, 기대한 효과의 크기는 어느 정도인지, 보건프로그램의 목표를 어느 정도 달성하여야 성공적이라고 간주할 수 있는지, 성취해야 할 구체적 목표량은 정해져 있었는지, 그리고 설정된 위와 같은 목표량은 실현 가능한 범위 내에 있는지도 고려해야 한다.

여섯째, 어떻게 목적을 성취하려 하였는지, 보건프로그램을 실행하기 위하여 사용된 수단은 무엇이었는지, 주로 주민들의 자발적 협동에 의존하였는지 아니면 행정력을 동원하여 추진하였는지 또는 양자를 혼용하였는지 등을 파악할 필요가 있다. 또한, 대상자를 접촉할 때 개인적이었는지 아니면 개인적이지 않았는지 그리고 그 접촉은 공식적이었는지 혹은 비공식적이었는지도 파악하는 것이 좋다.

2) 평가자료 수집

평가기준을 설정한 후에는 평가에 필요한 자료를 수집하게 된다. 자료수집은 본격적인 평가활동으로 많은 시간과 노력이 소요된다. 수집할 자료의 종류와 수집방법은 평가목적에 따라 결정된다. 다양한 자료원이 있기 때문에 우선 사용 가능한 자료부터 확인해야 한다. 이때 추가적으로 필요한 자료를 수집할 수 있는지를 살펴보고, 기존 자료가 평가의 목적과 내용에 적합하지 않거나 충분하지 않을 경우에는 추가적인 조사를 실시하여야 한다. 조사를 실시할 경우에는 예비조사를 거쳐서 측정할 변수를 명확히 설정하고 변수에 적합한 측정방법을 선정하여야 한다.

3) 평가자료 분석

체계적이고 효율적으로 평가를 수행하기 위해서는 수집된 자료를 어떻게 분석하고 그 결과를 어떻게 활용할 것인지에 대한 계획이 자료수집 계획과 함께 이루어져야 한다. 평가자료 분석은 그 관점에 따라 질적인 면과 양적인 면으로 구분할 수 있다. 질적 자료를 분석하는 경우에는 어떤 관점에서 어떤 점을 분석해 내야만 의도한 바에 적합하게 활용할 수 있는지를 중요시해서 그 분석 계획을 수립해야 한다. 일반적으로 가장 널리 사용되는 방법은 내용분석 방법으로 특이한 내용을 체계적이고 조직적으로 확인하고 파악하는 방법이다.

4) 평가결과 보고

자료분석 결과로부터 보건프로그램 평가의 결과를 도출하고 다른 유사한 보건프로그램 수행기관 및 재원조달 기관에 보고하는 단계이다. 자료분석 결과를 검토할 때에는 보건프로그램의 과정이 결과에 어떠한 영향을 주었는지를 파악해야 한다. 평가보고서에는 보건프로그램의 특성, 평가의 목적과 방법, 결과, 결과에 대한 논의, 결과의 시사점을 포함해야 한다. 보건프로그램 평가의 결과는 실제 보건프로그램에 반영되어야 하는데, 추후 보건프로그램 기획 이전에 평가결과를 활용하는 것이 중요하다. 평가는 평가결과 보고가 종결이 아니라 수정 · 보완을 위한 순환과정의 또 다른 출발점이 된다고 보아야 한다.

8 학습내용 확인과제

1. 평가목적이 보건프로그램의 효과에 대한 정보와 실행된 보건프로그램의 특별한 이익을 얻으려 것과 관련된 이해집단은 누구인가?

2. 보건프로그램을 수정하거나 발전시키기 위해서 실시하는 평가로 보건프로그램 계획 및 실행단계에서 즉각적으로 환류되는 평가는 무엇인가?

3. 보건프로그램이 지식, 태도, 행동을 얼마나 변화시켰는지를 확인하는 평가는 무엇인가?

4. 보건프로그램이 계획한 대로 실행되고 있는지, 보건프로그램이 실행되는 과정에서 문제가 무엇인지, 보건프로그램 실행 방법에서 개선되어야 할 것은 무엇인지를 파악하는 평가유형은 무엇인가?

5. 보건프로그램을 실행하는 도중에 진행되는 평가를 모두 나열하시오.

6. 보건프로그램 수행자와 전문가 뿐만 아니라 프로그램의 수혜자 대표자들이 함께 위원회를 구성하여 실시하는 평가유형은 무엇인가?

7. 평가의 평가로 일컬어지며, 평가주체가 실시한 1차 평가결과에 대해 전반적으로 평가를 실시하는 평가유형은 무엇인가?

8. 참여관찰법 및 심층면접법으로 문제를 자세하고 깊이 있게 다루기 때문에 적은 수의 사례로도 풍부한 자료를 산출해 낼 수 있는 평가유형은 무엇인가?

제9장 Health Program

보건프로그램 평가방법

1. 효과성 평가
2. 경제성 평가
3. 질적 평가

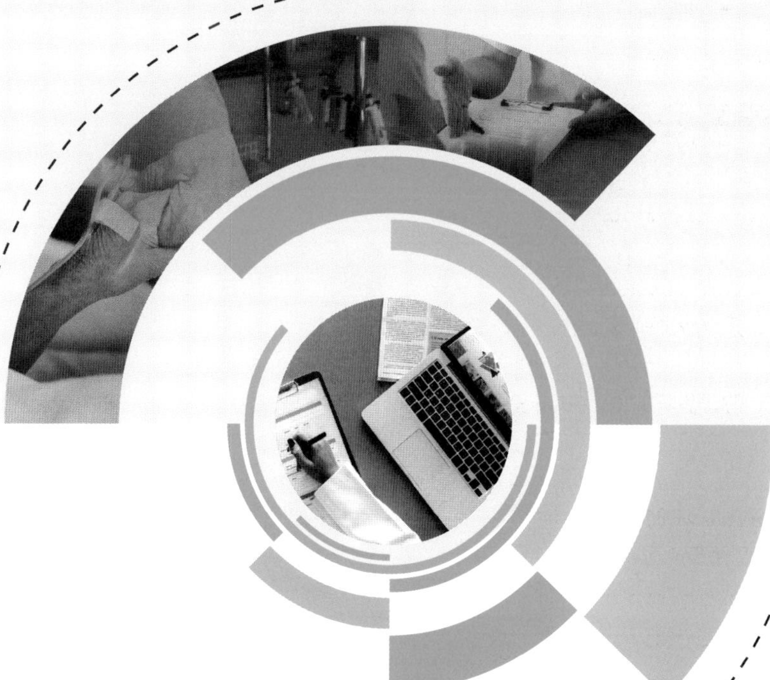

제 9 장

보건프로그램 평가방법

목 차

1 | 효과성 평가

1) 효과성 평가의 개념

효과성 평가(effective evaluation)는 보건프로그램이 원래 계획했던 목적, 목표, 의도한 효과를 얼마나 달성했는지를 분석하는 것이다. 보건프로그램의 목적과 목표는 상향적으로는 보건기관 또는 조직의 설립 이념이나 목적달성을 위한 수단의 역할을 하고, 하향적으로는 서비스 목표와 관련이 있다. 따라서 보건프로그램의 효과성은 조직의 효과성과 서비스 효과성을 모두 포함하는 개념으로 볼 수 있다. 그러나 조직효과성은 보건프로그램 수행 이외의 환경적응력, 인력, 리더십, 기술, 문화 등과 수많은 영역에서 각기 다른 효과성 측정지표가 있고, 보건프로그램 평가보다는 기관평가의 대상이 되기 때문에 외면의 범위가 너무 넓다.

그러므로 보건프로그램의 효과성 평가는 보건프로그램 자체의 목표달성과 클라이언트에 대한 서비스 목표 중심으로 이루어진다. 결과적으로 클라이언트에게 제공된 서비스에 중점을 두어 서비스 질이 평가의 중요한 기준이 된다. 효과성 평가에 활용되는 지표의 내용은 다음과 같다.

(1) 구조지표

구조(structure)지표는 보건프로그램의 배경이 되는 보건조직 및 담당자의 특성과 같은 구조적 요인들이 보건프로그램 서비스의 효과성에 영향을 미치는 것을 가리킨다. 구조지표는 보건프로그램 실행을 효과적으로 할 수 있는 조직의 능력과 잠재력을 측정한다. 구조지표는 성과지표나 과정지표로 보건프로그램의 효과성을 평가할 수 없을 때에 사용될 수 있다. 구조지표에 해당하는 내용은 다음과 같다.

① 보건기관 및 시설의 적합성과 접근성
② 보건프로그램과 서비스의 다양성과 체계성
③ 보건프로그램에 대한 지원체계의 적절성
④ 보건프로그램 수행 인력의 특성

(2) 과정지표

과정(process)지표는 보건프로그램의 실행과정에서 담당 인력들이 펼치는 활동이 보건프로그램의 효과성을 결정한다는 가정에서 설정된 것이다. 따라서 과정지표는 보건프로그램 담당자의 활동과 기록을 분석하고 검토해야 파악할 수 있다. 과정지표들은 주로 산술적 추정치를 제공하는데 보건기관이나 보건프로그램의 효과성을 산출(output)의 관점에서 평가하는데 유용하다. 교육횟수, 홍보물 배부 건수, 운동교실 운영횟수 등이 과정지표의 사례이다. 과정지표에 해당하는 내용은 다음과 같다.

① 클라이언트가 갖는 문제의 정도

② 문제해결을 위해서 제공된 서비스의 종류나 양

③ 문제와 서비스의 관련성 정도

(3) 성과지표

성과지표는 산출(output)지표와 결과(outcom)지표로 구분할 수 있는데, 프로그램 활동의 산출물과 최종 결과물을 나타내는 지표라고 할 수 있다. 구조지표와 과정지표는 보건프로그램의 효과성을 측정하고 클라이언트에 대한 서비스의 질을 알아보는 간접적 지표이다. 이와 달리 성과지표는 보건프로그램이 투입되어 일정한 과정을 거쳐 산출되는 최종의 직접적 지표가 된다. 보건프로그램의 성과는 클라이언트나 보건프로그램 참가자의 변화를 말한다. 이 결과를 측정하기 위하여 평가를 위한 조사설계가 필요하다.

[표 9-1] 효과성 평가에 활용되는 지표

구분	구조지표	과정지표	성과지표	
			산출지표	결과지표
개념	프로그램에 투자된 예산 · 인력 · 장비 등 자원의 투입량을 나타내는 지표	프로그램을 위해 수행되는 활동과 중재의 업무량을 나타내는 지표	프로그램의 활동과 중재로부터 생산된 1차적 산출물을 나타내는 지표	프로그램의 효과가 영향을 미쳐 1차적 산출물로부터 발생할 것으로 예측되는 변화
지표 사례	• 예산 확보 정도 • 수행인력 수 • 장비 구입 정도	• 교육횟수 • 홍보물 배부 건수 • 운동교실 운영횟수	• 교육이수자 수 • 건강정보 확인자 수 • 운동교실 참여자 수	• 건강검진 수검률 • 금연시도율 • 걷기실천율

2) 논리모형

(1) 논리모형의 개념

논리모형(logic model)은 보건프로그램 기획과 평가를 위한 도구로 보건프로그램의 투입, 활동, 산출, 결과 간의 관계를 논리적으로 연결해 준다. 현재 논리모형은 보건프로그램의 기획, 실행, 평가에서 성과관리를 위한 주요 모형으로 인정받고 있다. 특히, 논리모형은 보건프로그램이 진행되는 과정을 차트와 그림 등으로 표시해서 시각적으로 전체 보건프로그램에 대한 이해를 증진시킨다. 논리모형은 문제해결을 위해 필요한 자원의 유형과 규모를 결정하고, 활동의 성격과 내용을 규정하며, 프로그램 실행으로 인한 산출과 대상자의 변화를 예측하도록 한다.

논리모형은 현황, 투입, 활동, 산출, 결과 등으로 이루어져 있다. 그런데, 5가지 구성요소는 서로 간에 논리적으로 정당하게 연결되도록 설계되어야 한다. 예를 들어, A 정도의 예산을 투입하면 B 활동이 가능하고 B 활동이 있으면, C 정도의 산출을 얻을 수 있고 C 산출은 D 결과에 기여한다.

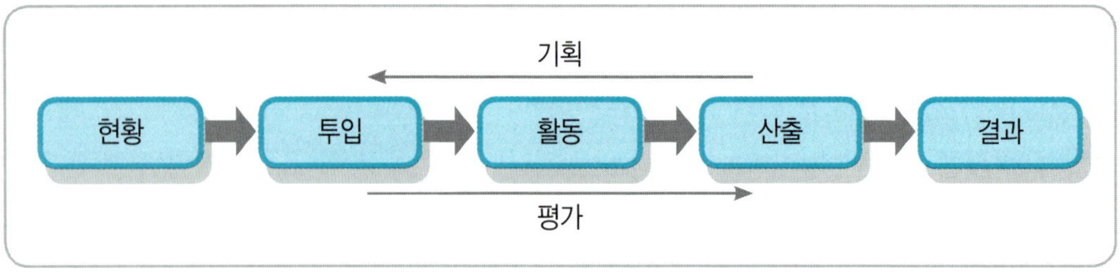

[그림 9-1] 논리모형 구성요소

(2) 구성요소

① 현황

현황(situation)은 보건프로그램이 시작되기 전에 개입의 대상이 되는 클라이언트의 당면한 문제나 요구를 구체적으로 확인한다. 현황은 크게 나머지 모든 요소들에 영향을 미치지만 특히, 성과에 일차적으로 영향을 준다. 지역사회에서 해결되어야 할 문제 또는 특정 인구집단의 어려움 등에 대해서 구체적으로 현황을 기술한다. 특히, 구체적인 수치를 제시하는 것이 바람직하다.

② 투입

투입(input)은 보건프로그램이 목표달성을 위해 사용하는 자원을 말한다. 투입요소에는 클라이언트의 문제나 요구를 해결하기 위해서 필요한 보건프로그램, 인적, 물적 자원 등이 포함된다.

③ 활동

활동(activity)은 투입이 산출로 전환되는 과정적 산물로 주로 보건프로그램 제공자들이 무엇을 하는지를 나타낸다. 활동요소는 보건프로그램 실행을 위한 서비스 제공 활동, 행정활동, 지역사회 활동을 포함한다. 보건프로그램 활동으로 인해서 산출(output)이 발생한다.

④ 산출

산출(output)은 투입과 활동에 의해 나타나는 일차적인 결과로 주로 보건프로그램 대상에 나타나는 결과로 표시한다. 활동이 보건프로그램 제공자의 관점으로 표현되는 행동이라면, 산출은 보건프로그램 참가자의 관점에서 초래되는 결과를 제시한다. 산출은 제공자들의 활동에 참가한 대상자의 결과이다. 예를 들어, 상담자 수, 교육자 수 등으로 표시된다.

⑤ 결과

결과(outcome)는 보건프로그램 개입을 통해 얻으려고 하는 대상자의 상황 변화 정도를 의미한다. 결과는 단기, 중기, 장기로 구별해서 나타낼 수 있는데, 결과활동을 나타낸 것이 결과지표이다. 결과는 보건프로그램 참가자의 지식, 태도, 행동 등의 변화로 나타나며, 운동실천율, 금연율 등이 결과지표의 사례가 된다.

(3) 논리모형의 유용성

논리모형은 보건프로그램의 밑그림과 같은 역할을 하기 때문에 보건프로그램의 전반적인 구조와 기능을 이해할 수 있도록 하는데 도움을 준다. 논리모형을 통해서 보건프로그램의 범위를 확인하고 추진 경로를 명확히 알 수 있다. 따라서 논리모형은 보건프로그램을 개발, 실행, 평가하는 과정에서 유용한 지침이 될 수 있다. 각 단계별 논리모형의 유용성은 다음과 같다.

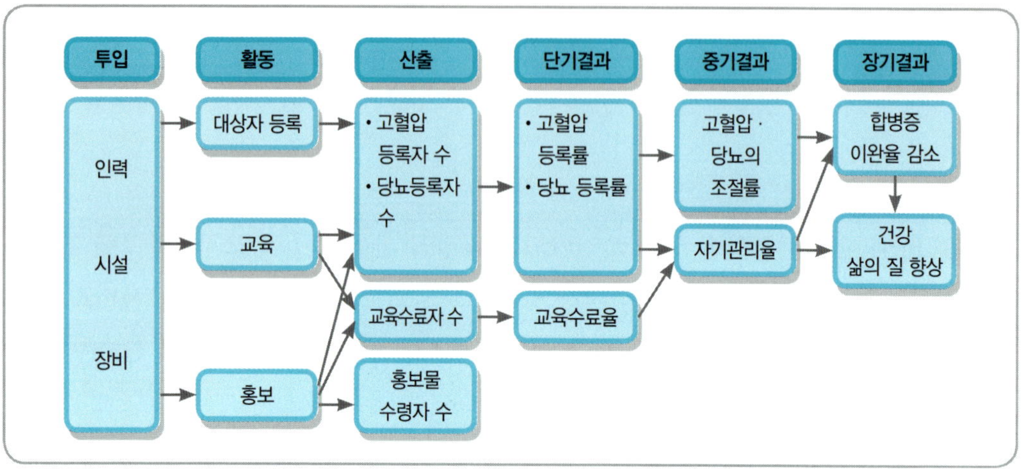

[그림 9-2] 만성질환프로그램의 논리모형 사례

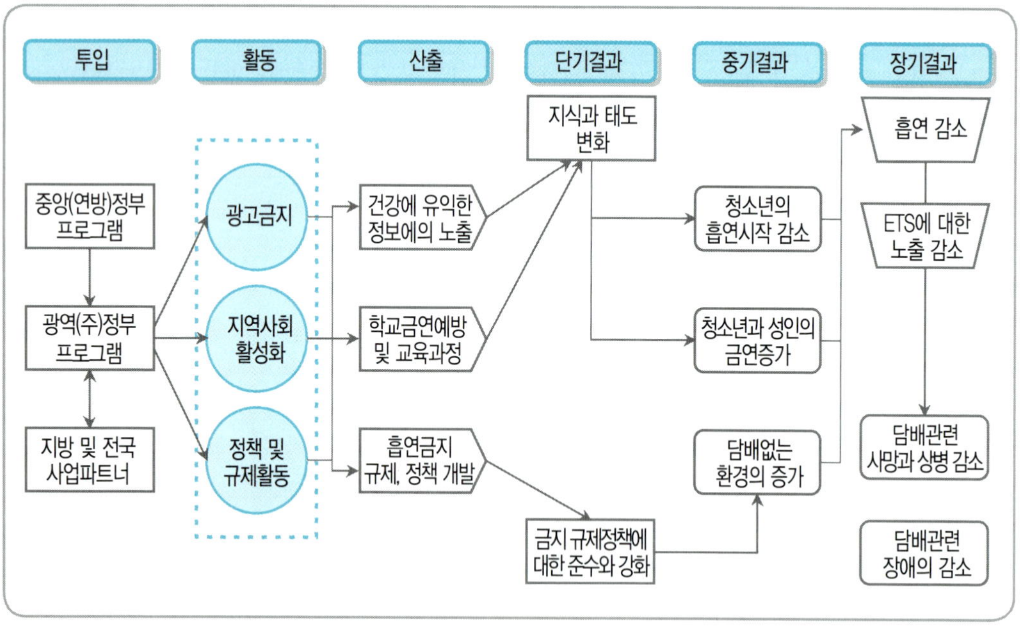

[그림 9-3] 금연프로그램의 논리모형 사례

출처 : 배상수(2015)

① 기획단계

㉠ 목적과 목표달성에 중재방법이 어떻게 기여하는지를 보여 준다.

㉡ 달성하지 못한 목표와 목표달성에 기여하지 못한 중재방법 등을 파악할 수 있도록 한다.

㉢ 관련 당사자들에게 보건프로그램을 이해시키는데 도움이 된다.

㉣ 보건프로그램의 각 구성요소들이 어떻게 조화를 이루는지를 파악할 수 있도록 한다.

② 실행단계

㉠ 보건프로그램이 처음 계획대로 진행되는지를 관리하는 기준이 된다.

㉡ 이해관계자들과 의사소통에 활용할 수 있다.

③ 평가단계

㉠ 평가를 설계할 때에 방향을 제시한다.

㉡ 각 구성요소는 평가지표를 결정할 때에 중요한 근거가 된다.

㉢ 세부 활동이 어떻게 목적과 목표 달성에 기여하는지를 보여준다.

(4) 논리모형에서 유의할 점

최근 논리모형은 계획서 작성에서 중요한 기준으로 활용되고 있다. 특히, 평가지표 개발에 유용하게 사용된다. 이러한 이유로 논리모형의 기능을 확대하는 경향이 있다. 논리모형을 적용할 때에 유의해야 할 점을 살펴보면 다음과 같다.

첫째, 논리모형은 보건프로그램의 진행과정을 쉽게 파악할 수 있도록 순서에 따라 그림으로 표시한다. 따라서 논리모형에서는 시각적인 효과를 위해서 많은 역동적인 관계는 제외하고 선형만으로 표시하고 있다. 그런데, 실제의 보건프로그램은 연속적인 순서를 따르지 않는 역동적인 상호관계를 갖게 된다. 이런 관계를 논리모형은 충분히 설명하기 어렵다.

둘째, 논리모형에서 기술한 인과관계는 추정일 뿐이고, 실제 보건프로그램에서 원인과 결과 관계를 보여주는 것은 아니다. 논리모형은 사실이 아니라 가정일 뿐이고, 보건프로그램이 효과를 발생시켰다는 것을 증명하는 것이 아니다. 따라서 결과에 영향을 미칠 수 있는 다른 요인들을 고려해야 한다.

셋째, 논리모형은 기대되는 결과에 초점을 맞춘다. 그러나 실제 보건프로그램의 실행 과정에서는 긍정적인 결과뿐만 아니라 의도하거나 기대하지 않은 결과가 발생하기 때문에 이런 결과에도 주의를 기울여야 한다.

넷째, 논리모형은 기획, 실행, 평가를 돕는 사고방식이며 과정이지 만능 해결책은 아니다. 논리모형의 기능이나 목적은 제한되어 있기 때문에 지나친 기대감은 버려야 한다. 논리모형이 적절한 준비나 구성원들의 적극적 참여없이 진행되면 단순 문서작업이나 학술적 탐구에 머무를 수밖에 없다.

다섯째, 각 구성요소도 중요하지만 구성요소 간의 연관 관계에 관심을 기울여야 한다. 논리모형은 개별 구성요소에 초점이 있는 것이 아니라 보건프로그램의 구성요소 간의 의도된 관계를 표시하는데 있다. 따라서 논리모형을 그릴 때는 외부환경을 포함하여 모든 연결과 관계를 고려해야 한다.

3) 효과성 평가를 위한 조사설계 유형

보건프로그램의 중재 개입을 효과적으로 측정하기 위하여 다양한 평가방법이 개발되어 왔다. 효과성 평가를 위한 조사설계는 기본적으로 보건조사방법에서 다루고 있는 내용과 동일하다. 조사설계는 크게 진실험설계(true experimental design), 준실험설계(quasi-experimental design), 비실험설계(non-experimental design) 등으로 나누어진다. 구체적인 내용을 살펴보면 다음과 같다(이주열a 외, 2009).

(1) 진실험설계

진실험설계(true experimental design)는 프로그램의 순효과를 추정하기 위해서 프로그램을 중재 개입하는 실험군과 중재 개입하지 않는 대조군을 구성하여 이들 실험군과 대조군을 비교하는 방법이다. 엄격하게 외생변수를 통제하고 독립변수를 조작하여 인과관계를 밝히는 설계형태이다. 이때 허위변수와 혼란변수를 통제하기 위해서는 실험군과 대조군의 전체 구성원들이 평균적 의미에서 같도록 동질성이 확보되어야 한다. 두 집단을 동질적으로 구성하기 위해서는 대상자들을 두 집단에 무작위로 배정해야 한다. 평가자가 사전에 계획하여 실험군 · 대조군을 무작위로 배정할 수 있기 때문에 미래지향적 성격을 갖는다. 진실험설계는 철저한 외생변수의 통제, 대상의 무작위화, 1개 이상의 독립변수에 대한 조작가능성, 변수의 명확한 조작화와 그 강도의 정밀한 변화가능성 등의 특징 때문에 실험결과의 재현 가능성이 높고 명확한 인과관계의 검증이 가능하다는 장점이 있다.

그러나 진실험설계는 철저한 외생변수의 통제와 독립변수의 조작으로 인하여 실험결과가 인위적이고 부자연스러울 수 있다. 또한 표본의 크기가 큰 경우에는 통제의 어려움이 있어 실행이 어렵고 윤리적 문제로 인하여 실험이 불가능할 수도 있다. 진실험설계는 주로 순수한 독립변수의 효과측정이나 변수간의 인과관계의 검증, 가설의 검증 · 수정 및 새로운 가설을 도출할 목적으로 사용된다. 진실험설계의 종류로는 대조군 사후측정 설계(posttest-only control group design), 대조군 사전 · 사후측정 설계(pretest-posttest control group design), 솔로몬의 4집단 설계(Solomon 4-group design) 등이 대표적이다.

① 대조군 사후측정 설계

대조군 사후측정 설계(posttest-only control group design)는 무작위 배정에 의해 동질적인 실험군과 대조군을 구성하고, 실험군에 대해서는 독립변수를 처리하지만, 대조군에 대해서는 독립변수를 처리하지 않는다. 두 집단 모두에 대해 사후측정을 실시하여 실험군의 사후측정값과 통제집단의 사후측정값의 차이를 통해 독립변수의 효과를 알 수 있다.

대조군 사후측정 설계는 사전측정이 문제를 일으키는 경우나 사전측정이 불가능한 경우에 주로 사용되며, 사전측정을 하지 않아 시험효과 및 상호작용 개입이 방지되고, 실험개입과 테스트의 결합효과를 제거할 수 있다는 장점이 있다. 이 설계는 두 집단을 무작위 할당을 통해서 선정하므로 두 집단 모두 외생변수의 영향은 동일하다고 가정한다. 그러나 사전측정을 하지 않아 최초의 상태가 동질적인지 정확히 알 수 없고, 실험 전에 비해 실험 후에는 어느 정도 변화했는지를 확인하기 어렵다는 단점이 있다.

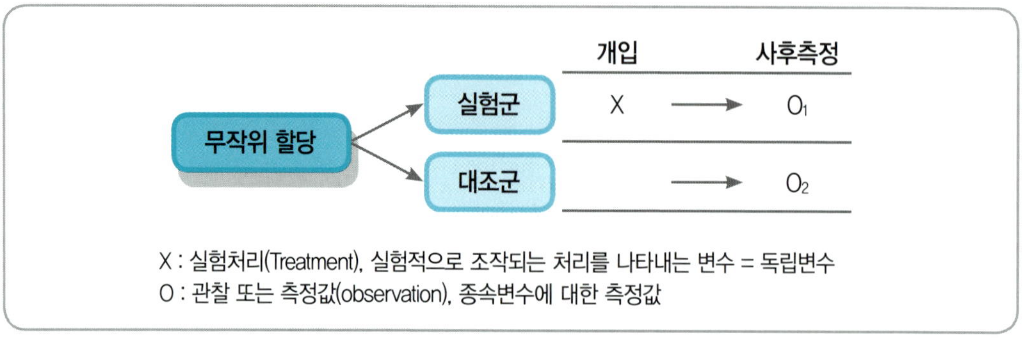

[그림 9-4] 대조군 사후측정 설계

② 대조군 사전 · 사후측정 설계

대조군 사전 · 사후측정 설계(pretest-posttest control group design)는 가장 고전적인 설계방법으로 사전측정을 포함하고 있어 실험 전 최초의 상태가 동질적인지 알 수 있다는 점에서 대조군 사후측정 설계와 차이점이 있다. 무작위 할당을 통해 선정된 두 집단에 대하여 실험군에만 독립변수를 조작한 후에 두 집단 모두를 사후측정한다. 독립변수의 효과는 실험군의 사후측정값(Q_3)과 대조군의 사후측정값(Q_4)의 차이를 구한 후 실험군의 사전측정값(Q_1)과 대조군의 사전측정값(Q_2)의 차이를 구해 이 두 값의 차이를 통해 알 수 있다.

대조군 사전 · 사후측정 설계는 사전측정이 포함되므로 두 집단의 동질성 검증이 가능하고 내적 타당도를 저해하는 대부분의 요소를 제거할 수 있다는 장점이 있다. 그러나 실험군과 대조군의 선정과 관리가 어렵고 비경제적이며 테스트나 도구, 실험개입

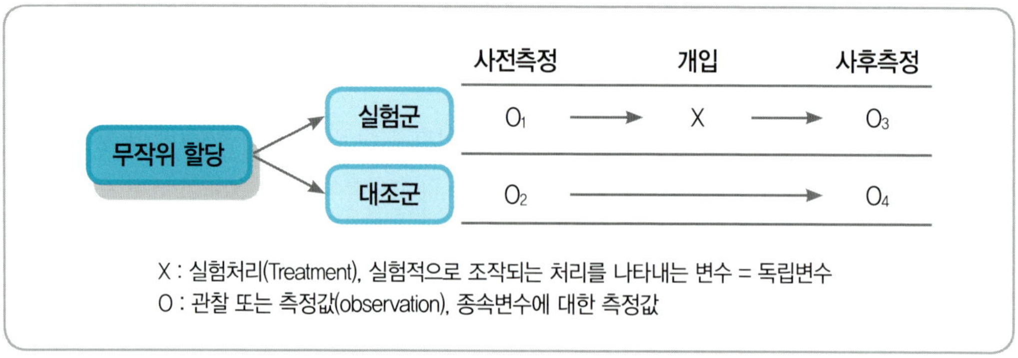

[그림 9-5] 대조군 사전·사후측정 설계

에 의해 특정 효과가 산출되기도 해서 외적 타당도를 저해하는 문제가 있다.

③ 솔로몬의 4집단 설계

솔로몬의 4집단 설계(solomon 4-group design)는 진실험설계의 유형 중에서 가장 강력한 형태로 통제집단 사전사후설계와 사후설계를 결합한 가장 이상적인 형태이다. 실험설계가 달라 다른 결과가 나타난 경우에 보다 정확한 결과를 검증하고자 할 때에 사용된다. 솔로몬의 4집단 설계는 각 외생변수별로 효과의 분리가 가능하고 외생변수를 철저히 통제하여 사전측정의 영향과 관련한 효과들을 제거할 수 있어 외적 타당도와 내적 타당도를 모두 높일 수 있다. 그러나 전형적인 실험설계의 결합인 테스트와 실험개입의 상호작용을 완전히 배제할 수 없고, 실험 · 통제집단의 선정 및 관리가 어렵고 비경제적이기 때문에 실제 적용에는 한계가 있다.

솔로몬의 4집단 설계에 사용되는 4개의 집단은 각기 다른 실험 과정을 거치게 된다. 실험군1은 독립변수의 조작 전의 사전측정과 조작 후의 사후측정을 모두 실시한다. 대조군1은 독립변수의 조작없이 사전 · 사후측정을 모두 실시한다. 실험군2는 사전측정 없이 독립변수만 조작하고 사후측정을 실시하고, 대조군2는 사후측정만 실시한다. 실험군2와 대조군2는 사전측정의 효과를 배제하기 위하여 사전측정을 하지 않고 독립변수의 조작없이 바로 사후측정을 수행한다.

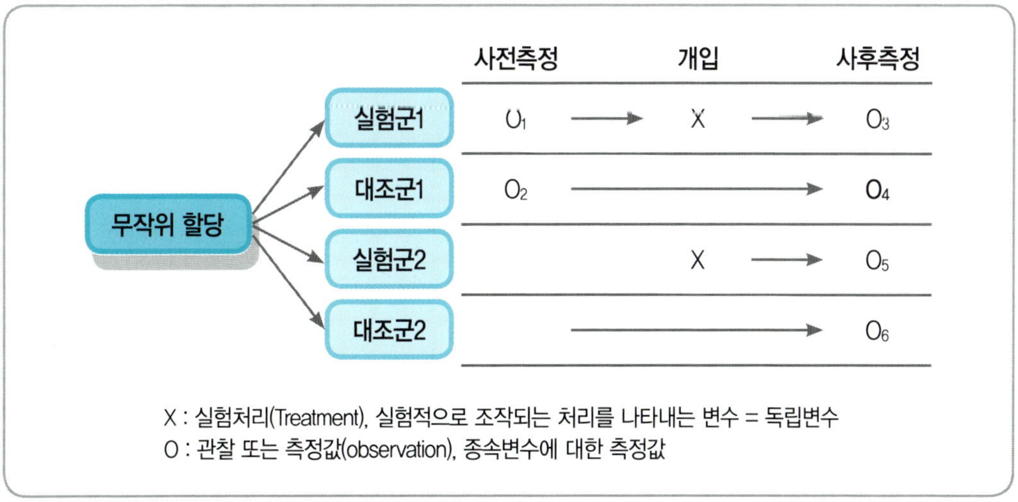

[그림 9-6] Solomon의 4집단 설계

(2) 준실험설계

준실험설계(quasi-experimental design)는 무작위 할당에 의하여 실험군과 대조군의 동등화를 꾀할 수 없을 때 무작위 할당에 의한 방법 대신에 다른 방법을 통하여 실험군과 유사한 비교집단을 구성하려고 노력하는 설계방법이다. 준실험설계는 인과적 추론이 비교적 가능한 준실험설계와 인과적 추론이 어려운 준실험설계로 나눌 수 있다. 인과적 추론이 비교적 가능한 준실험설계로는 비동질적 대조군설계(non-equivalent control group design), 회귀 · 불연속 설계(regression-discontinuity design), 단절적 시계열 설계(interrupted time-series design), 대조-시계열 설계(control-series design)가 있고, 인과적 추론이 어려운 준실험설계로는 단일집단 사후측정 설계(one group posttest only design), 비동질적 집단 사후측정 설계(the posttest only design with nonequivalent group), 단일집단 사전 · 사후측정 설계(the one group pretest-posttest design) 등이 있다.

준실험설계는 과제에 발생한 실험처리의 효과를 추정하기 위한 연구에 주로 사용하기 때문에 과거 지향적인 경우가 많다. 준실험설계의 장점은 실제상황에서 이루어지기 때문에 실험설계와는 달리 독립변수의 강도가 높게 나타난다. 매우 복잡한 요인이 작용하는 경우에도 사용할 수 있고, 융통성이 있어 다양한 문제해결에 적용할 수 있기 때문에 이론 검증은 물론 실제적 문제를 해결하기 위하여 주로 사용된다. 준실험설계는 진실험설계보다 실용성 · 실행가능성 · 일반화 능력은 좋으나 인과관계의 명확한 규명은 진실험설계가 더 유리하다. 또한 준실험설계는 외적 타당도는 높은데 비해 내적 타당성이 낮다는 단점이 있다.

① 인과적 추론이 가능한 준실험설계

㉠ 단절적 시계열 설계

단절적 시계열 설계(interrupted time-series design)는 여러 시점에 관찰되는 자료를 통하여 독립변수의 효과를 추정하기 위한 방법으로 조사대상을 실험 · 통제집단으로 나눌 수 없고 실험변수의 효과가 일시적이거나 변화 가능성이 있을 때 동일한 대상에 대하여 실험변수에 노출되기 전 · 후에 여러 차례 정기적으로 종속변수에 대한 측정을 실시하여 변화의 추세를 파악하고 실험효과를 분석하는 방법이다. 단절적 시계열 설계는 각 시점에서 관찰된 단일단위가 정의될 수 있고, 계량적 관찰이 가능하며 독립변수 조작 전후의 여러 시점에 걸쳐서 측정이 가능할 때 사용한다. 단절적 시계열 설계는 인과적 추론의 타당성을 위협하는 다양한 요인들을 체계적으로 고려할 수 있다는 장점이 있지만 우발적인 사건이나 측정수단의 변화와 같은 외생변수의 영향을 받을 가능성이 많은 단점이 있다.

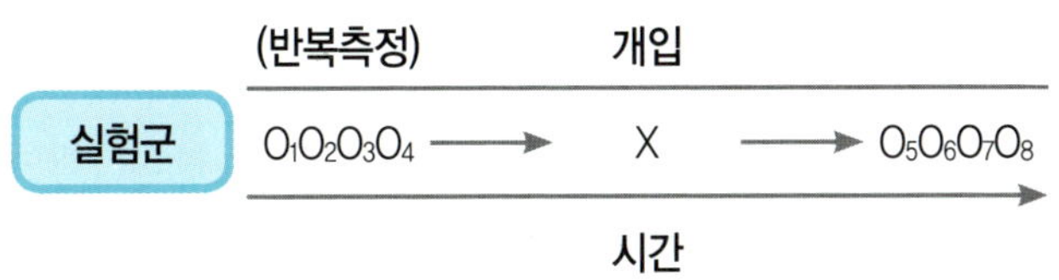

X : 실험처리(Treatment), 실험적으로 조작되는 처리를 나타내는 변수 = 독립변수
O : 관찰 또는 측정값(observation), 종속변수에 대한 측정값

[그림 9-7] 단절적 시계열 설계

㉡ 비동질적 통제집단 설계

비동질적 통제집단 설계(non-equivalent control group design)는 통제집단을 갖는다는 점에서 진실험설계 중 통제집단 사전·사후측정 설계와 유사하지만 통제집단의 구성이 무작위 할당에 의한 동질화가 이루어지지 않았다는 점에서 차이가 있다. 바로 이 때문에 진실험설계보다 내적 타당성을 저해하는 외생변수의 영

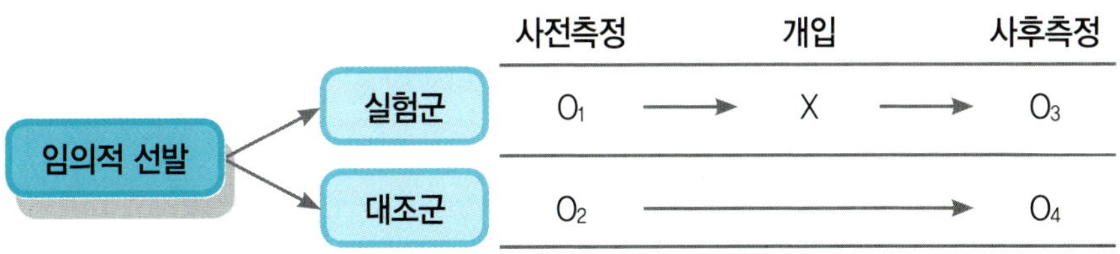

X : 실험처리(Treatment), 실험적으로 조작되는 처리를 나타내는 변수 = 독립변수
O : 관찰 또는 측정값(observation), 종속변수에 대한 측정값

[그림 9-8] 비동질적 대조군 설계

향을 통제하거나 배제하는데 어려움이 있다. 그러나 짝짓기(matching) 등의 방법을 통하여 가능한 범위 내에서 실험집단과 유사한 비교집단 구성을 위해 노력하고, 다양한 외부적 설명들을 통제하기 위해서 집단 간의 차이에 대한 선험적이거나 직관적인 지식들을 동원한다.

㉢ 회귀-불연속 설계

회귀-불연속 설계(regression-discontinuity design)는 실험군과 대조군에 실험대상을 배정할 때 분명하게 알려진 자격기준을 적용하는 방법이다. 일정한 기준에 따라 실험군과 대조군을 배정한 후 이들 집단의 각각을 회귀분석하여 두 회귀경향선의 불연속 정도를 독립변수의 효과로 간주한다. 이 때 배정기준이나 종속변수 모두 등간 또는 비율척도이어야 한다. 회귀-불연속 설계는 실험군과 대조군이 동시에 발생하기 때문에 역사 · 성장측정요인에 대한 통제가 쉬워 내적 타당성을 높일 수 있고, 동시에 일반화 또는 보편화를 다루는 외적 타당도를 높일 수 있다. 그러나 부분적으로 실험대상이 소멸하거나 도구 등의 문제로 내적 타당도가 낮아질 수 있다.

㉣ 대조-시계열 설계

대조-시계열 설계(control-series design)는 단절적 시계열 설계에 하나 또는 그 이상의 대조군을 부가한 것으로 프로그램 효과 추정상의 왜곡을 줄여 인과적 해석이 가능하다. 실험집단과 통제집단이 공유하는 역사 · 성장 · 검사 결과 등을 통제할 수 있는 장점이 있다.

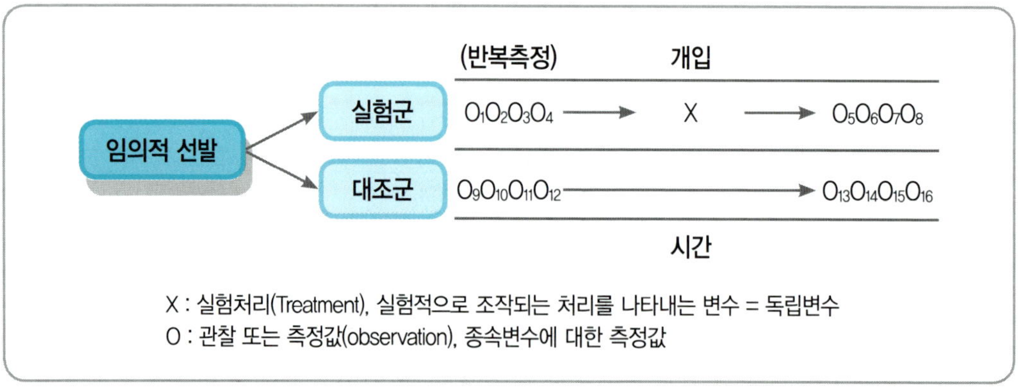

[그림 9-9] 대조-시계열 설계

② 인과적 추론이 어려운 준실험설계

인과적 추론이 어려운 준실험설계는 실험설계의 조건을 갖추지 못했기 때문에 전실험설계(pre-experimental design)라고도 부른다.

㉠ 단일집단 사후측정 설계

단일집단 사후측정 설계(one group posttest only design)는 1회 사례연구(one-shot case study)라고 불리며, 독립변수에서 노출된 하나의 집단에 대해 사후적으로 결과변수를 측정한다. 이 설계는 단 한 번의 결과측정을 가지고 앞서 실시된 개입이나 독립변수의 효과를 판단한다. 따라서 사전측정 없이 사후측정의 결과가 높은지 혹은 낮은지를 직관적으로 판단해야 하기 때문에 실험의 순수한 효과를 측정했다고 볼 수 없으며, 외생변수의 통제도 불가능해 내적 · 외적 타당도가 부족한 설계방법이다.

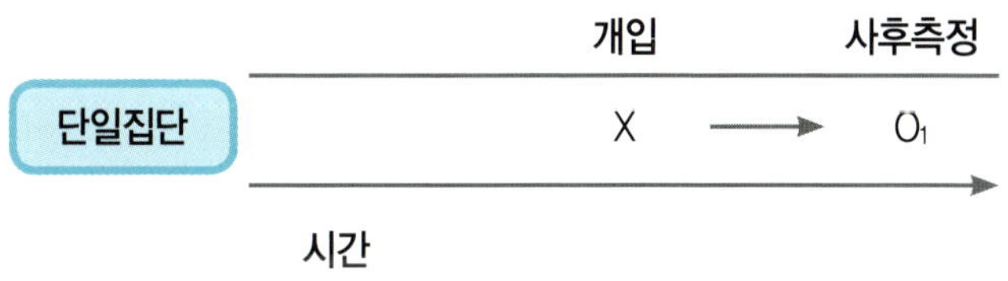

X : 실험처리(Treatment), 실험적으로 조작되는 처리를 나타내는 변수 = 독립변수
O : 관찰 또는 측정값(observation), 종속변수에 대한 측정값

[그림 9-10] 단일집단 사후측정 설계

㉡ 단일집단 사전 · 사후측정 설계

단일집단 사전 · 사후측정 설계(the one group pretest-posttest design)는 단일집단 사후측정 설계에 사전측정을 추가한 설계방식으로 독립변수를 조작하기 전과 후에 종속변수를 측정하여 그 결과를 비교하는 방식이다. 이 설계의 독립변수의 효과는 사후 및 사전 측정값의 차이로 구할 수 있다. 이 설계는 시간적인 우선성과 비교대상이 있다는 점에서 독립변수의 효과 추정에 필요한 최소한 조건을 갖추었다고 볼 수 있다. 그러나 여전히 외생변수의 통제가 불가능하다는 점에서 한계가 있다.

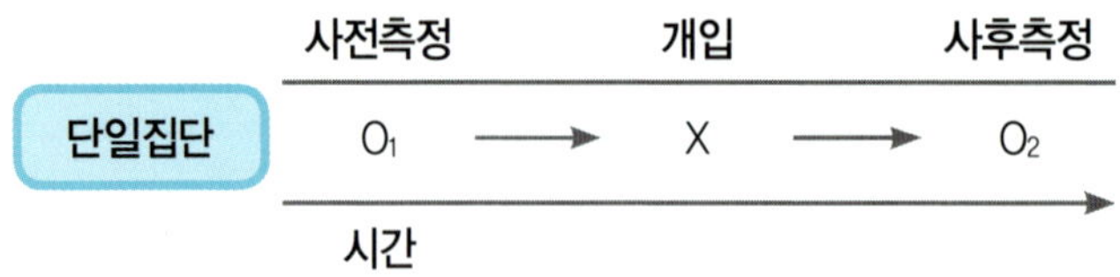

X : 실험처리(Treatment), 실험적으로 조작되는 처리를 나타내는 변수 = 독립변수
O : 관찰 또는 측정값(observation), 종속변수에 대한 측정값

[그림 9-11] 단일집단 사전·사후측정 설계

㉢ 비동질적 집단 사후측정 설계

비동질적 집단 사후측정 설계(the posttest only design with nonequivalent group)는 무작위 할당으로 집단의 동질성을 확보하지 못했기 때문에 정태적 집단비교라고도 한다. 이 설계는 독립변수의 조작이 이루어지는 실험군과 그렇지 않은 대조군을 두고 실험군에서 나타나는 결과를 대조군과 비교하여 독립변수의 효과를 측정하는 설계로 실험적인 조작이 필요하지 않은 조사연구에 적용할 수 있다. 이 설계 역시 무작위 할당이나 짝짓기가 없어서 동등화가 불가능하기 때문에 비교에 사용되는 고정 집단이 실험군과 동일하다는 경험적 보장이 없어 외생변수의 통제가 불가능하다는 단점이 있으며, 인과관계 검증에 있어서 상관관계 연구의 한계를 벗어나지 못하고 있다.

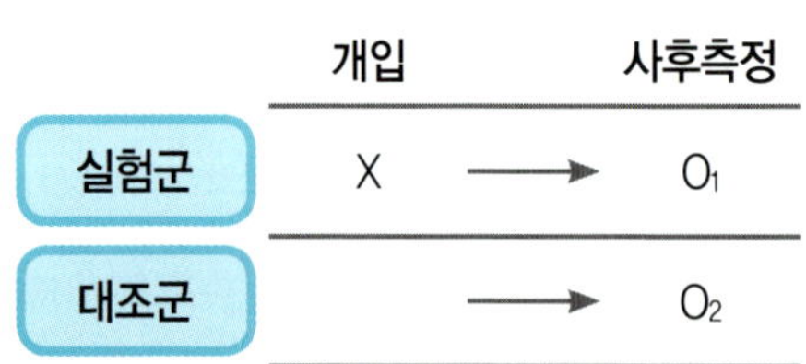

X : 실험처리(Treatment), 실험적으로 조작되는 처리를 나타내는 변수 = 독립변수
O : 관찰 또는 측정값(observation), 종속변수에 대한 측정값

[그림 9-12] 비동질적 집단 사후측정 설계

(3) 비실험설계

비실험설계(non-experimental design)는 인과적 추론의 세 가지 조건을 갖추지 못한 설계방법이다. 진실험설계와 준실험설계를 제외한 인과관계 추론방법이다. 비실험설계는 실험자가 실험변수를 조작하기 어렵고, 실험대상을 무작위화할 수 없는 실험설계이므로 엄격한 의미에서 실험설계라 할 수 없다. 따라서 가설의 검증보다는 문제의 도출을 위하여 순수한 실험설계 전에 시험적으로 실시하는 탐색조사의 성격을 가진다.

비실험설계는 독립변수의 조작이나 외생변수의 통제가 불가능한 상황에서 자연적으로 발생하는 공동변화(concomitances)와 그 순서(sequences)의 관찰에 기초를 두고 인과적 과정을 추론해 나간다. 따라서 비실험설계는 현실적 환경에서 자료수집은 쉽지만 실험설계를 할 수 없는 경우에 유용한 방법이다. 인과적 추론을 위한 비실험적 방법에는 통계적 통제(statistical control)에 의한 방법과, 인과모형에 의한 방법 등이 있다.

2 | 경제성 평가

1) 경제성 평가의 개념

경제성 평가(economic evaluation)는 희소성(scarcity)이라는 경제학적인 개념을 토대로 한다. 언제나 자원은 전체적인 요구를 충족시키기에는 충분하지 않기 때문에 한정된 자원을 배분할 곳과 배분하지 않아야 할 곳을 선택해야 한다. 어떤 곳에 자원을 사용한다는 것은 희소한 자원이 다른 용도로 활용될 수 있는 가능성이 줄어든다는 것을 의미한다. 따라서 어떤 선택의 기준이 필요하고 이 기준을 근거로 자원 배분의 우선순위를 결정하게 된다. 자원의 희소성을 해결하는 기준의 하나가 경제적 효율성이다.

경제적 효율성은 같은 양의 자원을 투입했을 때에 어느 대안이 더 많은 효용을 가져다 줄 수 있을지 또는 동일한 효용을 산출한다고 했을 때에 어느 대안이 더 작은 자원을 소모하는지를 평가하여 투입 대비 산출이 가장 큰 대안을 우선적으로 선택하는 것이다. 이와 같이 경제성 평가는 경제적 효율성에 근거하여 대안들을 분석하고 기준을 제시하여 어려운 의사결정에서의 선택을 돕고 나아가 합리적으로 자원을 사용할 수 있도록 한다.

이러한 경제성 평가는 선택의 문제에 관심을 가지며, 희소한 자원의 사용방법을 결정하는 기준으로 활용된다. 경제성 평가의 개념은 17세기 중반 영국인 리처드 페티(Richard Petty)가 처음 사용하였으며, 공식적으로는 1936년 미국에서 제정된 홍수방지법(The Federal Flood Control Act)에 규정되었다. 경제성 평가는 1960년대 이후 공공사업의 타당성 여부를 판단하는 분석기법으로 광범위하게 사용되었으며, 1960년대 후반부터 보건분야에도 적용되기 시작하였다. 최근에는 경제성 평가의 적용 범위가 확대되어 새로운 의약품이나 의료기술의 경제적 유용성을 판단할 때에도 활용되고 있다.

2) 비용분석 유형

경제성 분석에서 중요한 두 가지 변수는 비용과 효과이다. 드루먼드 등(Drummond et al, 2005)은 경제성 분석의 유형을 하나 또는 그 이상의 프로그램이 고려되는지, 분석에서 비용만 고려하는지 또는 비용과 효과를 고려하는지에 따라 영역을 구분하였다.

비용설명(cost description)은 보건프로그램과 관련된 비용을 간단하게 표현한 것으로 하나의 프로그램을 효과를 고려하지 않고 평가할 때 사용하는 분석기법이다. 비용분석(cost analysis)은 비용설명에 각 항목별로 총지출비 내역을 포함한 것이다. 비용최소화(cost minimization)는 최저의 비용으로 프로그램을 제공하는 최선의 방법을 결정하기 위한 분석기법으로 가장 낮은 합리적 비용의 지출을 선택할 수 있도록 예산을 배정한다. 한편, 비용비교(cost comparison)는 두 개 이상의 프로그램을 결과 또는 영향에 관계없이 비교하는 것으로 프로그램 참여자당 비용 또는 다양한 프로그램에 의해 생성된 이익을 비교하는 것에 초점을 둔다.

[표 9-2] 비용분석 유형

	단수 사업	복수 사업
비용	비용설명(cost description)	비용비교(cost comparison)
	비용분석(cost analysis)	
	최소비용(cost minimization)	
비용 + 효과	비용분석(cost analysis)	비용－효과(cost–effectiveness)
		비용－편익(cost–benefit)
		비용－효용(cost–utility)

출처 : 이인숙 외 공역(2014)

3) 평가 범주에 따른 구분

드루먼드 등(Drummond et al., 1987)은 보건의료부문의 경제성 평가에서 산출의 범주에 따라 평가방법을 비용-효과분석(cost-effective analysis), 비용-효용분석(cost-utility analysis), 비용-편익분석(cost-benefit analysis)으로 구분하였다. 경제성 평가는 투입되는 비용과 산출 간의 상호관계를 분석하게 되는데, 비용으로 측정되는 자원의 투입은 어느 평가방법에서나 동일하지만 산출을 어떻게 보느냐에 따라 평가방법이 구분되는 것이다.

[표 9-3] 경제성 평가의 비용과 산출 측정 방법

유형	비용 측정	산출 내용	산출 측정
비용-효과	화폐단위	동일한 종류의 산출물이지만 대안들이 서로 다른 수준을 달성	자연단위(예: 흡연율, 건강수명 등)
비용-효용	화폐단위	단수 또는 복수의 산출물로 대안들 간에 산출물이 동일할 필요 없음	질 보정 수명, 건강일수
비용-편익	화폐단위	단수 또는 복수의 산출물로 대안들 간에 산출물이 동일할 필요 없음	화폐단위

비용-효과분석은 산출을 실제 프로그램의 자연단위로 측정하고, 비용-효용분석은 산출을 건강상의 효과를 복합적으로 나타낼 수 있는 표준화된 단위(quality adjusted life years, QULYs)로 측정하며, 비용-편익분석은 산출을 건강상의 직·간접 효과로 측정하고 이를 모두 화폐가치로 환산한다.

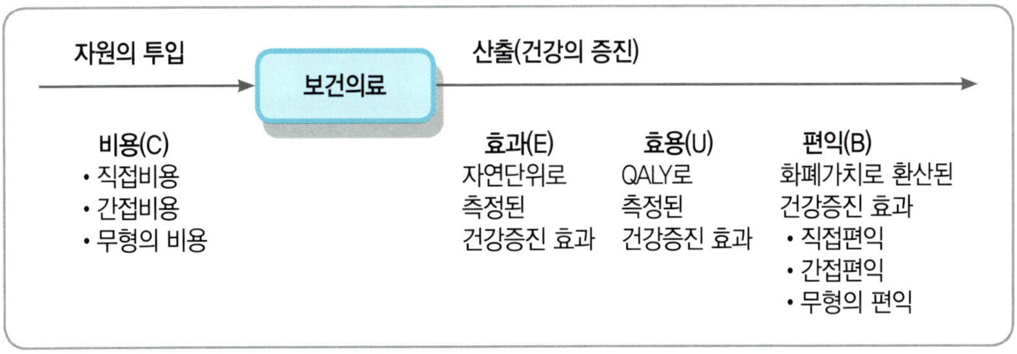

[그림 9-13] 보건의료부문의 경제성 평가요소

출처 : Drummond 외(1987), 양봉민 외(2013) 재인용

4) 구체적 평가방법

(1) 비용-효과분석

① 비용-효과분석의 개념

비용-효과분석(cost-effective analysis : CEA)은 프로그램에 투입되는 모든 비용들은 금전적 가치로 환산되지만, 그 프로그램으로부터 발생하게 되는 편익들은 금전적 가치로 환산하지 않고 산출물을 그대로 분석에 활용하는 방법이다. 투입과 산출을 각각 비용과 효과의 단위로 측정하게 된다. 이 방법은 산출물을 화폐가치로 계량화하기 어렵거나 비교하는 대안들의 산출물이 동일한 프로그램의 평가에 주로 이용된다. 비교 · 평가하는 대안들이 추구하는 목표가 상호 동질성을 갖는 공동목표일 때에 비용-효과분석이 적합하다. 건강수준의 개선 정도를 자연단위로 측정하여 투입 비용 대비 개선된 건강효과의 크기를 비교한다. 프로그램 비용과 관련하여 특정 보건프로그램의 개입이 달성하는 성과의 효과성을 파악하게 된다. 이를 근거로 여러 대안들 중에서 투입 비용 대비 더 큰 효과를 나타낼 수 있는 프로그램을 선택하게 된다.

비용-효과분석에서 가장 먼저 결정해야 할 것은 무엇을 효과로 볼 것인지 하는 것이다. 그런데 효과는 프로그램의 목표 달성과 관련되기 때문에 비용-효과분석은 평가하고자 하는 프로그램의 목표를 명확히 파악하는데서 출발한다고 보아야 한다. 비용-효과분석은 효과지표가 동일해야 하기 때문에 적용할 수 있는 범위가 제한된다.

② 비용-효과분석의 특성

비용-효과분석은 보건프로그램의 비용만 화폐가치로 표현하고 보건프로그램의 결과는 화폐가치로 전환하지 않아도 된다. 편익은 성과단위(outcome units)로 표현된다. 예를 들어, 500만원으로 흡연 청소년 100명을 대상으로 금연캠프를 운영했다면, 비용-효과는 소요비용 500만원이 금연캠프 참가학생의 흡연율을 감소시켰는지로 표현될 수 있다. 이렇게 성과를 자연단위 그대로 사용하기 때문에 비용-효과분석은 사용하기 쉬운 평가방법이다.

그러므로 비용-효과분석에서는 주어진 결과를 달성하는 비용으로 표현된다. 목적을 달성하는 데 있어서 보건프로그램의 효율성은 지정된 결과단위에 대하여 보건프로그램에 소요되는 자원의 화폐적 가치나 비용으로 평가된다. 따라서 비용–효과분석이란 비용은 화폐가치로 전환될 수 있으나 편익은 화폐가치로 전환되기 어려운 보건프로그램에 대하여 상대적 효율성을 측정하기 위해서 사용되는 경제적 평가방식이라고 할 수 있다.

비용–효과분석은 주어진 목적을 달성하기 위한 비용이나 상이한 정도의 목적달성을 위하여 요구되는 여러 가지 투입요소에 의해 보건프로그램들을 비교하고 순위를 설정할 수 있다. 상이한 보건프로그램들의 목적이 유사하거나 성과척도(outcome measures)가 동일하다면 이들 보건프로그램의 상대적인 효율성을 비교할 수 있다는 것이다. 이러한 분석에서 효율성은 결과단위의 비용을 비교하여 판단한다.

③ 비용–효과분석의 한계점

1990년대 이후 비용–효과분석을 이용한 경제성 평가가 활발하다. 그럼에도 불구하고 다음과 같은 몇 가지 문제점을 가지고 있는데, 구체적으로 살펴보면 다음과 같다.

첫째, 비용–효과분석은 영역이 다른 경우 두 개 이상의 보건프로그램 중 어느 것이 더 효과를 창출하는지를 결정할 수 없다. 자연단위를 사용하는 비용–효과성 비교는 성과를 동일한 결과척도로 측정할 수 있는 중재프로그램들 사이에만 가능한 일이다. 비용–효과분석은 흡연율을 감소시킬 수 있는 두 개의 경쟁적인 보건프로그램 중에서 하나에 재정지원 결정을 뒷받침하는 데는 활용될 수 있지만, 동일한 예산이 운동 프로그램에 지원하는 것이 더 좋을지는 결정할 수 없다.

둘째, 비용–효과분석은 많은 다른 척도로 측정되는 다차원적인 성과는 해석하기 어렵다. 비용과 성과 간의 관계를 적절히 탐색하려면 그 효과성을 나타내기 위한 단일의 수치가 필요하다. 비용–효과분석은 대안적인 해당 성과의 상대적 가치에 대해서 판단을 요구하므로 성과지표로만 평가하는 경우가 많다. 비용–효과분석은 특정 척도로 측정할 때는 성과가 향상되었지만 다른 척도들로 측정하였을 때는 성과가 향상되지 않았을 경우에 해석이 어렵게 된다.

셋째, 비용–효과분석은 어떤 프로그램의 비용이 가장 저렴한지는 알려주지만 그 프로그램이 그 자체로 가치가 있는지 없는지에 대해서는 알려주지 못한다. 또한, 직접적으로 서비스가 클라이언트에게 주는 서비스의 질을 분석하는 데는 한계를 가지고 있다.

넷째, 비용–효과분석은 산출이 불변이라는 것이 필요조건인데, 실제로 산출이 가변적일 수 있다. 또한, 둘 이상의 산출을 생산하는 경우에는 비용-효과분석은 적용하기 어렵다.

(2) 비용-효용분석[1)]

① 비용-효용분석의 개념

비용-효용분석(cost-utility analysis: CUA)은 특정한 건강상태에 도달하는데 화폐가치로 얼마의 가치가 있는지를 설명한다. 가장 흔히 사용되는 결과지표가 질 보정 수명(quality adjusted life years, QALYs)이며, 그 외에도 건강일수(healthy days) 또는 장애보정수명(disability adjusted life year : DALYs)이 사용된다. 질 보정 수명 1년당 또는 건강일수 1일당 최소 비용이 소요되는 방안이나 비용 한 단위당 최대의 효용을 갖는 대안을 선택하게 된다. 이 방법은 서로 다른 보건프로그램이라고 하더라도 결과를 QALYs로 측정할 수만 있다면 비교가 가능하기 때문에 적용 범위가 넓은 장점이 있다. 그러나 효용을 측정하기가 어렵다는 단점이 있다. 비용-효용분석 결과는 특정 프로그램을 실행하여 추가적으로 얻게 되는 건강가치가 단위당 얼마의 비용이 드는지를 보여준다.

② 효용의 측정방법

비용-효용분석은 잠재적인 프로그램 참여자의 선호도를 사업의 결과로 보고 이를 측정한다. 선호도를 근거로 효용이 산출된다. 효용을 측정하는 방법에는 해당 건강상태를 가진 사람에게 자신의 건강상태에 대해서 효용평가를 하도록 하는 방법과 해당 건강상태를 가지지 않은 사람들에게 설문을 통해 가상적 건강상태를 제시하고 이를 평가하도록 하는 방법이 있다. 효용 측정방법에는 Rating Scale, Standard Gamble, Time Trade-off 등이 있다.

㉠ Rating Scale

죽음을 0, 완전한 건강을 100으로 표시하고 주어진 건강상태에 대한 자신의 선호가 가장 가까운 숫자를 선택하도록 하는 것이다. 간단하기 때문에 쉽게 이용할 수

1) 양봉민 외(2013)의 내용을 참고하여 정리하였음

있으나 가운데로 선호가 집중될 수 있어서 잘못된 측정결과가 나올 수 있다.

㉡ Standard Gamble

대상자에게 두 가지의 대안을 보여주고 어느 대안을 선호하는지를 질문한다. 대안1은 p의 확률로 건강을 회복하여 남은 1년 동안 건강하게 살아가거나 1–p확률로 즉시 사망하는 것이고, 대안2는 남은 t년 동안 i의 건강상태로 살아가는 것이다. 만약 응답자가 대안1을 선택하였다면, 다음에는 확률 p를 낮추어 다시 질문을 반복한다. 확률 p를 변화시키면서 두 대안에 대한 선호가 차이가 없을 때까지 진행한다. 두 대안의 선호가 사라지는 확률 p가 건강상태 i의 효용이라고 할 수 있다.

㉢ Time Trade–off

응답자들이 확률에 익숙하지 않다는 점을 극복하기 위해서 개발되었다. 대안1은 남은 여생인 t년 동안 I의 건강상태로 살아가는 것이고, 대안2는 t보다 작은 x시간 동안 완전한 건강상태로 살아가는 것이다. 두 대안에 대한 선호에 차이가 없을 때까지 시간 x를 변화시킨다. 평형상태의 x값을 t로 나눈 값이 건강상태 i의 효용이라고 할 수 있다.

(3) 비용–편익분석

① 비용–편익분석의 개념

비용–편익분석(cost–benefit analysis : CBA)은 프로그램이 산출한 편익과 투입된 비용을 상호 비교하여 비용을 능가하는 편익을 가져왔는지 여부를 평가하는 방법이다. 특정한 성과를 달성하는 데 있어서 단위산출물에 투입된 비용의 정도를 비교하여 프로그램의 효율성을 평가하게 된다. 비용과 편익을 화폐가치로 측정하기 때문에 특정 개입의 비용과 편익 간에 직접비교가 가능한 경제성 평가방법이다. 비용–편익분석은 의사결정자들이 일정한 목표의 달성을 위하여 서로 대안이 될 수 있는 보건프로그램 중에서 경제적으로 가장 타당성이 큰 방안을 선택할 수 있도록 한다. 서로 다른 산출물이라고 하더라도 동일한 화폐가치로 환산할 수 있기 때문에 보건프로그램 간에 비교가 쉽고, 투입 비용에 대한 효과의 크기로 보건프로그램의 우선순위를 결정할 수 있다.

장점은 보건프로그램의 결과를 화폐단위로 평가하기 때문에 평가자가 프로그램의 비용 증가와 동일한 단위로 측정된 결과증가를 직접 비교할 수 있다. 모든 보건프로그램의 경우 실질적 또는 예상되는 비용을 확인하고 기대되는 편익과 비교하는 것은 아주 중요한 일이다. 보건프로그램은 대부분 제한된 자원으로 추진되기 때문에 보건프로그램 담당자는 특정 프로그램이 다른 프로그램 보다 우수하다는 것을 입증하는 방법으로 비용-편익분석을 활용하게 된다.

그런데 비용-편익분석에서 보건프로그램의 우선순위를 결정할 때에 사용되는 평가기준들이 있다. 일반적으로 순현재가치, 편익비용비, 내부수익률 등이 대안비교 평가기준으로 많이 이용되고 있다. 순현재가치는 편익의 현재가치에서 비용의 현재가치를 빼어서 계산하고, 편익비용비는 편익의 현재가치를 비용의 현재가치로 나누어서 계산하며, 내부수익률은 편익의 현재가치와 비용의 현재가치가 동일하도록 하는 할인율을 식별하여 계산한다. 만약, 어떤 프로그램을 순현재가치의 기준으로 평가하는 경우에는 순현재가치가 0보다 커야 타당한 것으로 볼 수 있고, 편익비용비에 의해서 평가하는 경우에는 1보다 커야 타당한 것으로 볼 수 있으며, 내부수익률에 의해서 평가하는 경우에는 내부수익률이 투입된 자원의 이자율이나 기회비용의 수익률보다 더 커야 타당성이 있는 것으로 볼 수 있다.

② 비용과 편익의 측정방법

비용-편익분석의 절차는 우선 특정 보건프로그램의 모든 비용과 편익을 열거하고 그 다음 각 비용과 편익을 화폐가치로 환산하여 마지막으로 총비용과 총편익의 비율을 산출하면 된다.

비용과 편익의 측정은 두 단계로 진행된다. 우선 보건프로그램의 모든 비용과 편익을 식별하고 측정하는 것이고, 그 다음은 비용과 편익을 화폐가치로 환산하는 것이다. 우선 특정 보건프로그램의 비용과 편익에 해당하는 모든 요소를 고려하기 위해서는 관련된 정보와 자료가 필요하나 실제 이용 가능한 정보와 자료의 제약으로 한계에 직면한다. 따라서 보건프로그램 평가자는 특정 보건프로그램에 관련된 비용과 편익의 가능한 요소를 식별할 수 있도록 현존하는 자료를 적극 활용하고 새로운 정보나 자료도 개발해서 사용해야 한다.

㉠ 비용의 정의

비용-편익분석에서 비용은 사업에 직접 관련된 비용인 직접비용(direct cost)과 사업에 직접 관련은 없으나 사업수행에 수반하여 발생하는 비용인 간접비용(indirect cost)으로 구분한다.

보건프로그램 실행과 관련된 직접비용은 특정 프로그램으로 인하여 직접 지출된 금액을 말하는데, 실제로 사용되는 인적 · 물적 자원이 포함된다. 직접비용은 보건프로그램마다 다를 수 있지만 인력, 행정, 장비, 시설, 운영 등에 소요되는 비용이 포함된다. 한편, 간접비용은 보건프로그램 실행으로 인하여 불가피하게 감소될 수밖에 없었던 가치를 말한다. 간접비용에는 프로그램 참가자들의 교통비 및 시간상의 손실에 대한 기회비용 등이 포함된다. 특히 비용에는 경제학적 용어로 기회비용을 반드시 포함시켜야 한다. 기회비용(opportunity costs)은 특정 프로그램에 참여함으로써 다른 생산적 활동을 포기해야 하는 상황에서 발생되는 비용이다. 기회비용의 개념은 단순히 이해되지만 기회비용의 추산은 매우 복잡하다. 대체로 비용은 현재 발생하지만 편익은 미래에 기대되는 것이므로 할인율(discount rate)을 적용해야 한다. 할인율은 자본에 대한 기회비용으로 상실된 기회의 가치를 반영하는 것이다.

㉡ 편익의 측정방법

비용과 마찬가지로 편익(benefits)도 사업의 수행으로 인한 질병의 예방 및 치료비의 절감 등과 같은 직접편익과 생산증가나 생명연장, 고통 감소 및 보건사업의 실시로 인해 느끼게 되는 정신적인 안정감 등 정신적 편익과 같은 간접편익이 있다. 그러나 사업수행에서 발생하는 간접비용과 간접편익의 구분은 명확하지 않다. 어떤 사업을 수행하지 않아 발생하는 현상이 간접비용임과 동시에 이는 다시 사업수행을 함으로써 제거되는 간접편익이 되기 때문이다.

보건프로그램의 편익은 가시적 또는 비가시적 보건프로그램의 순수한 성과를 말한다. 보건프로그램의 편익은 질병의 감소, 사망률 저하, 경제적 생산성의 향상 등이 될 수 있다.

한편, 보건의료 부문에서 편익은 주로 질병과 관련된 가치를 측정해야 한다. 질병을 예방하거나 감소하는 것에 대한 가치를 인간생명의 가치에 근거하여 판단하여야 한다. 인간생명에 대한 가치는 여러 가지 주관적인 판단에 의해 달라질 수 있기 때문에 그 금액을 객관적으로 평가하기는 어렵다. 그러나 일반적으로 사용하는 접근방법은 해독함수 접근방법(damage function approach)으로 질병이 사람들의 건강에 미치는 해독을 분석해서 간접적으로 편익을 추정하는 방법이 해독함수 접근법이다. 해독함수는 질병수준과 실물적인 피해를 연결시켜 주는 함수로서 보통 용량-반응 관계(dose-response relationships)라고도 한다. 이는 중재개입 프로그램으로 질병에 걸릴 확률이 감소된 경우에 사람들의 증진된 건강이 얼마의 화폐가치를 갖느냐 하는 것이다.
이러한 편익을 화폐 단위로 측정하는 것은 인간의 생명에 대해서 적당한 화폐가치로 환산할 때만 가능하다. 인간의 생명을 화폐가치로 측정하는 방법은 인적자본 접근법(human capital approach), 지불용의 접근법(willingness to pay approach)이 있다. 인적자본 접근법과 지불용의 접근법을 설명하면 다음과 같다.

ⓐ 인적자본 접근법

인적자본 접근법은 생명의 가치를 측정하는 방법으로 가장 널리 쓰이는 방법이다. 각 개인의 의사와는 아무런 관계없이 오직 한 인간이 구체적으로 무엇을 생산했느냐 하는 산출결과만을 가치판단의 기준으로 삼는다. 한 개인이 계속 생존하여 발생하는 편익의 화폐가치를 계산하는 것이다.
인적자본 접근법은 인간을 생산성을 가진 요소로 간주하고 그들의 생산성을 통하여 자산으로 사람을 측정하는 방법이다. 노동시간의 감소 및 상실로 인한 생산손실량의 가치를 기대 노동수입의 적정한 사회적 할인율로 할인한 현재가치와 동일한 것으로 본다. 인적자본 접근법은 측정하기는 쉽지만 생명의 고유한 가치를 무시하고 인간을 기계처럼 간주한다는 점에서 비판을 받는다.

ⓑ 지불용의 접근법

지불용의 접근법은 사람의 건강 및 장수도 일정한 값을 가진 하나의 재화일 뿐이며 어떤 비용을 들여서라도 추구해야 할 상위의 목표로 보지 않는다. 기대수명도 하나의 설명변수로서 효용함수에 들어갈 뿐이다. 만일 기대수명은 좀 낮아지더라도 다른 재화에 대한 소비를 늘리는 것이 더 낫다고 생각하는 사람은 당연히 그러한 결정을 내릴 것이라고 본다. 흡연이 건강에 해로운 것을 알면서도 담배를 피워 얻는 즐거움이 단축되는 생명보다 더 낫다고 생각하는 흡연가는 좋은 사례가 된다. 통계적 생명 혹은 기대수명의 가치를 계산한다. 어떤 질병의 비용을 사람들이 그 질병에 걸릴 수 있는 확률의 감소에 얼마만큼 지불해도 좋다고 생각하는 금액에 의하여 계산하는 방법이다. 그러나 응답자 간의 비일치성(inconsistency), 비합리성(irrationality), 잘못된 해석(misrepresentation) 등의 문제로 금액을 명확히 정하기 어렵다는 단점이 있다. 따라서 일반적으로 이 방법보다는 인적자본 접근법을 더 많이 사용한다.

③ 비용-편익분석의 특성

효율성 평가는 두 가지 이상의 프로그램 대안 중에서 어떤 것이 투입비용에 따른 효과나 혜택의 정도가 큰지를 결정할 때에 가장 적합한 분석기법이다. 효율성 평가는 경제적 가치를 중요시하는 평가방법으로 비용-효과분석과 비용-편익분석이 있다.

비용-편익분석은 제각기 다른 보건프로그램 개입방법이 어느 정도 편익을 유발하는지에 관한 비교와 의사결정에 크게 도움을 준다. 비용-효과분석과 비용-편익분석은 모두 영향평가(impact evaluation)의 일환으로 사용될 수 있다.

비용-편익분석과 비용-효과분석의 특성을 비교하면, 비용-편익분석은 많은 측면에서 비용-효과분석보다 범위가 넓다. 또한, 비용-편익분석은 배분 효율성(allocative efficiency)의 문제를 알려줄 수 있다. 비용-효과분석은 특정 성과에 한정된 생산적 효율성(production efficiency)의 문제를 주로 다루지만, 비용-편익분석은 생산적 효율성뿐만 아니라 다른 특성을 가진 성과들에게 대한 배분적 효율성을 다룰 수 있다. 왜냐하면, 희소한 자원을 다른 특성의 대안에 제공한다고 해도 각기 다른 대안에 대하여 상대적인 가치를 부여하여 어느 보건프로그램이 더 가치가 있는지 결정할 수 있기 때문이다. 즉, 비용-효과분석은 해당 분야의 성과 안에서만 경제적 평가가 가능하지만 비용-편익분석은 타 분야와도 비교가 가능하다. 또한, 비용-편익분석은 성과를 화폐가치로 평가하기 때문에 해당 분야의 보건프로그램에 대하여 상대적인 가치를 부여하고 더 나아가 어느 보건프로그램이 더 가치가 있는지를 결정할 수 있다. 또한, 비용-편익분석은 비용과 편익을 모두 화폐단위로 측정하기 때문에 단독 보건프로그램이라고 하더라도 비용에 비해서 편익이 더 큰지를 확인하는 방법으로 보건프로그램의 추진 여부를 결정할 수 있다.

(4) 비용-최소화분석

비용-최소화분석은 비교대상이 되는 대안들이 가져다주는 결과가 동일한 경우에 대안들 중에서 최소의 비용이 소요되는 대안을 선택하는 방법이다. 대안들의 결과가 동일하다는 전제 조건하에 투입 자원으로 결정한다. 그런데, 대안들의 결과가 동일하다는 것을 입증하기가 쉽지 않다. 흔히 통계적으로 유의한 차이가 없으면 대안들의 결과가 동일한 것으로 생각하는데, 이것만으로 비용-최소화분석의 전제 조건이 충족되었다고 보기는 어렵고 동등성을 입증하기 위해서는 적합한 평가조사 설계가 필요하다. 따라서 엄밀한 의미에서 비용-최소화분석을 적용할 수 있는 평가대상은 제한적이다.

3 | 질적 평가(정성평가)

1) 질적 평가의 개념

평가는 크게 양적 평가(quantitative evaluation)와 질적 평가(qualitative evaluation)로 구분된다. 양적 평가는 정량평가라고 하며, 양(quantity)을 측정하는 방식이다. 주관적인 판단을 배제하고, 객관적인 수치나 데이터, 통계를 통해 대상을 분석한다. 가장 큰 장점은 명확성과 비교 용이성이다. 예를 들어, A지역의 성인 흡연율이 25%이고, B지역이 23%이면 어느 지역 보건소가 금연사업을 열심히 했는지를 쉽게 파악할 수 있다.

질적 평가는 정성평가라고 하며, 질(quality)을 측정하는 방식이다. 수치로 환산하기 어

[표 9-4] 정량평가와 정성평가의 비교

구분	정량 평가	정성 평가
탐구방법	경험적, 실증적	현상적, 해석적
핵심 질문	무엇을(How much)	어떻게(How)
논리	연역법	귀납법
판단근거	객관적	주관적
분석방법	통계분석	내용분석
관심영역	결과중심	과정중심
자료수집방법	실험적 방법, 질문지	참여관찰, 심층면접

려운 정보, 결과가 나오게 된 과정과 맥락을 심층적으로 분석하는 평가 방식이다. 평가점수가 주관적인 판단으로 매겨질 수 있으며, 평가자의 종합적인 가치관과 척도에 의해 결정된다. 이런 이유로 정성평가에서는 평가자를 여러 명 둔다. 예를 들어, 사업계획이 적정한지, 목표치 달성의 실행과정이 적절한지 등을 주관적으로 평가한다.

2) 자료분석 방법

질적 평가는 조사방법과 기법사용에서 양적 조사와 큰 차이가 없다. 왜냐하면 질적 평가도 평가의 기본 목적인 보건프로그램에 관한 중요한 의사결정과 보건프로그램 개선을 위해서 활용될 수 있는 일반적 절차와 방법을 따를 수밖에 없기 때문이다.

여러 형태의 자료를 체계적으로 분석하는 일은 질적 평가에게 중요한 과제이다. 노트기록, 메모, 문서, 녹음테이프, 면접기록 등과 같은 질적 자료를 분석하기 위해서는 우선 자료 관리가 필요하다. 자료 관리는 각종 자료를 쉽게 찾을 수 있게 분류하여 정리하는 것으로 일률적인 자료 관리 방법은 없다. 평가자가 쉽게 자료에 접근하고 다시 볼 수 있도록 번호와 기호로 표시해 두는 방법이 보편적이다. 자료 관리에서 주의할 점은 항상 자료의 복사본을 만들어 비치하여 만일 자료 분실의 사고에 대비해야 한다는 것이다.

자료분석의 방법에서 일반적으로 질적 평가자가 활용하는 기법으로는 코드(codes)와 사례분석(case study)이 있다. 코드는 자료에 개념적 주제를 붙여서 보다 세부적 분석을 위해서 활용하는 방법이고, 사례분석은 특정 개인이나 기관의 상황에 관한 깊이 있는 묘사와 서술을 하는 것을 말한다.

[표 9-5] 정성 평가지표 사례

구분	평가항목	평가지표	세부지표
계획	사업계획의 적정성	1. 사업방향 및 목적이 현황분석에 기반하였는가?	가. 신뢰성 있는 지역 건강지표, 수요기반 현황분석을 통한 건강문제와 자원을 파악하였는가?
			나. 지역의 건강문제 해결을 위한 사업목적이 구체적으로 수립되었는가?
			다. 사업목표는 사업의 특성을 고려하여 합리적으로 수립되었는가?
	성과계획의 적정성	2. 성과목표가 사업목적과 명확한 연계성을 가지고 합리적으로 설정되었는가?	가. 성과목표가 사업성과를 측정하기에 적절한가?
			나. 성과지표의 목표치 산출근거가 타당한가?

실행	사업실행의 적정성	3. 사업 내용이 목표 달성을 위해 적절하고, 추진방식이 효과적인가?	가. 사업목표 달성을 위해 사업이 적절한 내용으로 구성되었는가?
			나. 사업이 대상인구집단의 우선적 건강문제해결을 위하여 적절한 전략으로 구성되어 있는가?
			다. 건강문제 해결을 위해 적절한 제도의 개선 제정 또는 환경의 변화를 유도하였는가?
		4. 내 · 외부 사업 및 자원과 연계 · 협력 하였는가?	가. 효율적인 사업추진을 위해 타사업과 연계 및 협력이 이루어졌는가?
			나. 지역사회 자원을 적절하게 연계하여 수행하였는가?
성과	성과달성 및 평가결과	5. 정기적으로 모니터링 및 평가를 실시하고 그 결과를 환류 하였는가?	가. 자체 모니터링 및 평가를 수행하고 사업 과정에 정기적으로 환류하였는가?
			나. 모니터링 및 평가 결과를 반영하여 사업을 개선하였는가?
			다. 계획된 성과지표의 목표치를 달성하였는가?
확산	활용 및 적용가능성	6. 활용 및 전파가능성이 높은가?	가. 사업내용이 창의적이고 적용가능성이 높은가?
			나. 타지역으로의 활용 및 확산가능성이 높은가?

[표 9-6] 정성 평가지표 점수화 방법 사례

지표명	사업 추진 내용의 적정성	
세부 평가 내용	목적	당초 시행계획 대비 추진실적이 적절했는지 여부를 평가 세부사업 추진 내용이 구체적이며, 사업목적 달성과 점검이 충실하였는지를 확인
	기준	① 당초 시행계획에 맞게 사업을 추진하였는가? 또는 계획의 변경사유가 타당한가? ② 사업 추진주체를 명확히 제시하고, 사업 목표 달성 · 사업 내용 실현에 적합한 추진체계를 마련하였는가? ③ 사업의 근거, 목적, 대상, 기간, 내용, 추진절차 등이 구체적으로 적시되어 있는가?

점수화 방법

구분	점수척도				
	매우 우수	우수	보통	다소 미흡	미흡
① 당초 시행계획에 맞게 사업을 추진하였는가? 또는 계획의 변경사유가 타당한가?	5	4	3	2	1
② 사업 추진주체를 명확히 제시하고, 사업 목표 달성 · 사업 내용 실현에 적합한 추진체계를 마련하였는가?	10	8	6	4	2
③ 사업의 근거, 목적, 대상, 기간, 내용, 추진절차 등이 구체적으로 적시되어 있는가?	10	8	6	4	2

9 학습내용 확인과제

1. 조직의 능력과 잠재력을 측정하는 지표는?

2. 보건프로그램이 투입되어 일정한 과정을 거쳐 산출되는 최종 지표는?

3. 보건소가 건강한 학교만들기 사업계획서에 필요한 평가지표를 개발하려고 한다. 구조지표, 과정지표, 결과지표로 적합한 항목을 제시하시오.

4. 보건소가 고혈압관리사업을 진행하려고 한나. 이 경우에 활동목표와 산출목표를 제시하시오.

5. 통제집단 사전사후설계와 사후설계를 결합한 가장 이상적인 형태이다. 실험설계가 달라 다른 결과가 나타난 경우에 보다 정확한 결과를 검증하고자 할 때 사용되는 진실험설계 유형은 무엇인가?

6. 서로 대안이 될 수 있는 보건프로그램 중에 경제적으로 가장 타당성이 큰 방안을 선택하도록 도움을 줄 수 있는 분석기법은 무엇인가?

7. 보건소가 성인 여성 금연교실에 300만원, 청소년 금연교실에 500만원을 투입하여 각각 금연프로그램을 운영한 후 참가자들의 흡연율 변화를 측정하였다. 이 경우에 적용할 수 있는 경제성 평가방법은?

Health Program

제10장

보고서 작성

1. 결과보고의 이해
2. 평가결과 보고
3. 평가보고서 작성
4. 보고서 작성 요령

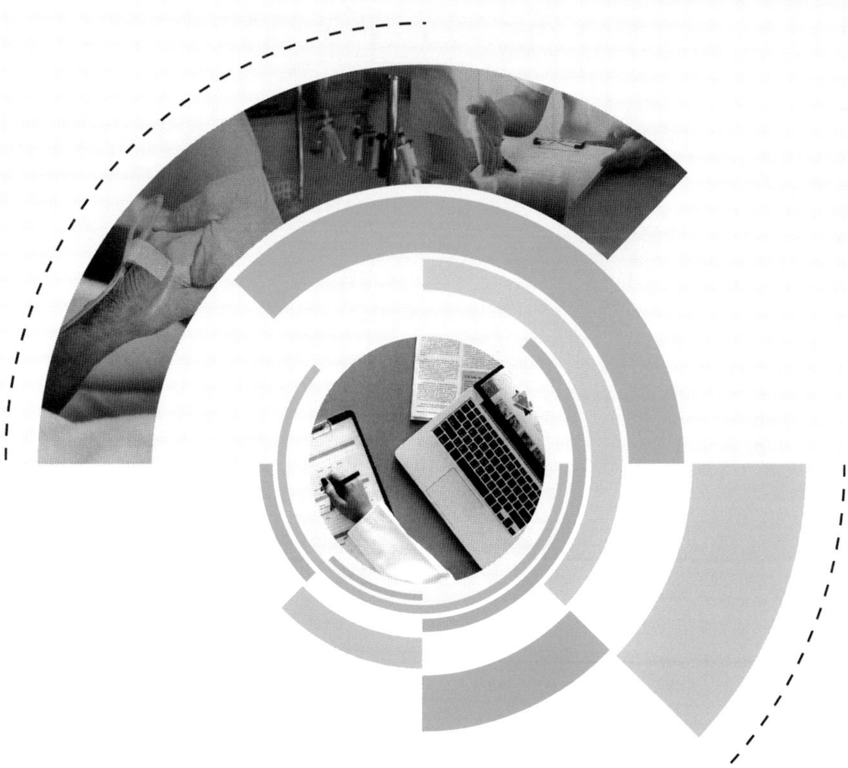

제10장

보고서 작성

목 차

1 | 결과보고의 이해

1) 보고 기능

보건프로그램에 대한 결과보고는 보건프로그램의 가치를 전달하는 작업이다. 보고서 작성은 보건프로그램 결과를 보고하는 동시에 일반인에게 다음 보건프로그램 진행을 알리는 홍보 역할도 한다. 결과보고서 작업은 보건프로그램의 효과를 요약, 해석, 기록하는 과정이므로 보건프로그램 개발자는 이 기회를 최대한 활용하는 것이 필요하다. 특히 평가의 결론은 미래 보건프로그램을 개발하는 동기를 부여하고 보건프로그램의 긍정적인 인상을 창출하는데 사용된다.

2) 보고 형식

보고의 형식은 정보를 적절한 대상에게 전달하는 방법으로 구두보고와 서면보고로 구분된다. 구두보고는 말로 보고하는 방법이다. 간단한 내용전달이나 전화보고뿐만 아니라 학술대회, 워크숍, 세미나 등의 발표도 구두보고에 해당된다. 서면보고는 해당 분야의 전문 학술지에 내용을 게재하거나 기관의 기록물, 신문, 잡지 등의 출판물에 보고할 수도 있다. 인터넷을 활용한 전자메일도 서면보고에 해당된다.

3) 결과보고서 작성시 유의사항

보고는 성공한 것만이 아니라 실패에 대한 기록을 요구한다. 정보는 조직의 관리와 점검, 체제유지를 위해 필수적인 사항이다. 결과보고서를 작성할 때에 보건프로그램 담당자는 다음의 사항에 특별히 유의해야 한다.

첫째, 보고의 목적을 분명히 파악하고 작성해야 한다. 보고의 목적에 적합한 보고 내용을 준비해야 한다.

둘째, 보고할 대상을 염두에 두고 작성해야 한다. 보고할 대상에 따라 보고할 내용을 다르게 준비한다.

셋째, 결과보고서는 간결하고 체계적으로 구성되어야 한다. 결과의 핵심 내용을 중심으로 명확하게 구성한다.

넷째, 형식, 편집, 배열 등을 통하여 보건프로그램의 결과를 효과적으로 표현한다. 표, 그림 등을 적절히 사용하는 것은 시각적으로 관심을 높이는데 도움이 된다.

2 | 평가결과 보고

1) 일반적 절차

평가결과 보고는 간단한 서식에 따라 약식으로 할 수도 있고 결과보고서 형식으로 작성할 수도 있다. 정기적으로 평가가 실시되는 경우에는 평가결과를 보고하는 관련 서식과 절차가 규정되어 있다. 특히 중앙정부로부터 예산을 지원 받는 보건사업의 경우는 사업결과보고서 및 보고할 평가 내용이 사업안내서에 제시되어 있다. 그러나 평가결과를 보고하는 서식이 없는 경우에는 평가목적, 평가내용, 보고대상, 보고방법 등을 고려하여 임의적으로 서식을 만들어 사용하면 된다. 한편, 평가결과를 보고하는 일반직인 절차는 목적 확인, 보고대상 결정, 보고내용 확정, 보고형식 결정, 보고방법 선정, 최종점검으로 구분할 수 있다.

(1) 목적 확인

평가결과는 체계적으로 보고되고 활용되어야 한다. 평가결과에 대한 보고서를 작성하기 전에 평가결과를 보고하는 이유 또는 목적을 확인해야 한다. 보고목적에 따라 평가결과에 대한 해석이 달라질 수 있기 때문이다. 작성자는 보고목적에 부합되는 내용 중심으로 결과보고서를 정리해야 한다.

(2) 보고대상 결정

다양한 이해집단이 평가결과에 관심을 갖는다. 평가결과에 관심을 갖는 대표적인 이해집단에는 기관, 관리자, 일반인, 전문가 등이 포함된다. 그런데 각 이해집단별로 알고 싶어 하는 평가결과 내용에 차이가 있으므로 보고할 대상자를 결정하여야 한다.

(3) 보고내용 확정

보고내용에는 보건프로그램의 개략적인 내용 및 실행과정, 평가목적, 평가과정, 평가결과, 결론, 제언 등이 포함된다. 따라서 결과보고서는 보고내용을 중심으로 구성하고 필요한 경우 부록에 추가 자료를 포함시킨다.

(4) 보고방법 선택

목적, 대상, 내용에 따라 보고형식이 달라진다. 보고형식에는 포일/주석[1], 회의/메모[2], 서류/대화[3], 서류/토의[4]가 있다. 보고자는 이 중에서 적절한 방법을 선택하여 보고하면 된다.

(5) 최종 점검

보고자는 보고받는 사람들의 반응을 조사하고 분석해야 한다. 보고결과와 방법에 대한 반응은 보고자가 보고하는 동안 보고받는 사람들이 제기한 질문이나 질문하는 태도를 통해 관찰될 수 있지만, 보고 이후에도 많은 이해당사자들을 만나서 보완 및 개선할 부분에 대한 의견을 듣고 정리하는 것이 바람직하다.

---

1) 평가결과를 그래프나 그림으로 간단히 요약하여 설명하고, 주석을 붙인 서면으로 보고하는 형식이다.

2) 보고대상자 전원 또는 비슷한 내용을 보고받는 사람들을 묶어 각각 별도의 보고회를 갖고 필요한 메모를 나눠 주면서 보고하는 형식이다.

3) 보고받을 사람에게 서면으로 작성한 계획 또는 분석 결과를 배부해 주고 보충 설명을 하고 관련 질문에 응답하는 형식이다.

4) 보고받을 대상에게 미리 서면으로 작성한 평가계획 또는 분석결과를 나누어 주고 일정한 시간이 경과한 다음에 개인적으로 직접 대면하거나 회의장에서 집단적으로 설명과 질의 및 응답을 통해 보고하고 토의하는 형식이다.

3 | 평가보고서 작성

평가보고서는 평가에 대한 공식적인 기록이고 평가자의 활동과 결과를 수록한 것이다. 평가보고서는 평가결과를 확인할 수 있도록 도와주고, 향후 개선이 필요한 보건프로그램의 내용을 확인할 수 있도록 한다. 실행된 보건프로그램에 관심을 갖는 개인이나 기관에서 참고할 수 있으며, 새로운 보건프로그램 개발에 활용될 수도 있다. 평가보고서와 관련된 일반적인 내용은 다음과 같다.

1) 작성 기본 원칙

평가보고서를 작성하기 전에 먼저 평가목적, 보고대상, 보고내용, 보고서 양식 등을 확인해야 한다. 특히 프로그램의 평가목적은 평가 시작단계에서 확인하지만 평가보고서 작성단계에서도 다시 확인해야 할 사항이다. 평가목적이 현행 프로그램의 질적 개선이 아니라 폐지를 결정하기 위한 객관적인 근거자료를 확보하는 것이라면 특별히 신중하게 보고서를 작성해야 한다.

평가보고서에 제시된 분석결과는 무엇보다 신뢰를 줄 수 있어야 하고, 관련된 사람들이 쉽게 이해할 수 있어야 한다. 평가보고서가 통계적인 내용을 다루는 경우에는 통계학을 모르는 사람들도 쉽게 이해할 수 있도록 내용을 설명해야 한다. 평가보고서는 평가결과와 관련하여 질적 또는 양적 모든 내용을 생략 없이 자세히 기술해야 한다. 신뢰할 수 있는 평가보고서가 되기 위해서는 평가과정의 절차뿐 아니라 평가 분석결과가 명확하고 논리적으로 설명되어야 한다. 언론 보도자료, 활동사진, 회의자료 등 평가과정에서 수집하고 활용한 자료들은 평가보고서의 부록에 포함시켜서 최대한 수록하도록 한다. 부정적 의견이라고 하더라도 평가 분석결과에서 도출된 내용은 평가보고서에 모두 제시해야 하고 보고서 제출기간을 준수하여야 한다.

2) 평가보고서의 구성

평가보고서는 평가목적에 따라 다양한 형식과 구성요소로 작성될 수 있다. 일반적으

④ 분석방법

평가에서 사용할 통계적인 자료 분석방법을 설명한다. 통계적 분석은 매우 중요하기 때문에 분석변수, 통계분석방법 등에 대하여 자세히 설명한다. 기술통계를 사용할 수도 있고 추리통계를 사용할 수도 있다. 분석방법에 대해서 자세히 설명하고, 그 분석방법을 선택한 이유를 설명해야 한다. 아무리 평가를 주의 깊게 하더라고 적절한 분석방법을 선택해서 분석절차에 따라 진행하지 않으면 평가결과의 질적 문제가 제기될 수밖에 없다.

(7) 평가결과

평가결과는 자료를 수집해서 분석한 결과를 제시하는 부분이다. 평가결과는 가장 핵심적이고 중요한 부분으로 명확하고 간결하게 작성되어야 한다. 평가결과를 작성할 때에는 객관적으로 기술하고, 보건프로그램의 강점과 약점을 함께 제시하는 것이 필요하다. 결과에 대한 해석은 평가자의 주관적 판단이 개입될 가능성이 있으므로 평가결과에서는 분석한 내용만을 그대로 기술하는 것이 바람직하다.

평가결과를 도출하는 과정에서 제한점이 있었다면 그 내용을 기술해야 한다. 예를 들어, 신뢰도와 타당도가 의심스런 도구로부터 자료가 수집되었다면 그 내용을 기록해야 한다. 평가자는 제한점 때문에 보고서가 애매하게 보이거나 보건프로그램이 확산되는 것을 어렵게 만들지라도 평가결과에 대한 제한점을 보고해야 한다. 무엇보다 중요한 것은 평가결과를 신뢰할 수 있도록 최선을 다해야 한다.

(8) 논의 및 결론

논의는 결론을 이끌어 내기 위하여 평가결과를 여러 각도에서 해석하고 다른 보건프로그램 평가결과와 비교분석하여 설명한다. 결론이 기존의 평가결과와 다르거나 일치한 경우에는 그 이유를 추론하도록 한다. 이렇게 함으로써 평가결과를 심층적으로 살펴볼 수 있고 평가결과에 미치는 요인들도 다시 살펴볼 수 있게 된다. 아울러 평가결과의 제한점을 기술하고, 후속 평가에서 다루어야 할 평가방향도 제시한다.

결론에서 앞에서 설명한 평가결과를 단순히 반복적으로 재정리하는 것은 바람직하지 않다. 만약 평가자가 보건프로그램을 추천할 경우에는 보건프로그램 재정지원을 중단할 것인지, 계속할 것인지 등에 대해서는 언급하지 말고, 대신에 보건프로그램이 어떻게 개선되어야 하는지, 어떤 상황에서 가장 좋은 결과가 가능한지, 보건프로그램의 성과가 무엇인지 등에 대해서 언급하도록 한다.

(9) 부록

부록은 독자가 평가과정이나 평가결과를 이해하는데 도움이 될 수 있는 전문적이고 복잡한 자료들을 수록한 것이다. 평가와 관련된 자세한 정보를 부록에 제시하여 보고서 전체를 읽고 이해하는데 도움이 되도록 한다. 따라서 부록은 본문에 수록하기 곤란한 내용으로 구성되며 설문지, 표본설계, 심층 통계분석 결과, 사진 등을 포함한다.

4 | 보고서 작성 요령

1) 보고서의 요건

보고서는 객관적 사실이나 정보를 보고할 때에 사용된다. 보건프로그램과 관련해서는 실행결과 및 평가결과를 정리하는 경우에도 보고서 형식으로 작성한다. 보고서는 보고자의 주관적인 생각은 배제하고, 사실과 정보를 정확하게 전달하는 수단으로 활용되어야 한다. 일반적으로 보고서 작성에 요구되는 기준은 포괄성, 정확성, 명확성, 효율성 등이다. 이를 구체적으로 살펴보면 다음과 같다.

첫째, 보고서는 이용자에게 필요한 모든 정보를 포함하고 있어야 한다. 포괄성과 효율성이 상충되는 경우에는 이용자의 관심과 활용 정도를 고려해서 조절한다.

둘째, 보고서는 정확하게 작성되어야 한다. 자료 수집과정의 타당성, 수집된 자료의 질, 자료처리 및 분석과정의 적절성은 보고서의 정확성을 판단하는 기준이 된다.

셋째, 보고서는 간결하고 명확하게 작성되어야 한다. 보고서를 이용하는 사람들이 쉽게 이해할 수 있도록 논리적으로 명확한 문장으로 표현한다.

넷째, 보고서는 정보전달의 효율성을 가져야 한다. 보고서는 이용자의 입장에서 필요한 정보를 쉽게 얻을 수 있도록 정보를 전달해야 한다.

2) 보고서의 종류

보고서는 행정 관련 업무에서 가장 많이 사용되는 서류의 종류이다. 그중에서도 일일 보고서, 주간 보고서, 월간 보고서 등은 작성 목적이나 보고 내용에는 다소 차이가 있지만, 일상적인 업무의 기록으로 과제나 방향성을 유도하기 위한 역할을 하는 보고서이다.

실적보고서는 일반적으로 연간 보고서의 형태로 작성된다. 이외에 일상적인 보고서로 출장 보고서, 회의 보고서, 연수 보고서 등이 있다. 이런 보고서들을 통하여 자신이 하고 있는 일의 내용과 추진방법을 점검할 수 있다.

[표 10-1] 보고서의 종류와 특성

종 류	특 성
일일 보고서	당일 행한 업무 활동을 간략히 보고하는 문서
주간 보고서	상사가 주 단위로 업무 보고를 받아서 효율적으로 업무가 진행되고 있는가를 확인하기 위한 문서
월간 보고서	부서별로 작성되는 보고서로 1개월 단위의 실적을 보고하는 문서
연간 보고서	연간 목표와 실제 추진된 성과를 평가하는 실적 보고서
출장 보고서	출장의 목적, 활동, 내용, 결과를 상사에게 보고하는 문서
회의 보고서	회의나 토론 내용을 기록 및 보존하여 상사나 조직의 장에게 보고하기 위한 문서
연수 보고서	연수에서 배운 내용 및 업무에 활용 방향을 확인하고 기록으로 남겨두기 위한 문서

(1) 일일 보고서

일일 보고서는 매일의 업무 내용을 보고하는 가장 기본적인 보고서이다. 일일 보고서는 보건교육사의 업무에 따라 기재해야 될 내용은 다르다. 그러나 하루의 업무 내용, 업무의 진척 상황, 활동의 성과는 반드시 포함되어야 한다. 일일 보고서를 제출함으로써 상사는 부하의 활동을 파악할 수 있고 보다 적절한 조언이나 지시를 내릴 수 있다. 제출자는 자기점검을 통해 실수 예방이나 새로운 업무를 발견할 수 있다. 매일 작성하는 것이므로 간결하게 정리해야 한다. 자세한 보고는 주간 보고서나 월간 보고서에서 다루고

<table>
<tr><td colspan="6" align="center">일일 업무 보고서</td></tr>
<tr><td colspan="6" align="right">제출일 : 년 월 일</td></tr>
<tr><td>부서</td><td></td><td>보고자</td><td></td><td>팀장</td><td>(인)</td></tr>
</table>

오늘의 주요 업무	* 그전 날 적어두거나 출근해서 미리 기입해 둔다	
시 간	업 무 내 용	비 교
특별사항	* 새로운 업무나 개선 사항이 있을 경우 기록	

일일 보고서는 근무시간이 끝나기 전에 신속하게 정리하여 제출한다.

(2) 주간 보고서

일상적인 업무에서는 1일 단위로 보고하는 것보다 1주일 단위로 업무 내용과 소요시간을 파악하는 것이 일의 양이나 질 관리가 수월할 수 있다. 일일 보고서는 하루의 사실을 보고하는 것이 목적이지만 주간 보고서는 보다 총괄적인 내용이 요구된다. 예정대로 업무를 수행했는가에 대한 계획과 실적의 대비가 중요하다. 1주일 간 수행한 일을 정리하는 것이므로 누락되는 것이 없도록 평소에 메모를 하는 것이 필요하다. 주간 보고서는 1주일의 최종일에 작성해서 제출한다.

(3) 월간 보고서

월간 보고서는 1개월간의 활동 실적을 보고하는 것으로 일일 보고서나 주간 보고서의 집대성이라고 할 수 있다. 개개인이 작성하는 것 뿐 아니라 각 부문과 부서단위로 작성하기도 한다. 월간 보고서는 조직관리의 판단자료로 많이 이용된다. 이 보고서를 기반

주간 업무 보고서

제출일 : 년 월 일

부서		보고자		팀장	(인)

날짜	업 무 내 용	비 고
ㅇ일(월)	* 실제 수행한 일을 간결하게 기록	* 문제점 등 의견 기록
ㅇ일(화)		
ㅇ일(수)		
ㅇ일(목)		
ㅇ일(금)		
특별사항	* 다음 주에 예정된 주요 업무를 기입한다.	

○월 월간 업무 보고서

제출일 : 년 월 일

부서		보고자		팀장	(인)

ㅇ월의 주요계획 및 진척상황			
제1주(ㅇ일 ~ ㅇ일)	완료	진행 중	기한
* 당뇨병 관리 교실 운영 * 초등학교 방문 보건교육	● ●		
제2주(ㅇ일 ~ ㅇ일)			
* 관련 전문가 회의 * 병원 담당자 간담회 개최	●	●	ㅇ일간
제3주(ㅇ일 ~ ㅇ일)			
제4주(ㅇ일 ~ ㅇ일)			
제5주(ㅇ일 ~ ㅇ일)			
비고	* 특별히 유념할 사항을 기록 * 이후에 행할 주요 활동 예정을 기록		

으로 각 부서의 실적 파악, 문제점 발견이나 실행방법의 중간점검이 진행된다. 1개월이라는 기간 동안 업무실적 추이와 변화 등을 설명하게 된다. 과거 실적과 대비(전년 동월과 비교, 전월과 비교)하면 현재의 상황을 정확하게 보고할 수 있다. 보다 효과적으로 전달하기 위해서는 그래프를 사용하는 것이 바람직하다.

(4) 출장 보고서

출장 보고서는 출장의 목적, 활동 내용, 결과를 상사에게 보고하는 문서이다. 출장기간 동안의 활동 기록 외에도 경비를 정산하거나 출장에 의한 경과, 성과를 보고하는 것이 목적이다. 보고 내용은 출장의 목적에 따라 차이가 있지만 출장지에서 한 일, 출장 성과, 지출 비용은 반드시 기입해야 한다. 상세한 행동을 보고할 필요는 없고, 요점을 간략히 보고하면 된다. 이동 중이나 숙박지에서 요점을 메모해 두면 출장 후에 보고서를 작성하기가 수월하다.

출장 보고서

ㅇ 작성자 :
ㅇ 소 속 :
ㅇ 제출일 : 년 월 일

출장 기간	ㅇ월 ㅇ일부터 ㅇ월 ㅇ일(총 ㅇ일간)
출 장 지	* 지역 * 방문시
목 적	
출장 결과	
출장 비용	총액 ㅇㅇㅇ원(명세서는 별도 첨부)
비 고	

(5) 회의 보고서

공통된 과제에 대한 의견을 교환하는 것이 회의 및 토론이다. 이런 과정을 통하여 문제 해결의 방법을 모색하거나 새로운 과제를 발견하기도 한다. 그 회의 내용을 기록, 보존하여 상사나 최고 책임자에게 보고하는 것이 회의 보고서이다. 보고 내용의 중심이 되는 것은 회의 주제와 결정사항, 결정되기까지 논의된 사항이다. 결정되기까지의 경위에 대한 자세한 기록은 어떤 의견이 제기되었고 찬반의견은 어떠했는지 등을 상세히 보고해야 한다. 회의보고서에는 별첨으로 사용했던 회의 자료를 첨부해야 한다.

회의 보고서
ㅇ 작성자 : ㅇ 소 속 : ㅇ 제출일 : 년 월 일 (1) 일 시 : ㅇ년 ㅇ월 ㅇ일(△), 13시 – 15시 (2) 장 소 : 소회의실 (3) 참석자 : (4) 안 건 : (5) 토의 내용 :

(6) 연수 보고서

업무와 관련하여 각종 세미나에 참석하거나 교육을 받을 기회가 있다. 일에 대한 전문성을 향상시키는 것이 연수의 목적이다. 따라서 연수 보고서는 연수를 통해 배운 것 외에 앞으로 배운 내용을 자신의 일에 어떻게 활용할 것인지를 기입해야 한다. 언제, 어디서 개최되었고, 어떤 주제였는지, 참가자는 누구였는지, 어떤 내용이었는지를 구체적으로 기록한다. 적극적인 자세로 연수에 참가하고 왔다는 것이 드러날 수 있도록 작성해야 한다.

연수 보고서

ㅇ 작성자 :
ㅇ 소 속 :
ㅇ 제출일 : 년 월 일

(1) **일 시** : ㅇ년 ㅇ월 ㅇ일–ㅇ일(총 ㅇ일간)
(2) **장 소** : ㅇㅇ호텔
(3) **주 최** : 보건복지부
(4) **교육내용** : * 내용은 개요 중심으로 간략히 적고, 별도의 교육일정표나 자료를 첨부한다.
(5) **소 감** : * 연수를 통해 얻은 새로운 정보, 지식을 기록하고 교육내용을 어떻게 활용할 것인가를 기입한다. 강사나 프로그램에 대한 평가나 부정적인 내용은 기술하지 않는다.

3) 보고서 제출 전 확인 사항

자기 나름대로는 완벽하게 작성했다고 생각해도 항상 한두 개 정도의 실수는 있기 마련이다. 다시 읽어 보면 부적절한 단어를 사용했다거나 중복된 내용이 있기도 한다. 생각했던 것보다 글자가 작아서 읽기에 불편하고 그래프가 너무 많이 들어 있어서 어수선하다거나 편집형태를 다시 한 번 더 검토하는 과정이 필요하다. 보고서를 제출하기 전에 최종적으로 아래 사항을 체크하는 것이 필요하다.

[표 10-2] 보고서 확인 사항

문항	보고서 확인 사항	예	아니오
1	구성 내용은 문서의 목적에 부합되었는가?		
2	문제에 대한 타당한 결론을 포함하였는가?		
3	내용을 객관적으로 구성하였는가?		
4	정해진 양식이 있다면 그것을 준수하였는가?		
5	기존의 보고서를 충분히 참고하였는가?		
6	사실과 의견을 구분하였는가?		
7	추상적이거나 애매한 표현은 없는가?		

8	형용사 등 수식어는 피했는가?		
9	전문용어나 외래어는 가급적 피했는가?		
10	오탈자를 2번 이상 확인하였는가?		
11	숫자나 단위 표기를 검토하였는가?		
12	첨부자료는 제대로 구비하였는가?		
13	자료출처는 모두 기입하였는가?		
14	페이지 번호는 바른가?		
15	인쇄한 양은 정확한가?		
16	작성 완료 후에 2번 이상 읽었는가?		
17	원본 이외에 사본을 별도로 보관하였는가?		

10 학습내용 확인과제

1. 결과보고서를 작성할 때 유의해야 할 사항을 설명하시오.

2. 보건소가 실행한 만성질환관리사업의 평가보고서를 작성하려고 한다. 평가보고서의 목차를 구성해 보시오.

3. 평가보고서의 작성 기본 원칙을 설명하시오.

4. 자료 수집과정의 타당성, 수집된 자료의 질, 자료처리 및 분석과정의 적절성 등과 관련되는 보고서 작성 기준은 무엇인가?

5. 보고서의 종류와 각 보고서의 특성을 설명하시오.

6. 유치원 대상 구강보건사업을 활성화하기 위하여 외부 전문가들을 초청하여 간담회를 실시하였다. 회의보고서 작성에 필요한 내용을 설명하시오.

7. 보고서를 제출하기 전에 최종적으로 확인해야 할 사항들을 설명하시오.

Health Program

부 록

학습내용 확인과제 정답

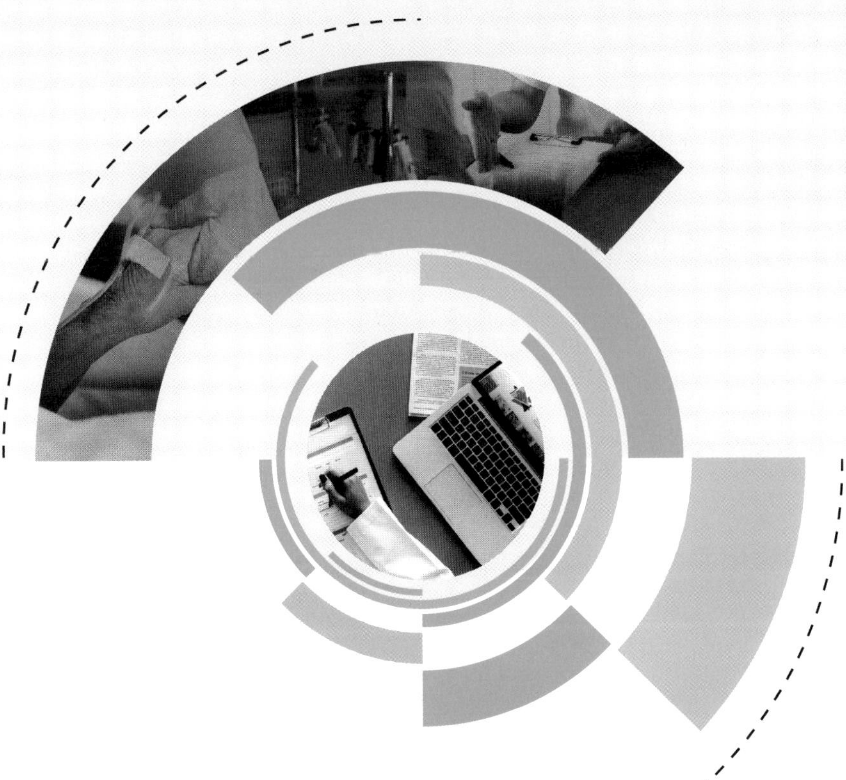

1 보건프로그램의 이해

1. 조직성
2. 공인성과 접근성 부족하다. 학술 논문, 국가공인정보 등 과학적 근거가 충분한 자료를 수집하지 않고, 특정 제약회사의 자료를 활용하였으며(공인성 부족), 초등학교 또는 초등학생이 많이 있는 장소에서 홍보활동을 하지 않았음(접근성 부족)
3. 접근성
4. 통합보건프로그램
5. 개인 간 수준 보건프로그램
6. 지역사회 수준 보건프로그램
7. 비선형적 접근은 중심에 프로그램 평가를 두고 각 단계가 원형으로 순환되어 같은 시간에 몇 개의 절차가 동시에 진행된다. 각 단계마다 적절한 평가가 반복되고 환류(feedback)가 이루어진다.

2 보건프로그램 기획

1. 문제중심 과정은 당면한 현재 문제를 효율적인 방법으로 해결하기 위한 기획과정으로 새로운 체계를 찾기 보다는 문제해결 방법을 중요하게 생각한다. 목적중심 과정은 목적을 달성하기 위해서 새로운 체계를 기획하는 것으로 이전과는 완전히 다른 체계가 가능하다(48P 표 2-2 참고).
2. 일정 관리는 일정표 작성을 의미하며, 보건프로그램 개발을 보다 효율적이고 효과적으로 진행하기 위해서는 각 시간별로 추진할 활동의 내용을 구체적으로 정리해야 한다. 주 또는 월 단위로 기획 활동 내용을 정리한 일정표를 작성하고, 이 지침에 따라 기획과정이 진행된다. 프로그램 기획의 일정 관리방법으로 활동별 시간계획표(Gantt Chart)와 프로그램 평가검토기법(PERT: Program Evaluation and Review Technique)이 활용된다.
3. 교육적 및 생태학적 사정

4. 공유
5. SMART(Social Marketing Assessment and Response Tool) 모형
6. PATCH(Planned Approach to Community Health) 모형
7. MATCH(Multilevel Approach to Community Health) 모형
8. MAPP(Mobilizing for Action through Planning and Partnership) 모형

3 문제분석

1. 문제분석 단계
2. SO전략
3. PATCH(Planned Approach to Community Health)
4. 주민관심도
5. 보건프로그램(사업)의 개입효과
6. NIBP(Needs Impact-Based Planning)
7. PEARL
8. CLEAR

4 요구조사

1. 공청회
2. 델파이(delphi)
3. 심층면접(in-depth interview)
4. 관찰
5. 첫째, 비교가 가능하도록 자료를 수집한다. 둘째, 2차 자료를 최대한 활용한다. 셋째, 포괄적으로 자료를 수집한다. 넷째, 수집된 자료의 질을 평가한다.
6. 우편조사의 장점은 첫째, 비용이 절약된다. 둘째, 공개적으로 드러내놓기 민감한 문제들에 대한 조사에 적합하다. 셋째, 질 높은 자료를 수집할 수 있다. 단점은 첫

째, 응답자들이 스스로 이해할 수 있는 단순한 문제에 제한되기 쉽다. 둘째, 추가 질의 등과 같은 심층규명(probing)이 어렵다. 셋째, 우편으로 배달된 질문지가 어떤 상황에서 작성되었는지를 통제할 방법이 없다. 넷째, 20~40%의 회수율을 보여 조사결과의 일반화를 어렵게 한다.

한편, 전화조사의 장점은 첫째, 조사대상자와의 접촉이 용이하며 조사비용이 적게 든다. 둘째, 민감한 질문도 가능하며 광범위한 지역을 신속히 조사할 수 있다. 셋째, 자료의 질적 향상에 도움이 된다. 단점은 응답자가 자의적으로 전화를 끊을 수 있어 많은 문항을 조사하기는 어렵다.

7. 사회차별화
8. 매핑(mapping)
9. 청소년 금연프로그램에 실제 참여한 흡연 청소년

5 목표설정

1. 목적 : 노인 걷기실천율을 증가시켜서 질병을 예방하고 건강을 증진시킨다.
   목표 : 노인 걷기실천율을 현재 15%에서 1년 후 18%로 증가시킨다.
2. 목표가 성취될 가능성이 낮다.
3 SMART : 구체적으로 제시되어야 한다(Specific). 측정 가능해야 한다(Measurable). 적극적으로 성취 가능한 수준이어야 한다(Aggressive and Achievable). 목적 및 문제해결과 직접적으로 관련성이 있어야 한다(Relevant). 목표달성을 위한 기간이 명시되어야 한다(Time limited).
4. 흡연에 대한 지식, 태도의 변화
5. 투입목표: 담당 인력, 예산, 교육 기자재 등
   산출목표: 교육 참여 학생수 등
   결과목표: 손씻기 실천 학생 수, 손씻기 실천율 등
6. 행정목표
7. 결과목표
8. 측정단위 또는 효과성 척도 개발

6 보건프로그램 설계

1. 설계(design)
2. 내용의 선정
3. 동기유발
4. 내용의 조직
5. 통합성
6. 예산은 조직이 수립한 목표를 달성하기 위해 여러 사업과 관리 활동에 소요되는 자금을 화폐단위로 구체적으로 나타낸 계획이다. 보건프로그램의 소요 예산 편성과 예산의 조달계획이 포함되어야 한다. 예산 편성은 보건프로그램의 총 예산을 인건비, 관리비, 기자재 구입비, 운영비, 수용비, 사업비 등의 항목으로 나누어, 각 항목의 산출 근거를 구체적으로 제시하는 것을 말한다. 재정계획을 수립한 다음에는 재원 조달계획이 수립되어야 한다.
7. 215P 표 6-12 활용하여 스트레칭 보건교육 내용으로 작성해 볼 것
8. 첫째, 요구조사를 포함하여 기존 프로그램의 평가결과를 충분히 검토한 후에 진행되어야 한다. 둘째, 실행 과정에서 발생할 수 있는 상황 변화를 염두에 두고 유동적으로 대처할 수 있는 방안이 고려되어야 한다. 셋째, 클라이언트가 보건프로그램에 능동적으로 참여하고 스스로 건강문제를 해결해 나갈 수 있도록 설계되어야 한다. 넷째, 클라이언트에게 흥미를 유발할 수 있도록 설계되어야 한다.

7 보건프로그램 실행

1. 통합성
2. 보건교육
3. 지역사회 동원
4. 마케팅(marketing)
5. 계통도법(tree diagram)

6. 프로그램 전문화 방식
7. 집단전문화 방식
8. 스폿(spot)

8 보건프로그램 평가이론

1. 일반인
2. 형성평가(formative evaluation)
3. 영향평가(impact evaluation)
4. 과정평가(process evaluation)
5. 업무량평가, 형성평가, 수행평가, 과정평가
6. 참여평가
7. 메타평가(meta evaluation)
8. 질적 평가

9 보건프로그램 평가방법

1. 구조지표
2. 결과지표
3. 구조지표: 담당인력, 시설 및 장비구입 정도, 예산 확보정도 등
   과정지표: 참여 학생 수, 참여 학부모 수, 보건교육 참여자 수, 홍보활동 참여자 수 등
   결과지표: 질병발생률, 결석률, 건강생활실천율 등
4. 활동목표: 등록실시 수, 교육 횟수, 홍보 횟수
   산출목표: 등록자 수, 교육 참여자 수, 홍보물 수령자 수 또는 홍보물 배부수
5. 솔로몬의 4집단 설계(solomon 4-group design)
6. 비용-편익분석(cost-benefit analysis: CBA)
7. 비용-효과분석

10 보고서 작성

1. 첫째, 보고의 목적을 분명히 파악하고 작성해야 한다. 둘째, 보고할 대상을 염두에 두고 작성해야 한다. 셋째, 보고서는 간결하고 체계적으로 구성되어야 한다. 넷째, 형식, 편집, 배열 등을 통하여 보건프로그램의 결과를 효과적으로 표현한다.
2. 제목, 목차, 평가요약, 서론, 이론적 배경, 평가방법, 평가결과, 논의 및 결론, 부록으로 구성한다.
3. 첫째, 신뢰를 줄 수 있어야 한다. 둘째, 쉽게 이해할 수 있도록 작성되어야 한다. 셋째, 평가결과와 관련하여 질적 또는 양적 모든 내용을 생략 없이 제시하고, 내용을 자세히 기술해야 한다. 넷째, 부정적 의견이라고 하더라도 제시해야 한다. 다섯째, 제출 시간을 준수해야 한다.
4. 정확성
5. 표 10-1 참고할 것
6. 회의보고서 양식을 참고하여 작성해 볼 것
7. 표 10-2 참고할 것

참고문헌

곽민선, 유승현, 지역사회 보건기획과 지역보건체계 강화: MAPP모형의 사례, 보건교육건강증진학회지 27(3), 59-66, 2010.

김 명 외, 과음 없는 캠퍼스 만들기: 대학생 절주 프로그램 개발, 이화여자대학교, 2007.

김광웅, 김신복, 정정길, 지역사회개발론, 서울대 출판부, 1980.

김규정, 신고 행정학원론, 박영사, 1986.

김신복, 발전기획론, 박영사, 1999.

김진규, 프로그램 평가방법, 학지사, 2004.

남정자, 이상호, 오영호, 지역보건의료계획 수립 및 평가를 위한 모형개발, 한국보건사회연구원, 1997.

리처드 윈저 외, 지역보건연구회 역, 프로그램 평가, 계축문화사, 2004.

문제우, 김기훈, 보건행정학, 계축문화사, 1999.

박동서, 한국행정론, 법문사, 1999.

박형종, 김공현, 김광기, 보건교육, 신광출판사, 1997.

방 숙, 보건교육 및 건강증진의 평가방법, 한국보건사회연구원, 1998.

배상수, 보건사업기획(제3판), 계축문화사, 2015.

변창진, 프로그램 개발, 홍익출판사, 1994.

보건복지부, 한국건강증진개발원, 2020년 지역사회 통합건강증진사업 안내, 2020.

양봉민, 김진현, 이태진, 배은영, 보건경제학, 나남, 2013.

앤드류 그린, 지역보건연구회 역, 보건의료기획, 계축문화사, 2002.

유승현, 김혜경, 건강증진 기획모형의 중재기획 단계 비교: PRECEDE-PROCEED와 Intervention Mapping, 보건교육건강증진학회지 27(2), 141-149, 2010.

유승흠, 보건기획과 관리, 수문사, 1995.

윤영진, 새재무행정론(배분의 정치경제학), 대영문화사, 1999.

이동옥, 공공부문 성과평가론. 박영사, 2013.

이인숙, 최경원, 전경숙 외(공역), 보건프로그램의 기획과 평가, 현문사, 2014.
이주열a, 신승배, 보건조사방법론, 청구문화사, 2009.
이주열b, 오영아, 보건교육 실무관리, 계축문화사, 2009.
이주열c, 이인숙, 보건소 건강증진 이야기, 메디컬코라아, 2008.
이주열d, 박종, 박경옥, 김희진, 보건교육학, 군자출판사, 2012.
전국대학보건관리학교육협의회, 보건프로그램 개발 및 평가, 한미의학, 2009.
전기홍, 보건사업의 기획과 평가, 2000년 전공의 연수자료, 대한예방의학회, 2000.
차용준, 행정관리론, 한국학술정보, 2000.
천병철, 보건기획과 평가. 국립보건원 교육훈련부 교재, 2001.
최일섭, 이창호, 사회계획론, 나남출판, 1998
최호윤, 사회복지 프로그램 개발과 평가, 21세기사, 2007.
허 정, 보건행정학 원론, 신광출판사. 1992.
황성철, 사회복지 프로그램 개발과 평가, 공동체, 2006.

Albrecht, J. and G. C. Lim, A Search for Alternative Planning Theory:Use of Critical Theory, Journal of Architectural and Planning Research, vol.3, 1986.

Bradshaw, Jonathan, Taxonomy of social need. In: McLachlan, Gordon, (ed.) Problems and progress in medical care: essays on current research, 7th series. Oxford University Press, London, 71-82, 1972.

Drummond M.F., Sculpher M.J., Torrance G.W., O'Brien B.J., Stoddart G.L., Methods for the Economic Evaluation of Health Care Programmes, 3rd ed., Oxford Universuty Press, 2005.

Drummond M.F., Stoddart G.L., Torrance G.W., Methods for the Economic Evaluation of Health Care Programmes, 2nd ed., Oxford Universuty Press, 1987.

Expert Committee on Health Statistics, Technical report series, No. 472: fourteenth report, WHO, 1971.

Fletcher, R. H., Fletcher, S. W., Wagner, E. H., Clinical epidemiology-the essentials second ediction. Williams & Wilkins, Baltimore, 24, 1988,

Glanz K, & Rimer BK, Theory at a Glance:A Guide for Health Promotion Practice, NCI, 1995.

Glanz K, Lewis FM, & Rimer BK, editors. Health Behavior and Helath Education. 3rd ed. Sanfrancisco, CA:Jossey-Bass Inc., 2002.

Green LW, & Kreuter MW, Helath Promotion Planning:An Educational and Ecological Approach, 3rd ed, Mountain View, CA:Mayfield, 1999.

J.D. Millet, Elements of Public Administration, 2nd ed. Englewood Cliffs, N.J., 1959.

Lawrence F. Wolper, MBA, Health Care Administration, An Aspen Publication, 1999.

LW Green, MW Kreuter, Health Promotion Planning:An Educational and Environmental Approach, 1991.

McKenzie, James F., Neiger, Brad L. & Thackeray, Rosemary, Planning, Implementing, and Evaluating Health Promotion Programs: A Primer, 6th Edition. Benjamin Cummings, 2013.

Paul J. Feldstein, Health Care Economics, 2nd ed, A Wiley Medical Publication, 1983.

Scriven, Michael, Goal Free Evaluation. School Evaluation: The Politics and Process, California: Berkley, 1973.

Smith, M.L. & Glass, G. V., Research and Evaluation in Education and the Social Sciences. Englewood Cliffs, NJ: Prentice-Hall, 1987.

Suchman, Edward A., Evaluating educational programs in evaluation research, Russell Sage Foundation New York, 48-53, 1977.

Thompson JC, Program evaluation within a health promotion framework, Canadian Journal of public health, s1:S67-S71, 1992.

찾아보기

[ㅅ]

[ㅇ]

[ㅈ]

[ㅊ]

저자 소개

▶ **이주열 교수**는 2001년 9월부터 남서울대학교 보건행정학과 교수로 재직 중이며, 지역사회보건, 건강정책, 성과관리를 주요 연구 분야로 하고 있다. 성균관대학교 사회학과를 졸업하고 서울대학교에서 보건학 석·박사 학위를 취득한 후, 미국 하버드대학교에서 박사후 연구과정을 이수하였다. 한국보건사회연구원 건강증진개발센터에서 책임연구원으로 근무하였으며, 미국 헤이스팅스 생명윤리연구소, 아일랜드 국립골웨이대학교 건강증진연구소, 영국 옥스퍼드대학교 인구고령화연구소, 스웨덴 카롤린스카연구원에서 방문학자로 활동하였다.

이주열 교수는 우리나라 건강증진정책의 초기 정립과 보건소 건강증진사업의 기반을 마련하는 데 핵심적인 역할을 수행하였다. 특히 2001년 제1차 국민건강증진종합계획2010 수립을 총괄하였으며, 2005년부터 전국 보건소 금연클리닉 설치를 주도하였다. 또한 2007년에는 보건교육사 국가자격증 제도를 설계하고 제도 정착에 기여하였다. 이와 함께 한국보건교육건강증진학회 제14대 학회장을 비롯하여, 행정안전부 지방자치단체 합동평가단 보건위생분과 위원장, 보건교육사 국가시험위원장, 보건복지부 국민건강증진정책심의위원회 위원, 보건복지부 의료기관인증위원회 위원, 국무총리 자문위원, 건강보험심사평가원 의료평가조정위원회 위원, 서울의료원 비상임이사, 한국도박문제예방치유원 비상임이사, 한국건강증진개발원 시민감사관 등 다양한 공공 및 전문 영역에서 활동해 왔다.

보건프로그램 개발 및 평가〈제6판〉 값 30,000원

2009년 10월 30일 제1판1쇄 발행
2026년 1월 30일 제6판1쇄 발행

저 자 : 이 주 열
발 행 인 : 주 영 일
발 행 처 : 계 축 문 화 사

서울특별시 종로구 통일로12길 16-17
우편번호 03029
TEL : 735-2257 · 738-9746
FAX : 723-9025
E-mail : gyechuk@hanmail.net
홈페이지 : http://gyechuk.co.kr
1973. 10. 31 등록번호 제300-1973-8호
ISBN 978-89-5629-871-9 93510